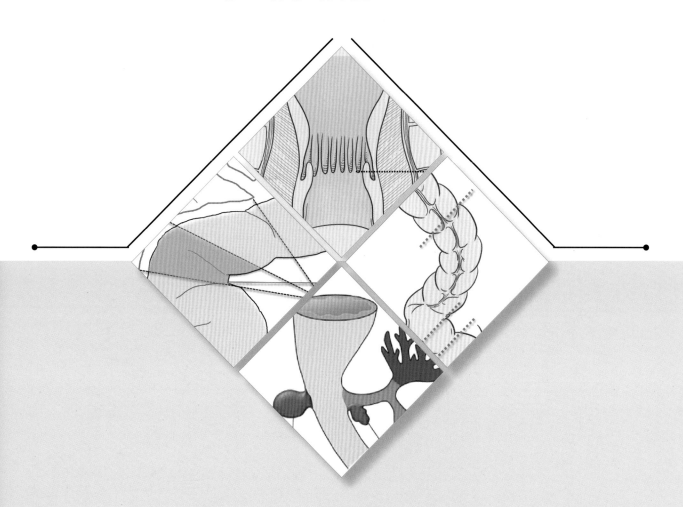

# 日本山口式

# 腹腔镜下结直肠癌手术

主审　山口茂树　平能康充　王锡山

主编　王利明　陈瑛罡

北方联合出版传媒（集团）股份有限公司
辽宁科学技术出版社
·沈 阳·

**图书在版编目（CIP）数据**

日本山口式：腹腔镜下结直肠癌手术 / 王利明，陈瑛罡主编 . —沈阳：辽宁科学技术出版社，2023.12
ISBN 978-7-5591-3180-5

Ⅰ . ①日…　Ⅱ . ①王…　②陈…　Ⅲ . ①腹腔镜检—应用—结肠癌—切除术　②腹腔镜检—应用—直肠癌—切除术　Ⅳ . ① R735.3

中国国家版本馆 CIP 数据核字（2023）第 153772 号

出版发行：辽宁科学技术出版社
　　　　　（地址：沈阳市和平区十一纬路25号　邮编：110003）
印 刷 者：辽宁新华印务有限公司
经 销 者：各地新华书店
幅面尺寸：210 mm × 285 mm
印　　张：14
插　　页：4
字　　数：300千字
出版时间：2023 年 12 月第 1 版
印刷时间：2023 年 12 月第 1 次印刷
责任编辑：凌　敏
封面设计：晓　娜
版式设计：晓　娜
责任校对：黄跃成

书　　号：ISBN 978-7-5591-3180-5
定　　价：198.00元

联系电话：024-23284363
邮购热线：024-23284502
http://www.lnkj.com.cn

# 审编者名单

**主审：**

山口茂树　日本东京女子医科大学下消化外科

平能康充　日本埼玉医科大学国际医疗中心下消化外科

王锡山　中国医学科学院肿瘤医院结直肠外科

**主编：**

王利明　中国医学科学院肿瘤医院深圳医院胃肠外科

陈瑛罡　中国医学科学院肿瘤医院深圳医院胃肠外科

**副主编：**

近藤宏佳　日本东京女子医科大学下消化外科

原聖佳　日本埼玉县春日部市立医疗中心外科

## 参编人员及单位

深堀晋　日本北海道札幌东德洲会医院外科

前岛拓　日本北海道札幌东德洲会医院外科

郭释琦　中国医学科学院北京协和医学院北京医院外科

徐卫国　中国医学科学院肿瘤医院深圳医院胃肠外科

罗　寿　中国医学科学院肿瘤医院深圳医院胃肠外科

栾玉松　中国医学科学院肿瘤医院深圳医院胃肠外科

孙　鹏　中国医学科学院肿瘤医院深圳医院胃肠外科

任培德　中国医学科学院肿瘤医院深圳医院胃肠外科

蔡旭浩　中国医学科学院肿瘤医院深圳医院胃肠外科

常慧静　中国医学科学院肿瘤医院深圳医院胃肠外科

余永刚　中国医学科学院肿瘤医院深圳医院胃肠外科

彭畔新　中国医学科学院肿瘤医院深圳医院胃肠外科

王洋洋　中国医学科学院肿瘤医院深圳医院胃肠外科

马浩越　中国医学科学院肿瘤医院深圳医院胃肠外科

宋帛伦　中国医学科学院肿瘤医院深圳医院胃肠外科

何炎炯　中国医学科学院肿瘤医院深圳医院胃肠外科

龙鹏臣　广西百色市人民医院胃肠外科

李家惠　中国医学科学院肿瘤医院深圳医院胃肠外科

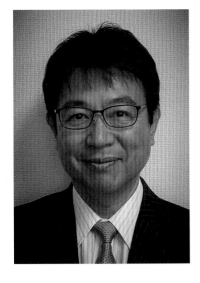

**山口茂树**

日本东京女子医科大学下消化外科教授

**经历**

昭和六十一年（1986）日本横滨市立大学医学部毕业

昭和六十一年（1986）日本横滨市立大学医学部医院研修医师

昭和六十三年（1988）日本横滨市立大学大学院（医学研究科）

（4—9 月　日本癌研有明医院学习）

平成四年（1992）日本横滨掖济会医院外科医师

平成五年（1993）日本横滨市立大学医学部附属浦舟医院第 2 外科助教

平成七年（1995）日本横滨市立大学医学部附属医院第 2 外科助教

平成十一至十二年（1999—2000）美国纽约州 Mount Sinai 医院留学

平成十四年（2002）日本静冈癌中心大肠外科主任

平成十九年（2007）日本埼玉医科大学国际医疗中心消化管外科教授 / 诊疗科科长

平成二十三年（2011）日本埼玉医科大学国际医疗中心消化疾病中心主任

平成二十七年（2015）日本埼玉医科大学国际医疗中心消化疾病中心负责人

令和三年（2021）日本东京女子医科大学下消化外科教授

**理事、国际学会职务职位**

日本消化外科学会、日本大肠肛门病学会（理事）

日本临床外科学会、日本内镜外科学会（理事）

日本造口排泄康复学会（理事）、国际外科学会日本分部（理事）

日本消化内镜学会关东支部、日本外科系联合学会（Fellow 会员）、外科集谈会（顾问）

美国外科学会（FACS）、美国结直肠外科学会（FASCRS）、国际外科学会（FICS）、亚太肛肠病学会（APFCP，秘书）

**资格**

日本外科学会专科医师、指导医师资格

日本消化外科学会专科医师、指导医师资格

日本消化病学会专科医师、指导医师资格

日本大肠肛门病学会专科医师、指导医师资格

日本消化内镜学会专科医师资格

日本腹腔镜外科学会技术认定医师资格

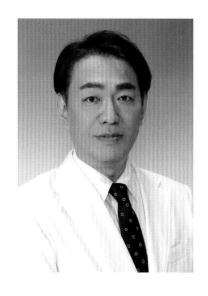

**平能康充**
日本埼玉医科大学国际医疗中心下消化外科教授
**经历**
平成十年（1998）日本金泽大学医学部医学科毕业
平成十年（1998）日本金泽大学医学部附属医院第一外科研修医
平成十年（1998）日本横滨荣共济医院外科研修医师
平成十二年（2000）日本国立金泽医院心脏血管外科住院医师
平成十三年（2001）日本金泽大学医学部附属医院心肺·综合外科医师
平成十八年（2006）意大利米塞利科尔底亚医院一般·微创外科博士后
平成十九年（2007）日本金泽大学医学部附属医院心肺·综合外科助教
平成二十八年（2016）日本帝京大学医学部附属沟口医院外科讲师
平成二十九年（2017）日本埼玉医科大学国际医疗中心下消化外科准教授
令和三年（2021）日本埼玉医科大学国际医疗中心下消化外科教授
**评议员及国际学会会员**
日本临床外科学会评议员
日本腹腔镜外科学会技术认定医师评议员
日本大肠肛门病学会评议员
欧洲内镜外科学会（EAES）会员
美国外科学会（FACS）Fellow 会员
美国消化内镜学会（SAGES）会员
**资格**
日本外科学会专科医师、指导医师资格
日本消化外科学会专科医师、指导医师资格
日本消化器癌症外科治疗认定医师资格
日本消化内镜学会专科医师、指导医师资格
日本腹腔镜外科学会技术认定医师资格
日本大肠肛门病学会专科医师、指导医师资格
日本消化病学会专科医师、指导医师资格
日本癌治疗认定医师资格

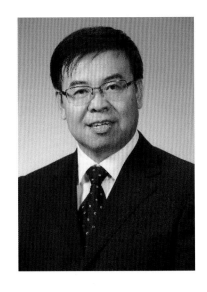

**王锡山**

　　教授，主任医师，博士生导师，中国医学科学院肿瘤医院山西医院总院长，国家癌症中心 / 中国医学科学院肿瘤医院结直肠外科主任。

　　现任中国医师协会结直肠肿瘤专业委员会主任委员、中国抗癌协会大肠癌专业委员会主任委员、中国抗癌协会大肠癌专业委员会青年委员会主任委员、中国医师协会结直肠肿瘤专业委员会经自然腔道取标本手术（NOSES）专业委员会主任委员、中国医师协会常务理事、中国抗癌协会整合肿瘤学分会副主任委员、中国医师协会外科医师分会常务委员、北京整合医学学会副会长、北京肿瘤学会常务理事、北京肿瘤学会结直肠肿瘤专业委员会主任委员、俄罗斯结直肠外科协会荣誉委员、国际 NOSES 联盟主席、中国 NOSES 联盟主席。创办并担任《中华结直肠疾病电子杂志》主编，担任《中国肿瘤临床与康复》杂志的副主编以及《中华胃肠外科杂志》《中国实用外科杂志》《中华实验外科杂志》《肿瘤研究与临床》等 10 余种杂志的编委。

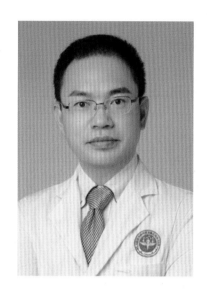

**王利明**

男，医学博士。2006 年毕业于中国医科大学六年制临床医学日语班，同年 7 月在南方医科大学南方医院外科进行住院医师规范化培训。2009 年 3 月，日本医师资格考试合格后一直在日本最大医疗集团德洲会医院系从事外科工作，先后获得日本外科专科医师资格、日本癌治疗认定医师资格，以及日本内镜外科学会技术认定医师资格。2013 年 4 月博士研究生期间师从日本癌免疫学会理事长鸟越俊彦教授，2017 年 3 月日本札幌医科大学第一病理学博士毕业。2018 年 4 月至 2020 年 3 月师从著名结直肠外科专家山口茂树教授，在日本埼玉医科大学国际医疗中心下消化外科担任助教。2021 年 9 月，就职于中国医学科学院肿瘤医院深圳医院胃肠外科。主译《日本静冈癌中心大肠癌手术》（原著：绢笠祐介）、《腹腔镜下直肠癌手术图谱》（原著：伊藤雅昭）、《寺岛式日本静冈癌中心胃癌手术》（原著：寺岛雅典）。近 5 年主持及翻译中日医学交流会议近 200 场。以第一作者身份发表英文论文 20 余篇，日文论文 1 篇，《中华胃肠外科杂志》1 篇。

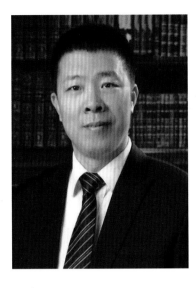

**陈瑛罡**

　　男，医学博士。从事外科临床工作 27 年，专注于胃肠等消化系统良、恶性疾病的诊断及以微创手术治疗为主的综合治疗，熟练掌握并能开展高难度的直肠癌低位超低位保肛手术、腹部无辅助切口腹腔镜 NOSES 肿瘤根治术、晚期结直肠癌的联合脏器切除、经肛门内镜直肠肿瘤切除术（TEM）等。主持并参与多项国家及省级自然科学基金课题，获得省级医疗新技术成果一等奖 1 项、新技术成果二等奖 2 项、省政府科技进步二等奖 1 项，以第一作者或通讯作者身份发表 SCI 论文及国内核心期刊论文 50 余篇。2020 年 1 月就职于中国医学科学院肿瘤医院深圳医院，担任胃肠外科主任。

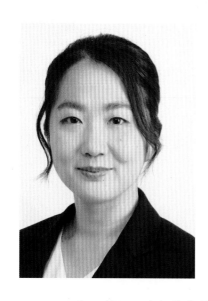

**近藤宏佳**

2006 年 3 月　日本福井大学医学部毕业

2006 年 4 月—2008 年 3 月　日本埼玉县川口市立医疗中心　初期研修

2008 年 4 月—2011 年 3 月　日本东京都立府中病院（现多摩综合医疗中心）外科医师

2011 年 4 月—2021 年 1 月　日本埼玉医科大学国际医疗中心下消化外科助教

2021 年 2 月至今　日本东京女子医科大学下消化外科助教

**技术资格**

日本外科学会专科医师资格、指导医师资格

日本癌治疗认定医师资格

日本消化外科学会专科医师资格、指导医师资格

日本腹腔镜外科学会技术认定医师资格

日本消化内镜学会专科医师资格

日本消化病学会专科医师资格

日本大肠肛门病学会指导医师、专科医师资格

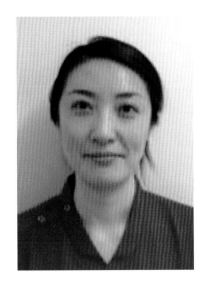

**原聖佳**

2007 年 3 月　日本杏林大学医学部毕业
2009 年 4 月—2012 年 3 月　日本东京递信医院　初期研修 / 后期研修
2012 年 4 月—2020 年 7 月　日本埼玉医科大学国际医疗中心消化外科助教
2020 年 8 月至今　日本埼玉县春日部市立医疗中心外科医师

**技术资格**
日本外科学会专科医师资格
日本癌治疗认定医师资格
日本大肠肛门病学会指导医师、专科医师资格
日本消化病学会专科医师资格
日本腹腔镜外科学会技术认定医师资格
日本消化外科学会专科医师资格
日本消化内镜学会专科医师资格

医学绘
图设计

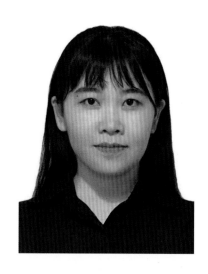

**王 玲**

女，建筑学硕士。2018 年 6 月毕业于华侨大学，同年 10 月东渡日本留学。2021 年 9 月，在日本建筑学会上发表论文《日本和中国住宅供水状况与水环境设计研究》。2022 年毕业于日本静冈文化艺术大学，毕业论文《用时间作为连接的建筑》刊登于学校学术杂志上。2022 年 4 月回国，在深圳从事设计工作，热爱画画、摄影。

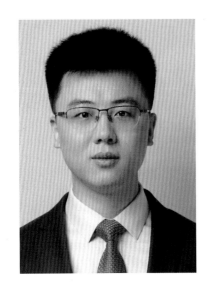

**郭释琦**

男，医学硕士。中国医学科学院北京协和医学院外科学博士在读。中国医科大学临床医学外科学硕士毕业，曾师从中国医科大学附属盛京医院著名结直肠外科专家张宏教授，专攻结直肠肿瘤的临床诊治与应用解剖，曾为多部专业图书手绘解剖图谱。

　　日本においては大腸癌が罹患率第 1 位の癌となり、その手術は大病院のみならず中小病院でも行われている。そこで常に問題になるのは手術の均てん化である。腹腔鏡手術は歴史が浅いため、多くの初級者が先進的な病院の手術手技を学び、比較的類似した方法が広まって標準化が行われてきた。

　　著者の王利明君は、日本屈指の high volume center で私とともに日本式大腸癌手術の修練を積んだ。本書はその時の多くの経験とともに彼の工夫を加えた手術書となっている。手術においては外科解剖の理解が基本であるが、各パートで血管、神経、筋膜など重要な項目が網羅されている。また腹腔鏡手術では独特の手術器具を用い、患者を傾斜させて視野を展開するための安定した体位固定も必要であり、それらについても詳しく述べられている。

　　各術式では、その手順をシェーマや術中写真を交えてわかりやすく解説されている。また術式ごとのビデオは実際の手術操作を直感的により理解しやすいように構成されている。ビデオからは、術者のエネルギーデバイスの動きだけでなく非優位鉗子の操作、そして助手の働きにも注目してより深く理解することで、実際の手術において有意義に生かすことができるだろう。洗練された周術期管理、日本では誰もが利用する「大腸癌の取扱い規約」、そして日本内視鏡外科学会の技術認定制度まで紹介されており、日本の大腸外科手術の現況も参考になるかもしれない。

　　本書によって大腸癌手術の基本からやや難易度の高い術式までを理解できるものと思う。ぜひじっくりページをめくって明日からの手術に活かされたい。

東京女子医科大学　下部消化管外科

山口茂樹

2023 年 8 月

推荐
序一

如今结直肠癌已成为日本发病率最高的恶性肿瘤，其手术不仅在大型医院进行，中小型医院也会开展，因此手术的均质化是持续存在的问题。由于腹腔镜的发展历史较短，很多初学者都是在先进的医院学习手术技术的，所以说相对类似的手术方法也得到了普及和规范。

本书主编王利明医生曾在日本屈指可数的大型医学中心（埼玉医科大学国际医疗中心）跟随我学习日本风格的结直肠癌手术。本书是结合他当时所学习的经验，加上他个人的刻苦钻研所获心得而写成的手术书。对外科解剖学的理解是手术的基础，包括每个部位的血管、神经、筋膜等重要的解剖结构要熟记在心。此外，腹腔镜手术所使用的独特器械，如何稳定地进行体位固定，以及如何使患者倾斜到合适的角度以展开术野等，本书都进行了极为详尽的描述。

本书结合手绘图和术中照片，以通俗易懂的方式对每个手术的流程进行解释。此外，还为每个术式步骤附加了手术视频，使读者能够更加直观地了解实际手术的操作。从视频中，不仅可以深入了解术者能量装置的操作技巧，还可以关注非优势手术钳的操作方法以及助手的牵拉方向及力度等，这些都将会对实际手术帮助巨大。此外，细致入微的围术期管理、日本结直肠外科医生人手一册的《日本大肠癌规约》、日本内镜外科学会的技术认证体系等都在此书作了介绍，这会使中国的外科医生们进一步加深对日本的结直肠癌外科治疗现状的了解。

读者可以通过本书纵览从结直肠癌手术的基础知识到高难度技术的各个方面内容。诚挚推荐大家花些时间阅读本书，或许在明天的手术中就可以用得上。

日本东京女子医科大学下消化外科　教授
山口茂树
2023 年 8 月

　　日本では大腸癌に対する腹腔鏡下手術は標準治療として広く普及したが、普及に際してはビデオによる学習など開腹手術とは異なるアプローチ法が採用されてきた。本書山口式の山口茂樹先生は、先駆者として大腸癌の腹腔鏡下手術を本邦への導入や、静岡県立静岡がんセンターと埼玉医科大学国際医療センターの2つの日本屈指のハイボリュームセンターの立ち上げにかかわるなど、日本の大腸がんに対する腹腔鏡下手術のトップランナーとして同手術の普及にご尽力されてきた。

　　また、王利明先生が2年間の埼玉医科大学国際医療センター留学時に、私と一緒に山口先生より直接指導を受けた大腸癌に対する手術手技に留まらない術前・術後の患者管理や切除標本の取り扱いなどの治療全般に関する留意すべき点に関しても詳細に記載されている。

　　本書では、回盲部切除やS状結腸切除などの腹腔鏡下大腸手術の導入から、直腸切断術や左半結腸切除などの高難易度手術までの各術式で留意すべき解剖や手技のポイントの習得が可能であり、日本で現在普及している腹腔鏡下大腸癌手術が網羅された一冊となっている。

　　また、日本での大腸がん治療の根幹である「大腸がん取り扱い規約」や王先生自身が日本滞在中に取得した日本内視鏡外科学会の技術認定医制度にも言及されており、現在の日本での大腸癌の外科治療のすべてが網羅されており、本書を熟読すれば、山口先生から直接ビデオカンファレンスなどで指導を受けたのと同様の理解が得られると思われる。

　　本書はこれから大腸癌に対する腹腔鏡下手術をマスターしたいと考えている外科医にとっては間違いなく必読の書になるであろう。

埼玉医科大学国際医療センター<br>
消化器外科（下部消化管外科）<br>
平能康充<br>
2023年8月

　　腹腔镜结直肠癌手术作为标准治疗方法在日本已经得到了广泛普及，而与开腹手术不同的是，腹腔镜手术的普及得益于其独特的手术入路视角和高清的手术视频。山口茂树先生作为日本腹腔镜结直肠外科的先驱者，从美国学成归国后，率先在国内建立起静冈县癌中心以及埼玉医科大学国际医疗中心这两家日本国内屈指可数的大样本癌中心的结直肠外科中心。国内很多的年轻医生都慕名前往学习山口茂树先生的标准化结直肠癌手术，并把山口教授的技术理念带回自己所在的医院进一步推广。

　　本书主编王利明医生也曾在埼玉医科大学国际医疗中心山口茂树先生和平能康充先生的门下系统地学习了 2 年。从术前术后管理、标本固定技巧到标本淋巴结分检方法等所有注意事项，本书均进行了详细记载。

　　本书内容涵盖了回盲部切除、乙状结肠切除等相对简单的腹腔镜结直肠癌手术和直肠前切除术、左半结肠切除术等高难度手术的操作技巧，以及各种式式需要熟悉掌握的基本解剖。一卷在手，即可尽览当前日本腹腔镜结直肠癌手术的各种细节。

　　此外，本书还详细介绍了作为结直肠癌治疗的根基的《日本大肠癌规约》的核心内容，以及编者王利明医生在日本工作时取得内镜外科学会技术认定医师资格及其考试制度的细节。精读本书，就如同直接接受了山口茂树先生的手术视频指导，定会使读者获益匪浅。

　　对于那些想要在腹腔镜结直肠癌手术殿堂更上一层楼的外科医生来说，本书无疑是必备读物！

日本埼玉医科大学国际医疗中心下消化外科教授

平能康充

2023 年 8 月

与利明初次见面是在 2019 年秋的北京，短暂的半小时交谈，给我留下了非常深刻的印象。临别时他送给我一本刚出版的绢笠式《日本静冈癌中心大肠癌手术》。后来我才知道，该书的原著主编绢笠祐介先生是山口茂树先生的大弟子，而日本静冈癌中心大肠外科和埼玉医科大学国际医疗中心大肠外科均是山口茂树先生一手打造的日本顶级癌中心。

之后因为疫情爆发，只能线上跟利明简单地聊了两次，言语间可以体会出他一心想把日本的先进理念以及外科技术带回国的那种热情。恰逢 NOSES 理念在国内方兴未艾并逐步走向国际，利明毅然担任起了《NOSES（第 3 版）》一书的日文翻译工作并使其顺利出版。过去的 5 年里，他主持及翻译了近 200 场线上及线下的中日医学交流会议，加深了两国外科领域的医学交流。

2021 年 8 月，利明欣然放弃国外的高薪及优异的生活回到中国医学科学院肿瘤医院深圳医院。在落地隔离期间，把跟随山口茂树教授学习的 2 年里积累的经验编写成了这本《日本山口式：腹腔镜下结直肠癌手术》。该书内容主要包括 3 个方面，包含了结直肠外科解剖基础、围术期管理以及各术式的技术要点。从我的学生瑛罡那得知，利明把在日本学到的知识全部带回国，毫无保留地传授给科室里的年轻医生，逐步建立起科室的标本处理规范、淋巴结分站管理、科室手术数据库及手术视频库等。

此外，该书还简明扼要地介绍了《日本大肠癌规约》的核心内容以及日本独特的腹腔镜外科学会技术认定医师考试细则。书中作者结合自己的实际临床应用，把跟随日本 IBD 外科专家河野透先生为克罗恩病外科独创的 Kono-S 吻合术式进行了图文并茂的详细讲解。结直肠癌辅助化疗的输液港植入，也在该书中有详细描述。对于最近几年兴起的腔内吻合方法及注意事项，该书也作了与时俱进的介绍。

　　如今的外科步入了微创外科以及机器人外科时代，我国幅员辽阔，如何规范化地推广腹腔镜微创外科手术仍是一项重大课题。相信本书不仅能给初学者，也能给那些期望提高自己手术技巧的国内医生们提供些许参考；翻开此书，您就能体会到日本专家那种工匠精神，开卷有益。

中国医学科学院肿瘤医院结直肠外科

王锡山

2023 年 9 月 2 日

## 【外科医生的原点】

何谓原点？吾冥思良久终无果。偶然间听到《我是一只小小鸟》这首老歌，顿感黯然神伤。倒不是此曲有多悲切，只是曲中之词勾起了我尘封多年的往事记忆。

那么，我的原点是什么？为什么我要成为外科医生？其实没有那么多豪言壮语，也并不是为了践行小学的毕业宣言。

大学第6年我被分配到北京中日友好医院实习，外科轮转时有幸观看了姚力老师的腹腔镜手术，至今他娴熟的技巧一直印在我的脑海里。最难忘的还是他流畅的日语翻译，顿生崇拜之意。

大学毕业前夕那个炎热的夏天，当我终日在弥漫着福尔马林气味的解剖室完成为期3个月的解剖实习后，坦白地说出要成为一名外科医生时，其他同学却有些不以为意。因为手指粗短的我不管从灵活度以及细心程度来看，怎么也跟外科医生的形象相去甚远。然而，即便如此不可确定，我还是选择了外科这条令我神往的路。当你独立完成一台从没做过的手术，我相信那种成就感是非常美妙的，正因为这种当时看来虚无缥缈的憧憬和超越现实的幻想时常会让我欲罢不能。在梦想的憧憬与现实的冲突之间不断踟蹰之后，我踏出了职业生涯的第一步：选择来日本行医！

在我刚毕业时，国内刚好实行住院医师规范化培训，总体来说外科职位是"僧多粥少"的状态。而与此恰恰相反，日本则是相对缺乏医生的局面，更缺少风险担当的外科医生，我认为这样的环境可能会让我的理想如愿以偿！

在经历初期轮转、后期研修和博士课程后，我决定踏出职业生涯的第二步：去日本埼玉医科大学国际医疗中心山口茂树先生的门下学习结直肠癌手术。然而，第一年的生活简直可以用不堪回首来形容。由于我来日本后需要再重新考取医师执照，这样算下来比同期毕业的本国医生要晚入职3年，我的手术技巧对比同年资的日本外科医生们要明显地相形见绌。带我做手术的居然是跟我同一年本科毕业的日本女医生原聖佳和近藤宏佳。当时感觉她们那娴熟的技巧是我即便再过 5 年也很难追赶上的。在埼玉医科大学国际医疗中心学习的 2 年里，我没有对自己主刀的任何一台手术满意过。外科医生本应该以手技为生，但我不得不认识到自己：知识功底不如人，手术技术不如人，判断能力不如人，最基本的日语查体诊疗也不如人。这一现实让我当时无比痛苦。

但是唯一庆幸的是，也就是在这里，我遇见了外科生涯中另一个偶像——山口茂树先生。其卓越的腹腔镜手术策略令我折服，无论手术多难他均能克服。最主要的是山口教授平易近人的性格，年轻医生大可不必整天提心吊胆地工作，却总能发现他有许多值得模仿以及学习的地方，连同他查房时跟患者交流的日语语态，也成为我有意无意中模仿的标杆。因此，我觉得自己第一次有了一种想要超越的目标，虽然这短时间内很难实现。

虽然自己立志学术研究与手术技术双管齐下，然后再学成归国，但是现实却往往是"捉襟见肘"！再者目前的医学发展态势，各科均学无止境，又哪来的学成之谈？正值羽翼未丰的时节，我遇见了王锡山老师。古语云：千里马常有，而伯乐不常有。我自知并非千里马，却能够入锡山老师的法眼，倍感欣慰。2021 年 8 月我毅然登上回国的飞机，回到了阔别 13 年的祖国，在全国人民万众一心抗击新冠疫情的季节，在广州的隔离酒店静心地编写了《日本山口式：腹腔镜下结直肠癌手术》一书，或许这就是我作为外科医生的原点！

本书围绕着结直肠外科医师的成长、外科团队建设、手术标准化流程以及腹腔镜结直肠癌手术各种术式技巧及难点，汇集了山口先生的多年心血，希望能将日本医生的外科手术理念漂洋过海带回中国，给像我这样一直在寻找"原点"的外科医生们提供些许参考。

中国医学科学院肿瘤医院深圳医院胃肠外科

王利明

2023 年 9 月

# 目录

第 1 章　《日本大肠癌规约》简介 ..................................................... 1

第 2 章　围术期管理 ..................................................... 25

第 3 章　手术器械基本设定 ..................................................... 33

第 4 章　结肠的解剖 ..................................................... 47

第 5 章　腹腔镜下回盲部切除术 ..................................................... 69

第 6 章　腹腔镜下右半结肠切除术 ..................................................... 77

第 7 章　腹腔镜下横结肠切除术 ..................................................... 87

第 8 章　腹腔镜下左半结肠切除术 ..................................................... 93

第 9 章　日本内镜外科学会技术评价标准 ..................................................... 103

第 10 章　腹腔镜下乙状结肠切除术 ..................................................... 113

第 11 章　直肠癌手术必要的解剖基础 ..................................................... 129

第 12 章　腹腔镜下直肠低前切除术 ..................................................... 143

第 13 章　腹腔镜下腹会阴直肠切断术 ..................................................... 157

第 14 章　腹腔镜下侧方淋巴结清扫 ..................................................... 167

第 15 章　实时超声引导下锁骨下中心静脉输液港植入术 ..................................................... 175

第 16 章　克罗恩病的外科治疗：Kono-S 吻合法 ..................................................... 185

第 17 章　结直肠癌手术腹腔内重建技术 ..................................................... 195

# 附录视频的使用方法

　　附录视频收录了大量腹腔镜结直肠癌的手术视频。要观看视频需要微信扫描下方二维码。此为一书一码，为避免错误扫描导致视频无法观看，此二维码只提供两次扫描机会，扫描两次后，二维码不再提供免费观看视频机会。但购买本书的读者，一经扫描，即可始终免费观看本书视频。该视频受版权保护，如因操作不当引起视频不能观看，本出版社均不负任何责任。切记，勿将二维码分享给别人，以免失去自己免费观看视频的机会。操作方法请参考"视频使用说明"。

## 视频使用说明

　　扫描二维码即可直接观看视频。视频下有目录，点击目录可以进入相关视频的播放页面直接观看。如视频无法观看，请在微信关注公众号"辽科医学"给我们留言，收到留言我们会尽快回复。

扫码关注"辽科医学"

## 视频目录

【第4章　结肠的解剖】

动画 ①　4.1　简单型 PDM

动画 ②　4.2　复杂型 PDM

【第5章　腹腔镜下回盲部切除术】

动画 ③　5　腹腔镜回盲部切除

【第6章　腹腔镜下右半结肠切除术】

动画 ④　6.1　融合筋膜的层次切换

动画 ⑤　6.2　腹腔镜右半结肠癌根治术

【第7章　腹腔镜下横结肠切除术】

动画 ⑥　7.1　显露结肠中血管根部

动画 ⑦　7.2　离断结肠中动脉，清扫 No.223

动画 ⑧　7.3　离断结肠中静脉

动画 ⑨　7.4　离断副右结肠静脉

【第8章　腹腔镜下左半结肠切除术】

动画 ⑩　8.1　腹腔镜降乙交界癌手术技巧（内侧游离）

动画 ⑪　8.2　腹腔镜降乙交界癌手术技巧（外侧游离）

动画 ⑫　8.3　腹腔镜降乙交界癌手术技巧（头侧游离）

动画 ⑬　8.4　腹腔镜降乙交界癌手术技巧（IMV 离断及系膜裁剪）

动画 ⑭　8.5　腹腔镜下左结肠癌根治术

动画 ⑮　8.6　腹腔镜副结肠中血管处理病例

【第10章　腹腔镜下乙状结肠切除术】

动画 ⑯　10.1　排列肠管

动画 ⑰　10.2　内侧游离、离断 IMA

动画 ⑱　10.3　离断 IMV、LCA 扩大内侧游离

动画 ⑲　10.4　外侧游离

动画 ⑳　10.5　游离直肠

动画 ㉑　10.6　离断直肠

动画 ㉒　10.7　DST 吻合

【第12章　腹腔镜下直肠低前切除术】

动画 ㉓　12.1　低位直肠排列肠管

动画 ㉔　12.2　低位直肠离断 IMA

动画 ㉕　12.3　内侧游离及离断 LCA、IMV

动画 ㉖　12.4　外侧游离

动画 ㉗　12.5　LAR 直肠中段游离

动画 ㉘　12.6　低位直肠游离

动画 ㉙　12.7　DST 吻合及引流管放置

动画 ㉚　12.8　气腹法回肠造瘘

【第13章　腹腔镜下腹会阴直肠切断术】

动画 ㉛　13.1　APR 腹部离断肠管

动画 ㉜　13.2　APR 经肛操作

动画 ㉝　13.3　腹膜外通路结肠造口

【第14章　腹腔镜下侧方淋巴结清扫】

动画 ㉞　14　左侧方淋巴结清扫

【第15章　实时超声引导下锁骨下中心静脉输液港植入术】

动画 ㉟　15　右侧锁骨下静脉输液港植入术

【第16章　克罗恩病的外科治疗：Kono-S 吻合法】

动画 ㊱　16.1　肠管切除

动画 ㊲　16.2　后壁支撑壁制作

动画 ㊳　16.3　后壁连续 Gambee 缝合

动画 ㊴　16.4　前壁连续 Gambee 缝合

【第17章　结直肠癌手术腹腔内重建技术】

动画 ㊵　17.1　三角形 Overlap 法吻合

动画 ㊶　17.2　直线形 Overlap 法吻合

<table>
<tr><td>第 1 章</td><td>

# 《日本大肠癌规约》简介
Japanese Classification of Colorectal, Appendiceal, and Anal Carcinoma
</td></tr>
</table>

**要点**

（1）介绍《日本大肠癌规约》中的基本概念。
（2）淋巴结分区、命名、切除范围及其理论基础。
（3）术后病理标本的固定以及淋巴结挑选方法。
（4）术后病理结果的准确记录及解读。

## 1 前言

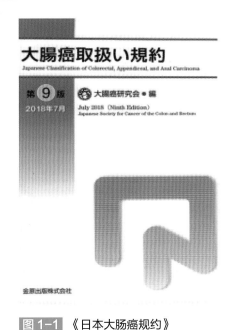

图 1-1 《日本大肠癌规约》

《日本大肠癌规约》（以下简称《规约》（**图 1-1**）初版由日本大肠癌研究会发行于 1977 年 9 月，之后根据影像诊断、治疗方法及病理检查技术的不断进步，每隔约 5 年进行修订，截止到 2018 年 7 月已经发行至第 9 版。

《规约》的主要目的是：① 对临床检查结果以及治疗方法进行规范化记载。② 根据记载的结果以及对数据库的分析，了解目前的治疗现状。③ 对治疗现状进行分析，发现所存在的问题并且着手解决该问题。从初版到第 7 版《规约》中仍记载了很多治疗方针，但是在 2005 年《日本大肠癌治疗指南》（以下简称《指南》）出版之后，《规约》与《指南》就分工明确，成为日本大肠癌日常诊疗最重要的参照标准。

## 2 《规约》的目的与对象

《规约》是为了提高日本大肠癌治疗效果而制定的大肠癌临床病理标本规范化的处理方法。《规约》规范的对象是大肠癌，指原发的大肠肿瘤，继发性的大肠肿瘤不包括在内。大肠由结肠以及直肠构成，前者继续分为盲肠、升结肠、横结肠、降结肠以及乙状结肠，后者则分为直肠乙状部、上段直肠、下段直肠。《规约》同时对阑尾以及肛管也进行了记载，在阑尾与肛管发生的肿瘤与大肠癌处理方法是不同的。

## 3 记录原则

《规约》对浸润深度（T）、淋巴结转移（N）、远处转移（M）用大写字母记载，之后接阿拉伯数字表示程度区分，例如T4。继续细化区分，则用小写英文字母记载，如T4a。如果是不能评价的，则用大写字母X标示，如淋巴结转移个数不明的记录为NX。

大肠癌的进展程度（Stage）与TNM分期是有不同之处的。最直接的是字母标识不一样，《规约》中用小写字母标识（Stage Ⅲa），TNM分期则用大写字母标识（Stage ⅢA）。

但是需要注意的，阑尾癌与肛管的扁平上皮癌与肛门腺来源的肛管癌的进展分期是采用大写字母标识的（Stage ⅢA）。因此在日本的大学医院，结直肠癌的数据库均用日本传统的《规约》记录方式以及西方的TNM分期方式同时录入。

## 4 临床检查结果、术中所见、病理检查结果

《规约》对上述3种结果都有详细的分类。临床检查结果（clinical findings）主要包括：查体、术前影像学诊断，术前活检或细胞学检查，用小写c标示。

术中所见（surgical findings）指的是术中影像学或者腹腔镜探查所见以及手术记录所见，用小写s标示。

病理检查结果则是指内镜治疗或者手术治疗切除的标本进行的病理检查结果，手术时取的细胞学检查及术中快速冰冻病理均属于此范畴，用小写p标示。

## 5 术前经治、术后复发癌的记录方式

术前经治之后的标示开头字母为小写y，如术前新辅助化疗之后的临床所见写为yc，术前经治疗之后的病理检查结果写为yp。

术后复发癌的标示开头字母为小写r，如术后肝转移则记录为rT0N0M1a（H）；当外科医生进行手术切除之后的病理检查，病理也证实为大肠癌肝转移性，则记录为rT0N0pM1a（H）。

## 6 检查结果的记录方法、大肠分区的定义

原发灶的占据部位一般根据图1-2分区进行记录。对于原发灶位于直肠以及肛管的病例，肠壁的前、后、左、右分区也要相应记载。

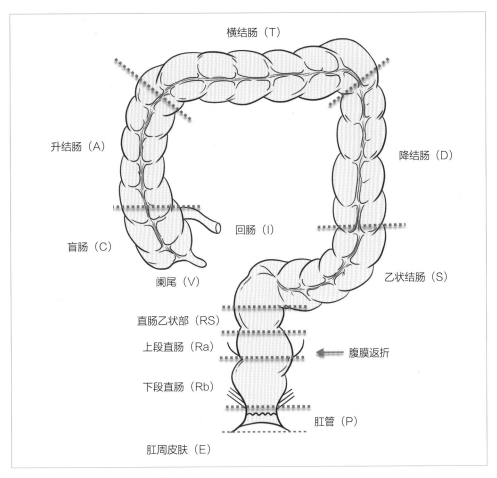

**图 1-2** 大肠、阑尾、肛管的分区

## 7 大肠、阑尾、肛管的分区（图1-2）

把大肠分为阑尾、结肠、直肠以及肛管，其各自的分界如下：

### (1) 结肠

**盲肠（C）**：从回盲瓣的上唇起始至其尾侧的囊状部，与升结肠的分界线位于回盲瓣上唇的高度。其中与回盲瓣高度一致的管状部即回肠 – 盲肠移行部，也属于盲肠的范畴。

**升结肠（A）**：起始于回盲瓣上唇，到右结肠曲之间的部分。

**横结肠（T）**：左、右结肠曲之间的部分。

**降结肠（D）**：左结肠曲到乙状结肠起始部（基本与髂嵴高度相当），与后腹膜相固定的部分。

**乙状结肠（S）**：从髂嵴对应的高度到骶骨岬水平，腹腔内观察到的是没有固定到后腹膜的结肠游离部分。

### (2) 直肠

**直肠乙状部（RS）**：从骶骨岬到第 2 骶椎下缘水平。目前，国际上对骶岬角到第 2 骶椎下缘这段肠管是定义为结肠还是归类为直肠尚存争议，但是在《规约》里统称为直肠乙状部，属于直肠范畴。并且在手术术式记载里，切除直肠乙状部属于直肠癌手术，其手术费用要比结肠癌手术高。

上段直肠（Ra）：从第 2 骶椎下缘水平到腹膜返折处。一般来说，腹膜返折相当于肠镜下第 2 Houston 瓣的位置。如果直肠癌横跨两个区域，则先写主要占据区域，再写次要占据区域，如肿瘤位于直肠乙状部尾侧延伸到了上段直肠记载为 RS-Ra。

下段直肠（Rb）：从腹膜返折到耻骨直肠肌附着处上缘（图 1-3）。

在直肠癌的记载中，必须同时记录肛缘以及齿状线到肿瘤下缘之间的距离。肛缘指的是肛管上皮与肛周皮肤有毛发部位的接合部，如肿瘤距肛缘 4cm 记录为 AV 4cm。

在实际直肠 MRI 影像学阅片时，一般以骶岬、S2、S4 骶椎下缘向耻骨联合画出 3 根线，分别把直肠分成 RS、Ra、Rb 作为术前肿瘤的一个粗略评估。有的病例 Ra 非常短，可能肿瘤记载时会出现 RSRb，导致没有 Ra，这也是日本独特的一种记载方法。

## （3）肛管癌

肛管癌分为肛管直肠部的黏膜发生的直肠腺癌与肛管鳞状上皮细胞以及其肛门腺发生的癌（鳞状上皮癌、肛门腺癌、肛瘘癌等）。肛管直肠部腺癌属于大肠癌的记载范畴，肛管其他癌则根据 TNM 分期进行记载。肛门周围的解剖（图 1-4）在直肠解剖的章节详细叙述。

肛周皮肤（E）：肛缘至周围 5cm 范围内的有毛发的肛周皮肤，称为肛周皮肤，当然，外阴部须排除在外。

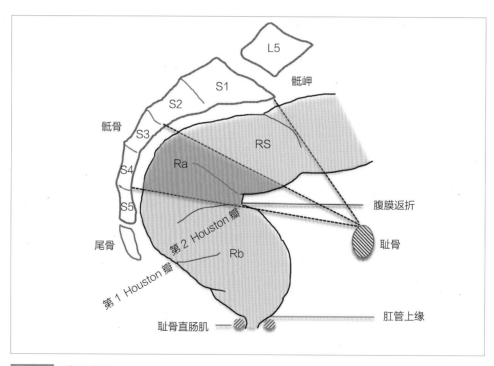

**图 1-3 直肠分段**

直肠乙状部（RS）：骶岬角水平到第 2 骶椎下缘水平之间。
上段直肠（Ra）：第 2 骶椎下缘到腹膜返折处。
下段直肠（Rb）：腹膜返折到耻骨直肠肌附着处上缘。
肛管（P）：耻骨直肠肌附着处上缘到肛缘之间的管状部分。

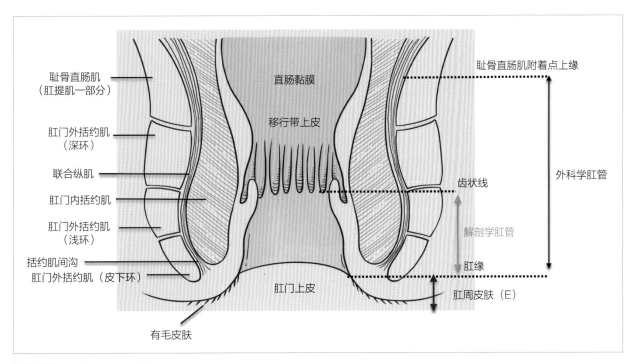

**图 1-4** 肛管周围的解剖

## 8 肠壁的分区

如**图 1-5** 所示，直肠以及肛管按全周长分成 4 等份：前壁（Ant），后壁（Post），左侧壁（Lt），右侧壁（Rt）。如果肿瘤占据全周，则记载为：全周（Circ）。

如果癌占据两个区，则主要的部位记载在前，次要的部位在后，如直肠前壁为主的肿瘤稍占据直肠左侧壁则记载为：Ant-Lt。

在记载结肠癌占据部位时，肠系膜的方向也必须随着肠管部位而改变。直肠肠系膜在 6 点方向（**图 1-5a**），降结肠 / 乙状结肠系膜在 9 点方向（**图 1-5b**），升结肠 / 横结肠肠系膜在 3 点方向（**图 1-5c**）。在剖开结直肠癌标本时，选择肿瘤最薄弱的区域切开，与系膜的方向无关。当直肠肿瘤最薄弱区位于系膜侧时，对系膜完整性拍照留档后，照样沿薄弱区切开。这与胃癌标本尽量沿着大弯侧切开是不一样的，值得注意。

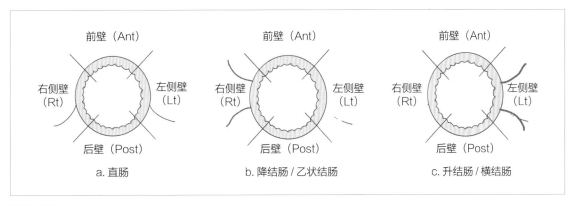

**图 1-5** 肠壁的分区

## 9 病灶数、大小、环周率的记载

临床医生在记载原发灶时，须描述肿瘤的最大径、肿瘤环周占据的最大横径（即环周率）及其判定的检查方法，例如：气钡灌肠、大肠镜、CT、MRI、超声、触诊或术后病理等。

多发癌时，每个病灶的占据部位、大小、环周率、肉眼分型以及浸润深度都需要记载。且依据肿瘤深度决定主病灶，当浸润深度相同时，按照肿瘤最大径大小确定主病灶（**图1-6**）。

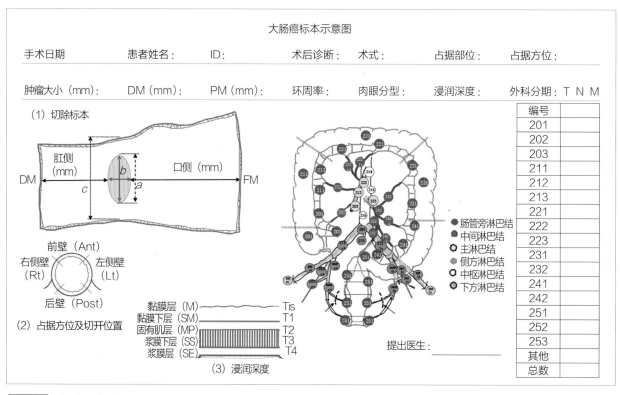

**图1-6** 标本示意图

## 10 浸润深度（T）（表1-1）

表 1-1 浸润深度

| T | 结直肠癌 | 肛管癌 |
|---|---|---|
| TX | 浸润深度无法评价 | |
| T0 | 未见癌 | |
| Tis | 癌局限于黏膜层（M），未及黏膜下层（SM） | |
| T1 | 癌局限于黏膜下层（SM），未及固有肌层（MP） | |
| | T1a：癌局限于黏膜下层（SM），浸润深度 <1000μm | |
| | T1b：癌局限于黏膜下层（SM），浸润深度 ≥ 1000μm，但仍未浸润到固有肌层（MP） | |

续表

| T | 结直肠癌 | 肛管癌 |
|---|---|---|
| T2 | 癌局限于固有肌层（MP） | 癌浸润到肛门内括约肌，但未超越联合纵肌 |
| T3 | 癌穿透固有肌层到达浆膜下层（SS），若为无浆膜覆盖的部位，则癌浸润止于外膜（A） | 癌超越联合纵肌 |
| T4 | 癌穿透或显露于浆膜层（SE）；直接浸润其他脏器（SI/AI） | |
| | T4a：癌穿透浆膜层（SE）或显露出来 | 癌浸润到肛提肌或者周围脏器 |
| | T4b：癌直接浸润其他脏器 | |

在肿瘤浸润深度上，《规约》与 TNM 分期最大的区别在于《规约》把 T1 细化，以浸润深度 1000μm 为界限，分成 T1a、T1b（表 1-1）。若内镜黏膜下剥离术（Endoscopic submucosal dissection，ESD）后的病理诊断为 T1 ≥ 1000μm，《指南》里建议追加外科手术切除且淋巴结根治至少达到 D2 水平。

### 在浸润深度记载的过程中需要注意的事项

1）SI 指的是肠管有浆膜的部位，肿瘤贯穿浆膜浸润到其他脏器，如乙状结肠癌浸润到膀胱。AI 指的是肠管表面没有浆膜的部位肿瘤贯穿肠管全层浸润其他脏器，如低位直肠癌浸润到前列腺。没有浆膜的肠管部位，则把与有浆膜肠管段的浆膜下层相当的肠管旁组织（pericolic/perirectal tissues）称为外膜（A：adventitia）。如果癌浸润到其他脏器，则需要把浸润脏器一并表示出来，例如 pT4b（前列腺）。

2）临床检查结果（c）与病理结果（p）接头词只加在 T 前，而不用在 M、SI/AI 前面，例如：病理学黏膜内癌应该写为 pTis，而不能记载为 pM。

3）早期癌与进展期癌定义的差异：在《规约》里，Tis 和 T1 的癌，不管有无淋巴结转移都称为早期癌；T2 及以深的，称为进展期癌。但在欧美，英语标记的 early stage colorectal cancer 指的是 Stage I ~ Ⅲ 的大肠癌，而 advanced colorectal cancer 则指的是失去手术机会或者无手术指征的癌。

4）病理组织学深度以癌浸润最深部位进行评估。癌浸润最深部位同时有脉管浸润或者神经浸润的也要一并记录，例如：癌浸润到固有肌层（MP），但是静脉侵袭已经到达浆膜下层（SS），则应该记为 pT3（V）-MP。对于局限于黏膜下（如黏膜下浸润距离为 1500μm）且伴有浆膜下层（SS）淋巴管浸润的癌，则应标示为 pT3（Ly）-SM：1500μm。

这些规范化的记录方式直接确保日本各大学医院以及癌症研究所的数据库同质化，在录入日本国家临床数据库（National clinical database，NCD）时有统一的标准。

## 11 淋巴结分类及命名方式

《规约》对大肠淋巴结主要分为三大系：肠系膜上动脉系淋巴结系，肠系膜下动脉系淋巴结系，以及髂动脉系淋巴结系。所有的淋巴结标号都以 2 开头的 3 位阿拉伯数字标示（图 1-7）。

十位数上的数字分别表示主干动脉：0 为回结肠动脉，1 为右结肠动脉，2 为结肠中动脉，3 为左结肠动脉，4 为乙状结肠动脉，5 为肠系膜下动脉与直肠上动脉。

个位数上的数字代表不同组淋巴结：1 为第一组淋巴结即肠管旁淋巴结，2 为第二组淋巴结即中间淋巴结，3 为第三组淋巴结即主淋巴结（表 1-2）。

由于主干动脉的变异，不是每个病例都有同样组别的淋巴结数。例如，右半结肠 D3 根治术后，一般来说要清扫到 ① 回结肠动脉流域淋巴结（#201–#202–#203）、② 右结肠动脉流域淋巴结（#211–#212–#213）、③ 结肠中动脉流域淋巴结（#221–#222rt–#223）一共 9 组淋巴结标本，按照上述分组处理后提交给病理科。如果右结肠动脉阙如，则同样的右半结肠切除，就只需要挑选出回结肠动脉流域淋巴结（#201–#202–#203）以及结肠中动脉流域淋巴结（#221–#222rt–#223）共 6 组即可。

当然，除了上述大体分类，还有一些需要单独记的分类。髂动脉系淋巴结编号个位数均为 3，且有左、右之分，如左侧髂总动脉淋巴结记录为 lt273。髂内动脉系淋巴结其中枢侧用 P 表示，末梢侧用 D 表示，如左侧髂内动脉中枢淋巴结记录为 lt263P。除此之外，骶骨前淋巴结用 0 标示，腹股沟淋巴结作为肛管癌的中间淋巴结的标示末尾用 2 表示（图 1-7）。

为了与《日本胃癌规约》相整合，肠系膜上动脉淋巴结（214）、腹主动脉周围淋巴结（216）、幽门下淋巴结（206）、胃大网膜淋巴结（204）以及脾门部淋巴结（210）均保留原来的命名，只在百位数上加了一个 2，用以鉴别。在日本结直肠癌手术时，胃区域的淋巴结转移被称为远处转移，如果术前诊断未见明确的胃区域淋巴结转移，常规的结直肠癌手术中是没必要给予清扫的。

## 12 大肠淋巴结分类图

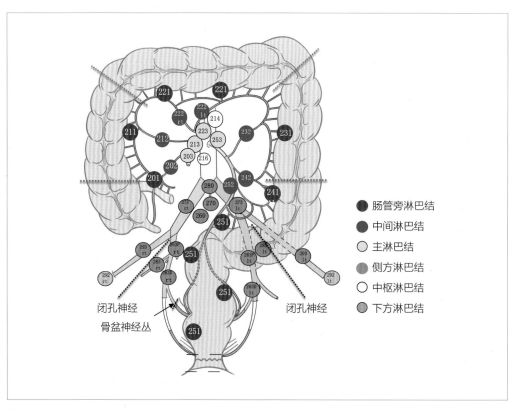

图 1-7　大肠淋巴结分类

表 1-2　大肠淋巴结的区分

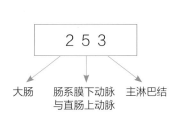

| 百位数 | 十位数 | 个位数 |
|---|---|---|
| 2 | 0：回结肠动脉 | 1：肠管旁淋巴结 |
| | 1：右结肠动脉 | |
| | 2：结肠中动脉 | 2：中间淋巴结 |
| | 3：左结肠动脉 | |
| | 4：乙状结肠动脉 | 3：主淋巴结 |
| | 5：肠系膜下动脉与直肠上动脉 | |

# 13 淋巴结分类及名称定义 (表1-3)

表 1-3　淋巴结分类及名称定义

| | 肠管旁淋巴结（第一组） | 中间淋巴结（第二组） | 主淋巴结（第三组） |
|---|---|---|---|
| 肠系膜上动脉系 | 肠管壁近旁的淋巴结以及边缘动脉周围淋巴结<br>* 回盲部旁淋巴结（201）<br>* 升结肠旁淋巴结（211）<br>* 横结肠旁淋巴结（221） | 沿着回结肠、右结肠动脉、结肠中动脉分布的淋巴结<br>* 回结肠动脉周围淋巴结（202）<br>* 升结肠动脉周围淋巴结（212）<br>* 结肠中动脉右支淋巴结（222 rt）<br>* 结肠中动脉左支淋巴结（222 lt） | 回结肠、右结肠动脉、结肠中动脉起始部的淋巴结<br>* 回结肠动脉根淋巴结（203）<br>* 右结肠动脉根淋巴结（213）<br>* 结肠中动脉根淋巴结（223） |
| | 肠管旁淋巴结（第一组） | 中间淋巴结（第二组） | 主淋巴结（第三组） |
| 肠系膜下动脉系 | 肠管壁近旁的淋巴结以及边缘动脉周围淋巴结，以及最末乙状结肠动脉周围淋巴结<br>* 降结肠旁淋巴结（231）<br>* 乙状结肠旁淋巴结（第 1 分支 241-1，第 2 分支 241-2）<br>* 乙状结肠动脉最末支肠管周围淋巴结（241 t）<br>* 直肠旁淋巴结（251） | 沿着左结肠动脉起始部到乙状结肠动脉最末分支间的动脉周围淋巴结<br>* 左结肠动脉周围淋巴结（232）<br>* 乙状结肠动脉周围淋巴结（242：242-1，242-2）<br>* 肠系膜下动脉干淋巴结（252） | 肠系膜下动脉起始部到左结肠动脉起始部之间的肠系膜下动脉周围淋巴结<br>* 肠系膜下动脉根淋巴结（253） |
| | 肠管旁淋巴结 | 侧方淋巴结 | |
| 髂动脉系 | 沿着直肠中动脉走行的骨盆神经内侧淋巴结<br>* 直肠旁淋巴结（251） | 沿着髂内动脉走行以及闭孔神经、闭孔动脉周围的淋巴结<br>以膀胱上动脉为分界线，把髂内淋巴结分为 263D、263P<br>* 髂内中枢淋巴结（263P）<br>* 髂内末梢淋巴结（263D）<br>* 闭孔淋巴结（283）<br>髂总动脉、髂外动脉以及骶正中动脉周围淋巴结<br>* 髂总动脉淋巴结（273）<br>* 髂外动脉淋巴结（293）<br>* 骶骨外侧淋巴结（260）<br>* 骶正中淋巴结（270）<br>* 大动脉分支部淋巴结（280） | |

续表

| | 肠系膜上动脉根部以远 | 肠系膜下动脉根部以远 |
|---|---|---|
| 中枢淋巴结 | *肠系膜上动脉起始部淋巴结（214）<br>*腹主动脉、下腔静脉周围淋巴结（216） | *腹主动脉、下腔静脉周围淋巴结（216） |
| | 下方淋巴结 | 与胃相关的淋巴结 |
| 其他淋巴结 | *腹股沟淋巴结（292）<br>*肛管癌时292淋巴结属于中间淋巴结 | *幽门下淋巴结（206）<br>*胃大网膜淋巴结（204）<br>*脾门淋巴结（210） |

## 14 结肠的垂直方向区域淋巴结

区域淋巴结的具体范围是根据肿瘤所在部位与肠管主干血管的解剖学位置而定的。区域淋巴结主要分成肠管旁淋巴结、中间淋巴结以及主淋巴结，共3组。根据《规约》规定，腹膜返折之下的低位直肠癌病例中，侧方淋巴结也属于区域淋巴结。

评估淋巴结根治度（D）时，肠管旁淋巴结清扫定义为D1，肠管旁淋巴结以及中间淋巴结清扫称为D2，肠管旁淋巴结、中间淋巴结以及主淋巴结全部清扫称为D3（图1-8a、b）。肠管旁淋巴结清扫不完全，属于D0；如果淋巴结清扫度不明确，则记载为DX。

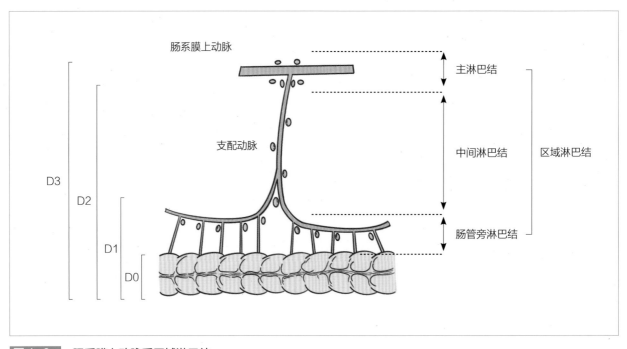

**图 1-8a** 肠系膜上动脉系区域淋巴结

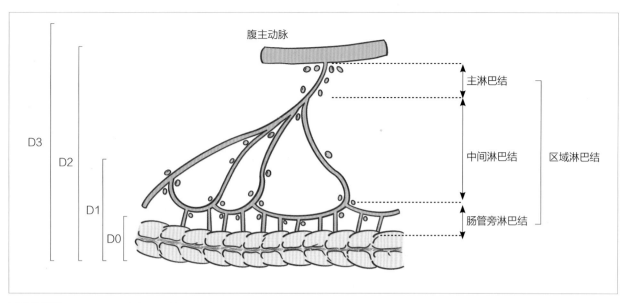

图 1-8b　肠系膜下动脉系区域淋巴结

## 15 结肠的水平方向区域淋巴结

结肠的主干血管包括回结肠动脉（ICA）、右结肠动脉（RCA）、结肠中动脉（MCA）的右支和左支、左结肠动脉（LCA）以及乙状结肠动脉（SA）。结肠的区域淋巴结范围，根据肿瘤与支配动脉的位置关系，分成以下 4 型（图 1-9）：

A：一根支配动脉位于肿瘤正下方，则肿瘤口侧以及肛侧 10cm 范围之内为区域淋巴结。

B：肿瘤边缘 10cm 之内只有一根支配动脉，则从支配动脉侧流入部远离肿瘤方向的 5cm 肠管处，对侧则从肿瘤边缘取 10cm，为区域淋巴结范围。

C：肿瘤边缘 10cm 之内有两根支配动脉，则两根支配动脉外侧 5cm 肠管处，为区域淋巴结范围。

D：肿瘤边缘 10cm 之内均没有支配动脉，此时，离开肿瘤边缘相对较近的动脉远离肿瘤方向的 5cm 肠管处，反向侧则以肿瘤边缘 10cm 为界，界定区域淋巴结范围。

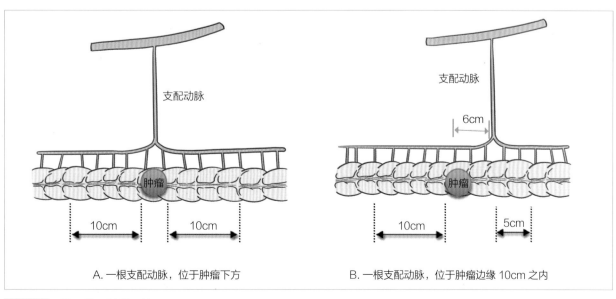

图 1-9　结肠的区域淋巴结

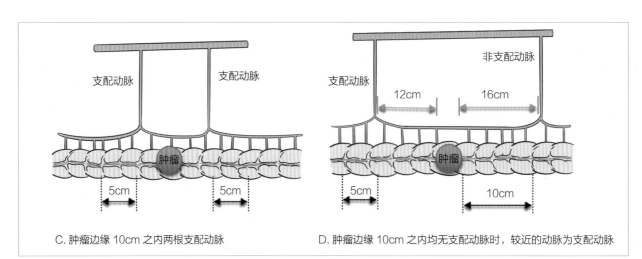

C. 肿瘤边缘 10cm 之内两根支配动脉    D. 肿瘤边缘 10cm 之内均无支配动脉时，较近的动脉为支配动脉

图 1-9 （续）

## 16 结肠癌肠管水平方向切除长度的理论依据

日本癌研究会附属病院（现癌研有明医院）1990 年发表的研究结果表明，该院对盲肠到乙状结肠的 116 例 Stage Ⅲ 的术后病理标本进行研究，发现肠管旁淋巴结（第一组）转移共 73 例，把切除肠管水平方向分成 3 组（0~5cm、5~10cm 以及 10cm 以上）进行统计：① 0~5cm：71 例（71/116；61%）。② 5~10cm：2 例（2/116；1.7%）。③ 10cm 以上：未发现转移淋巴结（0/116；0%）（图 1-10）。3 组的术后五年生存率并没有统计学差异：① 0~5cm：88%。② 5~10cm：78%。③ 10cm 以上：80%。

横滨市立大学第二外科团队在 1992 年进行了类似的研究。该院对盲肠、升结肠、横结肠术后的 49 例 Stage Ⅲ 的术后病理标本进行统计，结果显示长度超过 5cm 的肠管旁淋巴结中未发现有淋巴结转移。考虑到术后的病理标本比实际的新鲜肠管可能会缩短，实际的标本如果只切除 5cm，则有可能造成肿瘤残留。

日本大肠癌研究会综合上述发表在日本国内的论文结果，确定了肠管水平方向切除距离的理论。

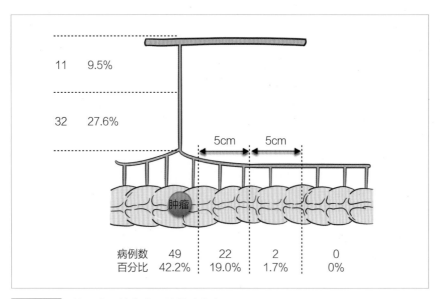

图 1-10 结肠癌肠管旁淋巴结转移分布

5~10cm 的，有 1.7% 的淋巴结转移；10cm 以上的，未发现淋巴结转移。

## 17 肠管垂直方向清扫的理论依据

日本大肠癌研究会对 2000—2004 年日本全国录入的大肠癌病例统计显示（**表 1-4**），T1 病例主淋巴结转移率为 0，中间淋巴结转移率为 1.8%，因此，建议对 T1 的病例（中间淋巴结）进行 D2 清扫根治。病理结果上的 T2 病例主淋巴结转移率有 0.6%，中间淋巴结转移率达到 3.5%，且临床上的 cT2 诊断不能保证完全准确，因此 cT2 病例既可以做 D2 清扫，也可以酌情做 D3 清扫。

**表 1-4** 中 T3 的病例，主淋巴结转移率高达 2.4%；癌研有明医院的数据显示 Stage Ⅲ 的病例，主淋巴结转移率占 3.7%；因此，《指南》对 T3 以深的大肠癌或者术前淋巴结转移阳性 N（+）的病例推荐进行 D3 清扫（**图 1-11**）。

表 1-4　结肠癌淋巴结转移率（日本大肠癌研究会对 2000—2004 年日本全国录入的病例的统计）

|  | 病例数 | 无 /% | 结肠旁淋巴结 /% | 中间淋巴结 /% | 主淋巴结 /% |
|---|---|---|---|---|---|
| T1 | 1957 | 91.4 | 6.8 | 1.8 | 0 |
| T2 | 1747 | 79.3 | 16.3 | 3.5 | 0.6 |
| T3 | 7333 | 56.6 | 28.1 | 11.7 | 2.4 |
| T4a | 3363 | 37.4 | 34.0 | 19.3 | 5.6 |
| T4b | 960 | 44.6 | 28.6 | 14.7 | 5.5 |

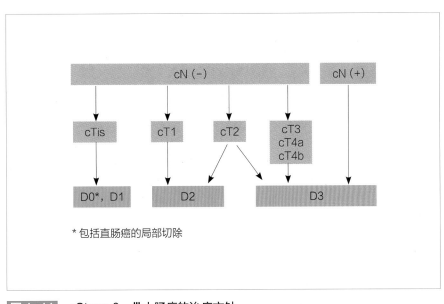

**图 1-11**　cStage 0 ~ Ⅲ 大肠癌的治疗方针

## 18 直肠的区域淋巴结及肠管切除范围

直肠的主淋巴结是 253，中间淋巴结为 252。直肠肠管旁淋巴结的口侧界线是乙状结肠动脉最末分支流入点。但肿瘤口侧边缘距离乙状结肠最下动脉流入点不足 10cm 时，口侧也应该切除 10cm 肠管。

　　肛侧肠管切除距离根据肿瘤位置高度而定。肿瘤在直肠乙状部（RS）、上段直肠（Ra）即高位直肠时，肛侧3cm的肠管系膜为区域淋巴结清扫范围（**图1-12a**）。如果肿瘤位于下段直肠（Rb）即低位直肠，则肿瘤肛侧2cm为区域淋巴结清扫范围（**图1-12b**）。肛侧的肠系膜与肠管尽量要求等高，不要偏斜。过多地保留肠系膜，可能导致淋巴结清扫不到位，过多地切除肠系膜则可能造成肛侧吻合口缺血导致吻合口漏。

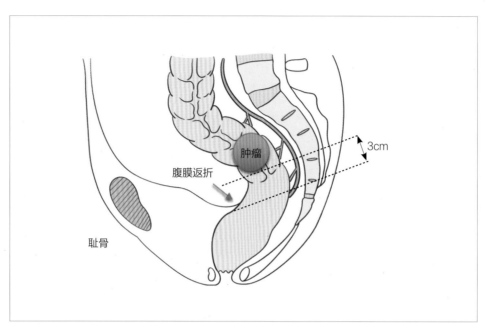

**图1-12a**　肿瘤下缘位于腹膜返折之上

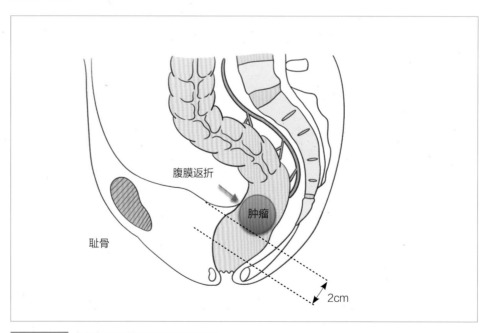

**图1-12b**　肿瘤下缘位于腹膜返折之下

## 19 《规约》与国际 TNM 分期的异同

《规约》与 TNM 分期相比较，有以下不同点（**表 1-5、表 1-6**）：

### T1b：建议追加外科切除

《规约》对 T1 以 1000μm 为界限分成：T1a < 1000μm 以及 T1b ≥ 1000μm。在《指南》里对以下 4 类建议进行追加手术根治性切除：① SM 浸润深度 1000μm 以上（T1b）。② 脉管（静脉、淋巴管）浸润。③ 低分化腺癌、印戒细胞癌、黏液癌。④ 浸润尖端 Budding Grade 2。

**表 1-5 《规约》对大肠癌进展期分型**

| 远处转移 | | M0 | | | | M1 | | |
|---|---|---|---|---|---|---|---|---|
| | | | | | | M1a | M1b | M1c |
| 淋巴结转移 | | N0 | N1 (N1a/N1b) | N2a | N2b，N3 | 与 N 无关 | | |
| 浸润深度 | Tis | 0 | | | | | | |
| | T1a、T1b | I | Ⅲa | | | Ⅳa | Ⅳb | Ⅳc |
| | T2 | | | Ⅲb | | | | |
| | T3 | Ⅱa | | | | | | |
| | T4a | Ⅱb | | Ⅲc | | | | |
| | T4b | Ⅱc | | | | | | |

**表 1-6 TNM 分期（第 8 版）对大肠癌进展期分型**

| M- 分型 | | M0 | | | | M1 | | |
|---|---|---|---|---|---|---|---|---|
| | | | | | | M1a | M1b | M1c |
| N- 分型 | | N0 | N1 (N1a/N1b/N1c) | N2a | N2b | 与 N 无关 | | |
| T- 分型 | Tis | 0 | | | | | | |
| | T1 | I | Ⅲ A | | | Ⅳ A | Ⅳ B | Ⅳ C |
| | T2 | | | Ⅲ B | | | | |
| | T3 | Ⅱ A | | | | | | |
| | T4a | Ⅱ B | | Ⅲ C | | | | |
| | T4b | Ⅱ C | | | | | | |

# 20 《规约》与国际 TNM 分期的淋巴结转移度的不同点（表1-7）

表1-7　淋巴结转移度的不同点

| | | 《规约》 | | TNM 分期 | |
|---|---|---|---|---|---|
| 淋巴结转移 | N1a | 肠管旁淋巴结及中间淋巴结转移 1 个 | N1a | 区域淋巴结转移 1 个 | |
| | N1b | 肠管旁淋巴结及中间淋巴结转移 2~3 个 | N1b | 区域淋巴结转移 2~3 个 | |
| | | | N1c | 肠管周围肠系膜内非淋巴结结节转移 | |
| | N2a | 肠管旁淋巴结及中间淋巴结转移 4~6 个 | N2a | 区域淋巴结转移 4~6 个 | |
| | N2b | 肠管旁淋巴结及中间淋巴结转移 7 个以上 | N2b | 区域淋巴结转移 7 个以上 | |
| | N3 | 主淋巴结或侧方淋巴结转移 | | | |
| | ND | 肠管周围肠系膜内非淋巴结的癌结节转移，没有脉管神经浸润，但是结节检测出癌细胞，都称 Tumor nodule：ND | | | |

## （1）TNM 分期系统以总淋巴结个数分级，而《规约》以总淋巴结个数 + 转移组别分级

第 8 版 TNM 分期系统对肿瘤沉积（Tumor deposit，TD）的定义为：存在于原发肿瘤淋巴引流区域内（肠管周围系膜内脂肪组织）孤立存在的、无淋巴结构造的血管、神经结构的肿瘤结节。TNM 分期系统把 TD 划归为 N1c（表1-6），明确指出 TD 不改变原发肿瘤 T 分期，但 TD 是较差的预后因素。同时，如果合并区域淋巴结转移，TD 数目无须计算到阳性淋巴结数量上。如果不伴有区域淋巴结转移，TD 会改变 N 分期（N0→N1c）。

《规约》对主淋巴结转移的病例，直接定义为 N3（表1-5，表1-7）。ND（相当于 TNM 分期的 TD）是必须计算到阳性淋巴结数量上的。病理结果记载时需把清扫的淋巴结数与转移的淋巴结数按照"转移淋巴结数/清扫淋巴结总数"的形式，每组区域淋巴结分别记载。例如：第一组直肠旁淋巴结（251）区域，转移阳性淋巴结 3 个，转移阴性淋巴结 5 个，ND 2 个，ND（Pn+）1 个，则应该记为：#251：6/11［ND2，ND（Pn+）1］。以此类推，第二组肠系膜下动脉干淋巴结（252）区域也有转移阳性淋巴结 1 个、转移阴性淋巴结 5 个，ND 1 个，那么再记为：#252：2/7（ND1）。第三组肠系膜下动脉根淋巴结（253）区域淋巴结 4 个，转移 0 个，则记为：#253：0/4。最后淋巴结转移度为 8/22，淋巴结转移记为 N2b。

## （2）TNM 分期系统用大写字母分期，而《规约》用小写字母分期

这是日本大肠癌研究会为了与 TNM 分期相区别的一个举措。总体来说《规约》逐渐与国际的 TNM 分期靠拢，但也保留了一部分日本独特的传统。了解以上两个系统之间的不同点，才能更好理解日本与国际上大肠癌治疗结果上的差异。

## 21 侧方淋巴结清扫度（LD）

低位直肠癌中侧方淋巴结也是属于区域淋巴结。总共分为 263P、263D、283、273、293、260、270、280，并且左、右两侧分别用 lt 以及 rt 记载（图 1-13）。

侧方淋巴结清扫度如下分类：

LDX：侧方淋巴结清扫度不明。

LD0：没有进行侧方淋巴结清扫。

LD1：未及 LD2 的侧方淋巴结清扫。

LD2：对双侧的进行 263D、263P、283 淋巴结清扫。

LD3：263P、263D、283、273、293、260、270、280 均被清扫。

临床上 263D、263P、283 这 3 组淋巴结转移率最高，因此临床上 LD2 是最常见。特别是最近随着欧美国家的医生对低位直肠进展期放化疗效果逐渐认可以来，日本也极少做到 LD3 根治。左、右清扫度不一致时，需要分别记载，如右侧 LD2：［rt-LD 数字］、左侧 LD1：［lt-LD 数字］。

具体详细的记载如下所示：

1）右侧 263P、263D、283、273、293、260 清扫，一部分第 3 组淋巴结被清扫到了但是不够全，因为 270、280 未被清扫，这种情况虽比 LD2 有余，但未及 LD3，也只能称之为 LD2。该患者左侧 263P、263D、283 也一并清扫，则也是 LD2。综上所述，则记载为 LD2（rt-3/lt2）。

2）左、右同时间清扫到 263D、263P、283，则记载为 LD2。

3）右侧清扫了 263D、263P、283，左侧未进行清扫，则记载为 LD1（rt-2/lt-0）。

低位直肠癌中，中枢侧肠管纵轴方向的淋巴结清扫用 D 表示，侧方淋巴结用 LD 表示，如果中枢方向清扫到 253（D3），侧方淋巴结清扫到 LD2，则记载为 D3LD2。

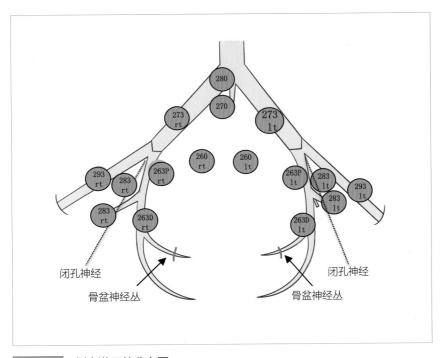

**图 1-13** 侧方淋巴结分布图

## 22 自主神经保留（AN）

与直肠癌相关的自主神经（Autonomic nerve，AN）主要有腰内脏神经、上腹下神经丛、腹下神经丛（交感神经）、骨盆内脏神经（副交感神经）、骨盆神经丛以及由骨盆神经丛分出的脏侧支。特别是低位直肠或者侧方淋巴结清扫，合并神经切除之后，必须详细记载神经保留度。与淋巴结切除标记相反，自主神经保护越完整，数字越大，这是需要鉴别开的。

ANX：不清楚自主神经是否保留。

AN0：没有保留自主神经。

AN1：保留了单侧部分的自主神经（**图 1-14a**）。

AN2：保留了双侧部分的自主神经（**图 1-14b**）。

AN3：保留了单侧自主神经（**图 1-14c**）。

AN4：全自主神经均予以保留了（**图 1-14d**）。

例如：左侧自主神经部分保留下来了，则记为：AN1lt；右侧整体被保留下来了，则记为：AN3rt。

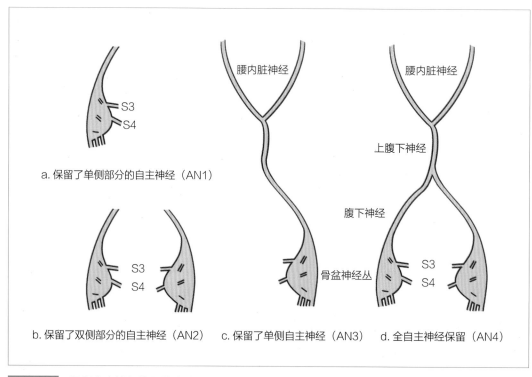

a. 保留了单侧部分的自主神经（AN1）

b. 保留了双侧部分的自主神经（AN2）　　c. 保留了单侧自主神经（AN3）　　d. 全自主神经保留（AN4）

**图 1-14**　保留自主神经的记载方法

## 23 大肠病理标本的处理方法

在日本，大肠癌淋巴结挑选以及标本固定均由外科医生处理。不管是一般医院还是大学医院或癌中心，手术室楼层都有相应的病理标本处理室。外科医生处理标本时，可以很好地观察手术游离的层面是否正确，对比术前影像学诊断是否与术中情况相吻合。挑选淋巴结的过程，对淋巴结质地、大小及个数有一个直观的了解，以便及时记录到手术记录里，形成一个比较可靠的术中诊断。年轻的外科医生在处理新鲜标本时，食指与大拇指练习寻找肠管与肠系膜之间的凹陷处，正确判断肠管外侧壁的界线，从而在手术中用电刀切除肠系膜时，不容易损伤肠管浆膜。

一般拿到新鲜标本时，首先对标本正面、背面进行拍照。观察有无癌的浆膜浸润，对背面的观察则更要注重观察游离层次是否正确。直肠除了左侧浆膜层、右侧浆膜层拍照外，还要对直肠系膜面进行拍照。一般来说，合格的标本游离面应该是非常光滑的、平整的。下面我们就具体的操作事宜进行详细讲解。

### （1）外科切除标本的肉眼观察及处理方法

浆膜层的肉眼观察及触诊：观察浆膜以及肠系膜有无浸润。触诊有无淋巴结转移。若有肿瘤转移或者浸润，则要记载其位置、原始病灶边缘到切除标本两端的距离，浸润或转移方式都要测量并计算下来。尽量挑选更多的淋巴结，用 10% 的中性缓冲福尔马林液浸泡固定好。

### （2）淋巴结挑选

如何正确判断肠系膜的淋巴结分组界线。脂肪较少的标本，可以直接观察到血管分支，按照血管走行就可分出肠管旁淋巴结（第一组）、中间淋巴结（第二组）。怀疑肿瘤直接壁外浸润的部位，不用强迫切取第一组淋巴结的肠系膜，因为可能妨碍病理科医生对肿瘤浸润深度的判断。

对于主淋巴结（第三组）的挑选是比较困难的。对于肠系膜下动脉根部离断的 D3 根治病例，可以根据左结肠动脉起始点到 IMA 根尖界定第三组淋巴结（#253）。但是对于右半结肠，回结肠动脉、右结肠动脉以及结肠中动脉的第三组淋巴结是没有明确的血管区分的，所以一般切除该动脉根部 1cm 左右的肠系膜，作为第三组（#203-#213-#223）淋巴结。

如何快速寻找到淋巴结

淋巴结主要沿着血管分布，且位于肠系膜的表侧膜与背侧膜之间，呈汉堡夹层状。因此，我们首先以主干动脉根部为基点，锐性游离掀开肠系膜的表侧膜。此时，沿着血管逐渐向末梢侧游离逐渐靠近肠管，可快速找到淋巴结。当脂肪组织较厚时，很难鉴别脂肪还是淋巴结，可以在出温水的水龙头下进行冲洗肠系膜，脂肪很容易被热水溶解，淋巴结因有淋巴管连接，一般都会显露得更清晰。肠系膜背侧膜不急于切开，因为此时可以用作平面支撑。对于比较难找的病例，也可以用食指托起背侧膜，边触诊边挑选。

淋巴结的颜色区分：为了达到确切的术中诊断，术前所有病例不管早期还是进展期癌都常规肠镜下点墨标记，这样方便了术后的淋巴结挑选。根据石墨碳回流后染色的程度，淋巴结分成：黑色、灰色、白色。

肠管旁淋巴结的位置区分：水平肠管段的肠管旁淋巴结（第一组）分类，还要进一步对肿瘤占据部位的口侧（O）、肿瘤部（T）以及肛侧（A）进行细化。对癌细胞的转移方式以及转移度都有重要的参考价值。

淋巴结转移度的判断：挑出来的淋巴结整齐排列之后，最后逐个按顺序放入方格里进行标号。所有挑选出的淋巴结，要直接触摸，根据淋巴结的质地、大小、弹性以及颜色深度综合判断。比如，看上去很大的淋巴结摸起来很软，甚至稍微一用力就平了，这就可能只是脂肪组织。挑选了 30 个淋巴结，可能有 6 个转移，则记载为 6/30（N2a），形成一个直观的术后临床诊断（**图 1-15**）。

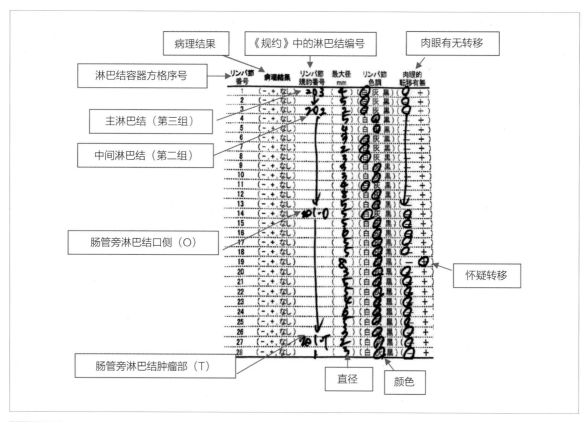

**图 1-15** 淋巴结记录图

## (3) 肠管切开方法

原则上直肠是沿着前壁切开，结肠是沿着肠系膜对侧切开（**图 1-16a**）。如果上述部位刚好有肿瘤，则选择肿瘤的正对面切开，使标本展开时肿瘤位于正中央。如果肿瘤是全周性的，则用手伸入标本内腔，尽量选择最薄弱的部位切开肿瘤（**图 1-16b**）。肿瘤切开的方向用三角标注。右侧结肠跟左侧结肠肠系膜方向是相反的，把肠系膜侧划去，修改到对侧即可。

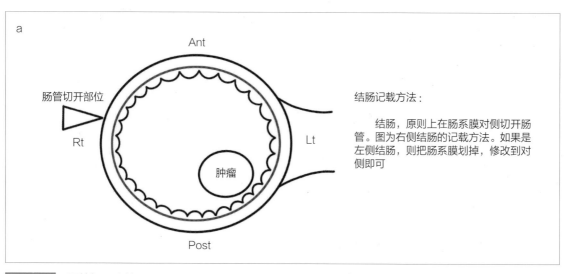

**图 1-16** 肠管切开方法

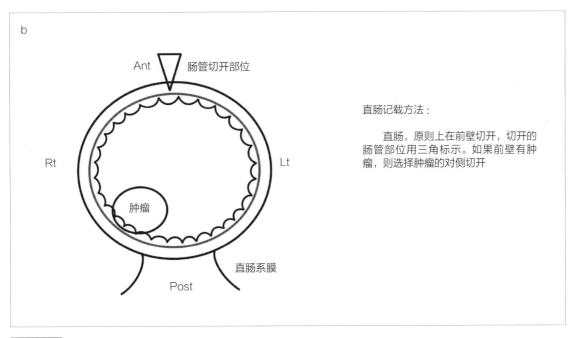

**图 1-16** （续）

## （4）标本断端切开方法

结肠标本相对来说肿瘤两端距离都足够长，可以直接采用横切开法，整体切掉切割闭合器的钉子部分（**图 1-17a**）。

在低位直肠癌标本肛侧距离较短时，则采用竖切开法，把切割钉从中间剖开，这样可以保证多留几毫米的距离（**图 1-17b**）。即便这样还觉得不太够的时候，直肠双吻合技术（DST）之后的肛侧病例组织也可以一并提出病理检查，观察断端有无癌残留。

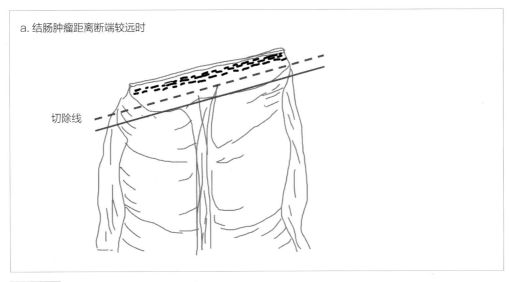

**图 1-17** 标本断端切割钉处理方法

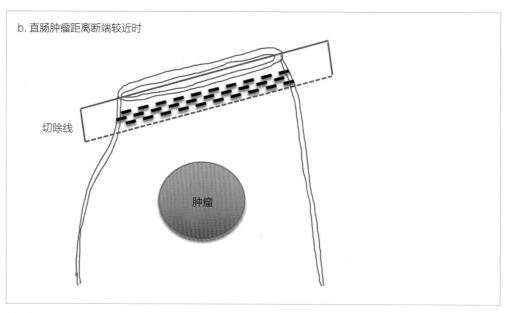

b. 直肠肿瘤距离断端较近时

切除线

肿瘤

图 1-17 （续）

### （5）切开标本的固定

外科医生在手术切除肠管时，均用直尺量好相应的长度确保断端距离，早期癌（SM）要求 5cm，进展期癌（MP 以深）则一般切除 10cm。切开之后的标本，黏膜面朝上，稍微牵拉，使收缩的标本处于自然伸展状态，用 b 钢针固定。特别是肿瘤周围，尽量多固定几针，以便完全铺展开来，利于病理科医生切片。接下来对标本进行粗绘图，口侧断端在 3 点方向，肛侧断端在 9 点方向。整体标本必须拍照存入病历中，拍照时也必须用直尺标示。

在山口教授团队里，每周有两次术后的手术情况汇报，最后环节必须把大体标本图展示出来，以便观察断端距离是否足够。特别是对低位直肠癌的病例，手术标本取出之后，必须立即在手术室内打开，观察肛侧断端距离是否满足《规约》要求，如果肛侧距离不够，则酌情进行追加切除，同时追加切除的标本也要一并放在大体标本里拍照存档。如果出现追加切除，则必须反思术中存在的问题，是术者的技术不足，还是助手的术野展开不够充分，进而调出当天的手术录像，团队一起重新温习反思并给出建议，避免下次重蹈覆辙，这样便于手术质量控制。

### （6）肿瘤以及大体标本的测量

（A）测量好肿瘤距离两侧切缘的口侧距离（PM）以及肛侧距离（DM），对于直肠肛门标本还要记录肿瘤下缘到齿状线或者肛周皮肤缘的距离。

（B）肿瘤最大直径及与之相垂直的横径以及肿瘤的垂直高度都要记载（最大直径 × 横径 × 高度），精确到毫米（mm）。

（C）根据肿瘤的大小以及肠管的横径计算出环周率（肿瘤的最大横径 × 肠管横径 ×100%）。

（D）记录肿瘤的肉眼分型，对于合并有溃疡或黏膜内肿瘤的部分也一并记录。0-I 型的肿瘤，对其头部形状以及大小、有无蒂及长度都要记录（图 1-18）。

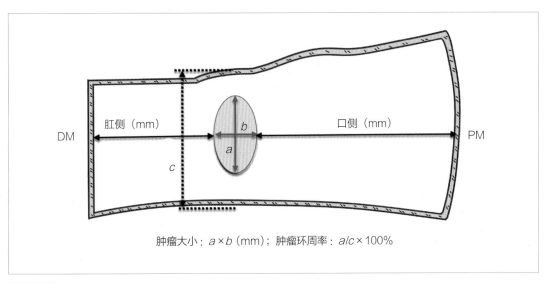

肿瘤大小：$a×b$（mm）；肿瘤环周率：$a/c×100\%$

图 1-18 切除标本的计测法

## （7）浸润深度计测

对于所有的肿瘤，都要对浸润深度进行描述（图 1-19）。多个肿瘤时要按 ①、② 分开标记，优先顺序也是以浸润较深的作为主病灶。简图应根据实际肿瘤分型进行描绘。

最后把淋巴结记录图纸以及标本记录图纸都扫描存入电子病历中，以便术者书写手术记录时有客观的参照。所有的病案原始资料都要保留 5 年，以便查阅。

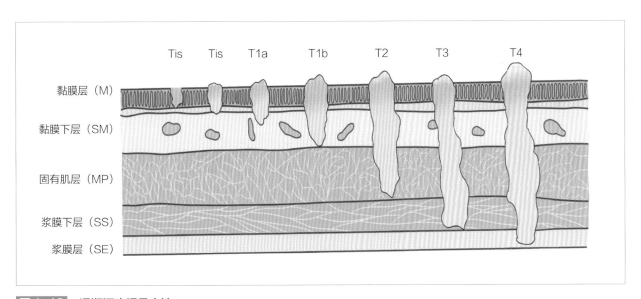

图 1-19 浸润深度记录方法

# 24 结语

　　日本的外科医生均以《规约》为基本参照，规范大肠癌治疗。从第 1 版到第 9 版《规约》不断与时俱进，逐渐完善。虽然许多定义与 TNM 分期系统逐渐靠拢，但在一些细化的领域还是保留了日本的传统，体现了其独特的一面。

**参考文献**

[1] 大腸癌研究会 ( 編 ). 大腸癌取扱い規約 [M]. 9 版 . 東京：金原出版，2018.

[2] James D. Brierley, Mary K. Gospodarowicz, Christian Wittekind. TNM Classification of Malignant Tumors[M]. 8 版 . London: Wiley Blackwell, 2017.

[3] 山口茂樹，太田博俊，上野雅資ほか . 結腸癌手術における腸管切除範囲とリンパ節郭清の検 討 [J]. 日本大腸肛門病会誌，1990，43:343–348.

[4] 山口茂樹，大木繁男，城俊明ほか . 右側結腸癌におけるリンパ節転移ならびにリンパ節郭清の検討 [J]. 日本大腸肛門病会誌，1992，45:823–828.

[5] 大腸癌研究会 ( 編 ). 大腸癌治療ガイドライン医 師用 2022 版 [M]. 東京：金原出版，2022.

# 第2章 围术期管理

Perioperative management

要点

（1）肠管非狭窄病例及狭窄病例的术前准备。

（2）术后镇痛管理流程。

## 1 前言

结直肠手术的肠管前处置不仅可使肠管扩张控制在最小范围，而且可减少粪便中的细菌以及粉末飞散所伴有的感染症状的发生，以及一旦术后吻合口漏之后可防止重症化。但是前处置有可能带给患者不快感以及电解质紊乱、肠管常驻细菌失衡等。

## 2 术前肠道准备

### （1）手术前1天

一般出院患者上午10点前办理出院手续空出病床，入院患者下午1点之后办理入院手续。入院时常规进行血液检查与之前门诊检查进行对比。

患者入院当天早中餐进低渣饮食，晚餐禁食。结肠癌手术患者一般采用功能性端端吻合，不需要术前做机械性肠道准备。需要行直肠切除或乙状结肠切除术，采用双吻合技术（Double stapling technique，DST）的患者，入院后开始服用刺激性泻药盐酸匹可硫酸钠水合物（0.75% Sodium picosulfate hydrate）10mL即可（图2-1）。手术日早晨不必灌肠，麻醉前6h禁止喝牛奶、术前3h开始禁水即可。

术前1天不需要静脉补液。口服刺激性泻药患者，嘱咐其多饮水，午餐后到睡觉前口服补液（OS-1）1000mL（图2-2）。对于心功能低下、低体重、高龄患者，可以适当减量。对于低位直肠或者行括约肌间切除的患者，需要行人工肛门的患者，术前WOC（Wound-Ostomy-Continence）认定护士标记造口皮肤标记，根据优先级别标示1~3个部位，并经主管医生再次确认。

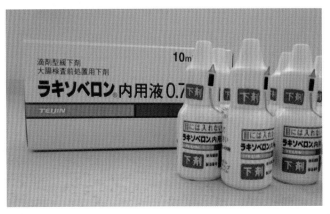

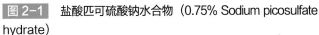

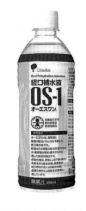

图 2-1　盐酸匹可硫酸钠水合物（0.75% Sodium picosulfate hydrate）

图 2-2　口服补液 OS-1

对胃和小肠几乎没有影响，并被来自结肠菌群的烯丙基硫酸酯酶水解成活性双酚，促进肠蠕动抑制水吸收，对婴儿以及老年人都适用的便秘药物。

## （2）术前备皮

传统的备皮需要在病房里用剃须刀备皮（图 2-3），可能造成皮肤损伤以致细菌感染，在日本早已被废弃。对于腹部体毛较多的患者待麻醉导入后，用无损伤推剪进行备皮，既安全又高效（图 2-4）。

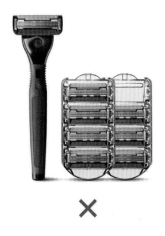

图 2-3　剃须刀

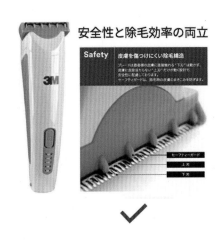

图 2-4　无损伤推剪

## （3）术前肠道准备用药

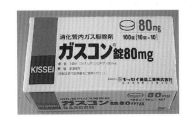

图 2-5　肠道消气药

在 2015 年之前，采用口服抗生素卡那霉素（KM）+ 甲硝唑（MNZ）进行肠道准备。之后一直仅服用减少肠道积气的二甲硅油（Dimethicone）80mg/ 次，术前口服 3 次（图 2-5）。该药物的作用机制是使肠壁附着的小气泡表面张力降低，使得气泡内的气体释放出来在肠道内融合形成大的肠管排气，以减少肠管肿胀。

# 3 肠道狭窄患者的术前准备

肠道狭窄患者的术前准备尤其需要重视。一般提前 2 天办理入院手续。根据临床排便的形状很难界定狭窄程度，为了保证手术治疗同质化，一般肠镜检查显示为环周型生长的均列为肠道狭窄范畴。

术前未完全梗阻的患者，初诊时就开始服用缓泻药氧化镁（Magnesium oxide），每次 1g，每天 3 次。术前 2 天起减半服用 5mL 刺激性泻药盐酸匹可硫酸钠水合物（0.75% Sodium picosulfate hydrate），如果患者出现腹痛，须禁食加末梢血管补液，之后禁止使用泻药。如果不出现腹痛，则术前 1 天再服用剩余的 5mL。

完全梗阻的患者，入院后采取禁食加补液，即便是需要做直肠手术的患者，术前也不能给予口服泻药，防止出现结直肠梗阻穿孔。进一步考虑急诊放置肠梗阻套管或肠管支架。

左侧结肠梗阻一般需要积极地解除梗阻。首先尝试在透视下肠镜辅助放入经肛肠减压管（图 2-6），肠梗阻导管尽量越过脾曲，然后充满气囊，这样不容易滑脱。放置好经肛肠减压管后，每天早晚两次用温水冲洗减压管，以溶解梗阻肠管口侧端的粪便。冲洗时需要记好每次冲入肠管的量与抽出来的量，不宜残留过多液体在肠道内，如果只能往肠管里冲，但是很难被抽出来，可适当地调整左侧卧位，或者用导丝疏通梗阻管，防止堵塞。腹部症状改善后可饮水，口服缓泻剂或者少量经口流食。

留置经肛肠减压管患者定期拍腹部正、侧位片，如果减压管尖端顶住肠管位置一直不动，则须适当地调整减压管的位置。若减压管留置后有正常排便，则说明环周狭窄经过减压后稍微有些间隙或者便质变软，可考虑拔除减压管，拔除减压管时，尖端气囊无须全部抽空，可以留一部分气囊以便于拔除时对狭窄部位进行机械扩张作用。待减压 2 周之后，可以行一期肠管切除吻合。

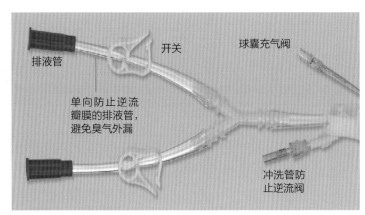
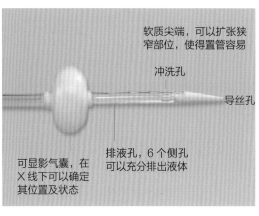

**图 2-6** 经肛肠减压管

## 肠梗阻支架

经肛肠梗阻导管因肛门周围泄漏的粪便及气味容易引起患者不舒服感，且必须住在医院内等待手术，目前逐渐被肠管支架所替代。对于没有明确远处转移的患者，如果无须靶向药物治疗，则可优先选择肠管支架。放入支架后等患者排便、腹部症状缓解就可先行出院，待到 3 ~ 4 周之后再进行择期一期手术切除。但是不宜间隔过长，因为支架可能会带来肠管穿孔的风险。

如果有远处转移，需要立即进行靶向药物治疗的，则尽量不要放置支架，因为支架可能增加靶向药物治疗过程中穿孔风险。此时，应优先考虑先横结肠造口，其次再考虑回肠造口，待到症状缓解后，尽早开始化疗。回肠造口为什么不优先推荐，这是为了避免化疗药物造成顽固性腹泻，而导致电解质失衡，妨碍治疗。

右侧结肠梗阻的患者，一般无须胃肠减压管，均可一期肠管吻合。如果腹部膨隆特别明显，可以酌情经鼻留置肠梗阻导管减压后一期手术。

## 4 引流管的选择

不同种类的引流管除了引流之外，还可以标示手术类别，让医生查房时快速掌握患者处于术后第几天以及恢复是否顺利。

### (1) 直肠切除术

一般来说，腹膜返折之上进行吻合的高位直肠切除术后，使用 19Fr 负压引流管，外接负压引流球，术后第 4 天拔除引流管（图 2-7a）。

腹膜返折之下吻合的低位直肠切除术后，则使用 24Fr 常压引流管，外接引流袋（图 2-7b）。这是为了防止负压引流管尖端吸住骶前静脉，拔除引流管时造成不必要的出血。

### (2) 肛门引流管

低位直肠切除术时，肛门放入 No.10 多凹槽引流管（图 2-7c），主要是防止肛门括约肌收缩，使直肠吻合口保持常压状态，降低吻合口张力。经肛引流管尖端一般需在腹腔镜直视下放置，高度不宜超过骶 2 水平，防止引流管尖端顶住骶骨造成直肠溃疡或穿孔。此外，尽量避开吻合口，防止引流管尖端卡压吻合口。固定线紧贴肛门口皮肤固定，不宜制作缓冲结，防止引流管因活动度过大而脱出。一旦发现自动脱出的病例，直接拔除即可，不宜重新置入，盲目地置入肛管可能导致预期之外的并发症。

对于留置肛门减压管的患者，可采用闭环引流袋管理，这样可以减少粪便异味，但引流袋可能降低患者活动度。此时也可剪短引流管，嘱患者使用成人尿布。但这种情况需注意坐位时经肛引流管固定线松弛，可能导致引流管缩回到肛管内，成为直肠异物。

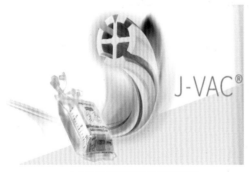 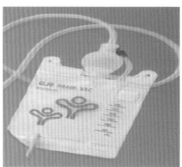 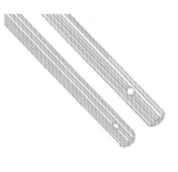

a. J-VAC 引流管及负压引流球　　　　　b. 常压引流袋　　　　　c. 多凹槽经肛引流管

图 2-7　肛门引流管

## 5 结直肠癌手术流程（表 2-1）

表 2-1　结直肠癌手术流程

| | 结肠癌 | 直肠癌 |
|---|---|---|
| 手术前 1 天 | 早中餐进流食<br>入院后口服刺激性泻药 10mL<br>晚餐禁食<br>口服补液（OS-1）1000mL | |
| 手术当天早晨 | 麻醉前 3h 开始禁水 | |
| 术后当天 | 血液检查<br>术后拔管前常规胸腹平片 | |
| 引流管 | 不放置引流管 | 腹膜返折之上吻合，放置 19Fr 负压引流管<br>腹膜返折之下吻合，放置 24Fr 常压引流管<br>低位直肠，放置经肛引流管 |
| 术后第 1 天 | 采血；拍胸腹平片；下床活动；开始饮水；拔除导尿管 | |
| 术后第 2 天 | 可饮用茶水 | |
| 术后第 3 天 | 五分稠的粥，半量<br>外周静脉输液量减量<br>停用对乙酰氨基酚注射液 | 五分稠的粥，半量<br>停用对乙酰氨基酚注射液 |
| 术后第 4 天 | 五分稠的粥，全量<br>拔除外周静脉输液管 | 拔除静脉输液管<br>拔除肛门引流管<br>拔除 19Fr 负压引流管 |
| 术后第 5~6 天 | 出院 | 五分稠的粥，全量<br>拔除腹腔 24Fr 引流管 |
| 术后第 6~7 天 | | 出院 |

　　除了依据引流管类别可以辨别术式之外，还可利用患者床边的饮食种类鉴别处于术后第几天。一般术后第 1 天常规饮水即可，术后第 2 天则可以喝瓶装茶，第 3 天早餐开始进食五分稠的粥食，半量即可。患者出院后可以进食米饭等，但是住院期间一直以稀粥为主。

## 6 抗生素使用

　　一般使用抗生素头孢美唑（CMZ），每次 1~2g，手术切皮前 1h 之内使用一次抗生素，术中每隔 3h 静滴一次，术后 6h 再追加一次，然后停用预防性抗生素。日本临床采用的抗生素有上、下两层包装，上层粉末、下层生理盐水，中间有简易隔层。使用时只要轻轻一拍液体区域，即可打通上、下两层，充分混匀之后即可使用，减少了配药时间也减低了污染的可能。

　　2003 年之前日本常规行青霉素皮试。2003 年，在日本化学疗法学会上达成共识：青霉素皮试假阳性率太高，很多感染症患者失去了最佳的治疗药物。厚生劳动省建议日本青霉素皮试用药物全部终止。因此，只要不是明确的青霉素阳性病史的患者，一般都常规选用头孢美唑（CMZ）。如果有明确的青霉素过敏史，则选用米诺环素（Minocycline）较多。

## 7 补液

术后细胞内液（3号液体）按 1.5 ~ 2mL/（kg·h）计算。第3天输液减半，第4天结束输液，拔除留置针。一般为了便于临床路径（clinical path）管理，50kg体重以上的患者，统一输液 2000mL/d，50kg 以下的患者则为 1500mL/d，心功能不全的患者酌情减少。因为术后第1天就可以饮水，如果机体水分不足，患者可以自己口服补充，所以宁缺勿多。

结直肠外科手术不常规使用深静脉营养及高能量脂肪乳。麻醉导入时，也不需深静脉置管，缩短麻醉导入时间。

## 8 术后麻醉镇痛

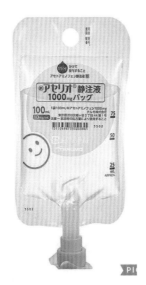

图 2-8 对乙酰氨基注射液

其最高血中浓度峰值时间是 15min，且半衰期为 2.5h，因此建议每次静脉滴注时间为 15min 之内，效果才是最佳。

腹腔镜手术一般不做硬膜外麻醉。开腹手术可能需要硬膜外麻醉，小切口开腹部位局部罗哌卡因（Ropivacaine hydrochloride hydrate）麻醉止痛。术后常规使用对乙酰氨基酚（Acelio）注射液止痛（图 2-8）。为了便于临床路径（clinical path）管理，50kg 体重以上的患者，统一输液 1000mg/100mL，每次 15min 静脉滴注结束，每天4次（最大量不能超过 4000mg/d）。50kg 以下的患者则为 750mg/次，每天4次。第4天之后停用静脉止痛药，改用顿服 NSAIDs 止痛。

## 9 术中保护及术后换药

结直肠癌手术切口保护与术后感染直接关联。小切口取出标本时需要用切口保护套撑开保护切缘，之后将手术中单剪开一小口卡入切口保护套下，与周围的皮肤及手术单隔离开。等肠管打开前，再用大纱布垫子2张包绕肠管切开部（图 2-9）。使用过的所有开腹器械均视为污染器械，不能继续与腹腔镜手术器械交叉使用。从开腹小切口操作重新回到腹腔镜操作时，需要全员更换手套，且对切口保护套内侧缘进行消毒。

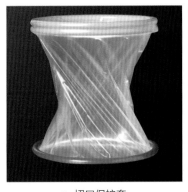 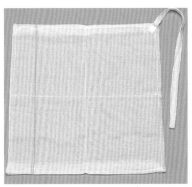

| a. 切口保护套 | b. 中单保护手术野 | c. 大纱布垫保护肠管切开部 |

图 2-9　切口保护措施

结直肠外科术后基本就不需要换药。如何减少切口感染，一般采取以下流程。首先 1-0 的可吸收线关闭腹部正中小切口的腹白线，然后温水冲洗皮下脂肪层，更换手套。直接用 4-0 的可吸收单桥 PDS-Ⅱ 进行皮内缝合，最后用氯己定进行切口周围的皮肤消毒，用干净纱布擦干消毒液，用灭菌医用贴纸垂直于切口粘贴（图 2-10）。不能过于密集张贴，需要有一定的空间以利于积液渗出来。即便是 5mm 的戳卡孔，贴胶布时也要露出一半，不能全部密封住，最后再外用大的敷料贴即可，术后 48h 即可全部去除，第 4 天待静脉留置针拔除之后，去除敷料贴，保留医用胶纸，患者可以淋浴。

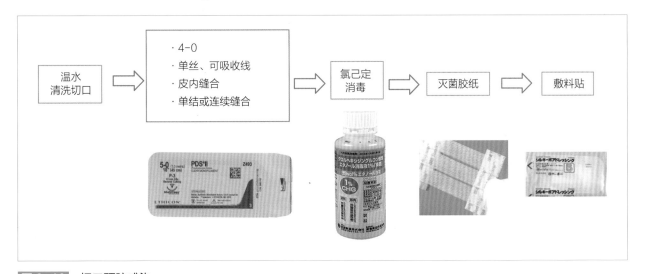

图 2-10　切口预防感染

## 10 换药理念的改变

在 2000 年前的日本旧式换药是使用碘伏消毒液等对切口周围定期消毒。日本医院里有各式各样的碘伏消毒剂。有小棉球分装的，打开即用，一般按 3 个棉球一盒配置便于使用。还有灭菌棉棒尖端有一小格的碘伏，使用时一捏就可以把棉棒湿润，根据切口类型，蘸取不等量的碘伏。但是近 20 年日本已经逐渐舍弃上述传统的换药操作。普通的腹腔镜切口如无感染，无须常规换药，如果有渗出，更换敷料贴即可（图 2-11）。

　　对有渗液的脂肪液化的非感染切口则用生理盐水冲洗，或者稍微开放进行引流均可自愈。对于感染性（如急诊的开腹大肠穿孔术后感染或者压疮感染）的表面切口，则直接用温自来水冲洗。

　　即便切口稍微有点感染，可以适当教患者淋浴后更换纱布即可，在门诊随访观察切口愈合情况。

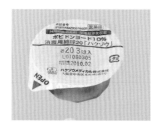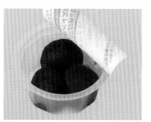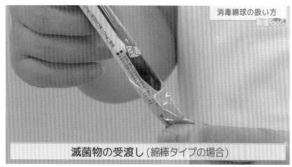

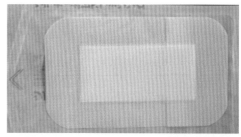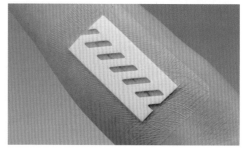

| 2000 年前旧式换药：碘伏消毒 | 现在：敷料贴，48h 后可以淋浴 |
| --- | --- |

**图 2-11**　术后换药

参考文献

[1]《日本化学療法学会臨床試験委員会皮内反応検討特別部会報告》；日本化学療法学会雑誌 2003 年第 51 卷．p.497–506.

[2] 日本皮膚科学会ガイドライン 創傷・褥瘡・熱傷ガイドライン―1：創傷一般ガイドライン 2017 年 127 卷 8 号 p.1659–1687.

# 手术器械基本设定

Basic setting of surgical instruments

要点

（1）介绍手术必要的器械及各术式体位。
（2）结直肠癌手术的无菌操作及基本操作技巧。

## 1 前言

工欲善其事，必先利其器。山口团队的手术器械设定比较简单，以脾曲为界分为左侧结直肠体位与右侧结肠体位。戳卡方位布置大体一致，仅术者右手戳卡为 12mm 有变动，这样简单的设定，便于推广。

## 2 基本体位

所有结直肠手术均为截石位。

右侧结肠手术时，根据术野展开需取头低、左侧低位。因此用头架从右侧悬吊患者左手。用挡板支撑左侧髂骨以及左侧肋弓，挡板与身体接触部位垫缓冲海绵。右手内收，防止拉伸右侧臂丛神经，从右侧放置头盔固定架，固定头部，防止头低位时拉伤颈椎，头盔与头顶之间放置缓冲纱布，防止术中受压过久，引起患者术后秃顶。头盔有一定范围的活动度，可以防止颈椎一直保持一个角度而造成术后不适（图 3-1）。

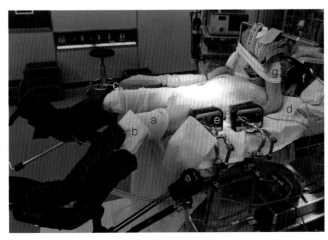

**图 3-1** 右侧结肠切除体位

a. 下肢弹力袜。
b. 下肢气压泵。
c. Levitator（悬脚器）。
d. 一次性保温气垫。
e. 侧挡板。
f. 头部支架。
g. 手绷带。

左侧结直肠手术时，侧挡板移动到右侧固定。右手悬吊，左手内收，其余均不变（**图**3-2，**图**3-3）。

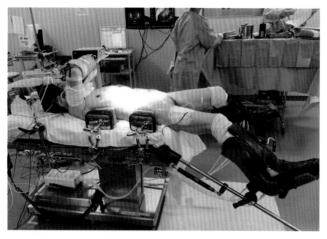

图 3-2　左结肠 / 直肠癌切除体位

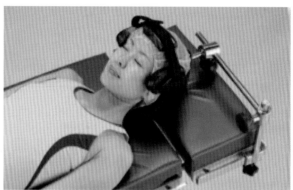

图 3-3　Mizuho 头部支架

h. 结膜保护贴。

i. 导尿管保护贴。

# 3 手术体位设定

体位：截石位，腹腔镜主机位于患者右侧头侧，总共 3 个悬吊的显示器。脾曲以右按照右半结肠手术体位（图3-4），脾曲以左按照左侧结直肠体位（图3-5），具体分布如图所示，尽量减少器械移动。所有缆线在术野外周固定，按照使用频率从低到高排列，使用频率低的在底下：1. 开腹电刀→2. 吸引管、送水管→3. 气腹管→4. 排气管→5. 腹腔镜缆线→6. 超声刀。

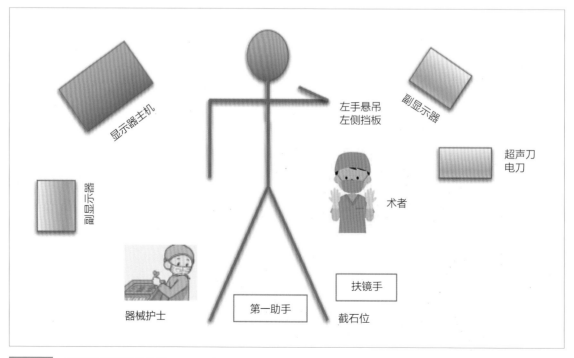

图 3-4　右侧结肠癌手术体位

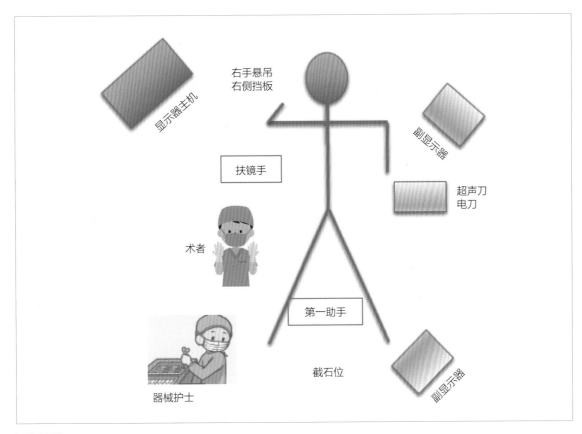

显示器主机

右手悬吊
右侧挡板

副显示器

扶镜手

超声刀
电刀

术者

第一助手

截石位

副显示器

器械护士

**图 3-5**　左侧结直肠癌手术体位

## （1）截石位

手术台为可拆卸式。截石位要点：① 紧靠手术台边栏尾侧固定杆固定悬脚器，左右两侧对称固定下肢。② 麻醉师双手伸入患者颈椎背侧，双前臂平抬患者头部，巡回护士与外科医生平抬患者向尾侧移动，以骶尾关节水平紧靠手术台边缘，若直肠手术需要进行会阴操作，则建议骶尾关节背侧垫入折叠铺巾垫高臀部。③ 左肩—肚脐—右膝关节在一条线上，右肩—肚脐—左膝关节在一条直线。并且膝关节相互靠拢地内翻固定，松紧度以放入 1 指为宜，太紧不宜下肢气压泵工作，太松可能滑脱松动。

两大腿高度：以平行腹部为宜。右侧大腿太高时，容易挡住右手超声刀游离脾曲。左侧大腿太高，可能造成肝曲游离时，左下腹钳子活动受限，且在侧低位时注意悬脚器的手柄尖与地面的距离，防止直接触碰地面导致悬脚器被损坏。

重力分配调整：调节悬脚器与大腿根部的距离，首先让脚跟踩住底部垫子，再调整悬脚器左、右角度，使脚底完全踩住脚垫。之后调整悬脚器的纵轴，使小腿肌肉整体自然卧在海绵垫上。

直肠手术对排除小肠视野干扰要求很高。右侧旋转强度较大，因此膝关节稍微内翻靠拢，防止右侧腓神经被压迫损伤。对于髋关节置换后的患者，取截石位需要注意过度内旋可能造成髋关节脱位，如果不是术野干扰太大，也可以开脚位。手术开始前务必测试手术台倾斜度，观察各固定螺栓有无松动等。

## （2）下肢血栓预防

麻醉导入时，护士测量好脚跟—腓肠肌—膝关节上 10cm 处的下肢周长，选择合适的弹力袜。再套好下肢静脉血栓泵，血栓泵的缆线均朝向内侧间隙处，防止缆线压迫皮肤造成溃疡。对于有明确的下肢血栓病史、急性下肢静脉炎、重度畸形患者，则禁止用下肢静脉加压泵。

## （3）侧挡板

侧挡板支撑点为髂嵴以及侧肋弓（图 3-6）。放入海绵，防止长时间的体位压迫。

## （4）眼睑贴膜

保护眼结膜防止干燥（图 3-7）。

## （5）保温气垫

保温气垫的使用可以降低术中低体温及术后寒战。保温气垫分为背后式以及腹部覆盖式。背后式多在摆体位前放置好，操作简单。也可待体位摆好之后，使用一次性覆盖式保温袋放在腹侧（图 3-8，图 3-9）。

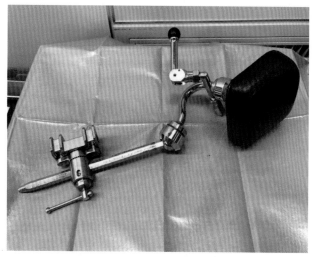

图 3-6　侧挡板

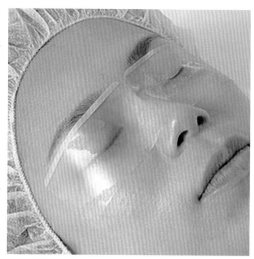

图 3-7　眼睑贴膜

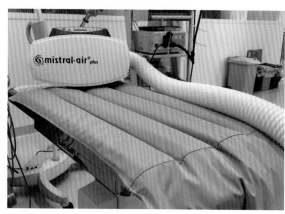

图 3-8　保暖气垫

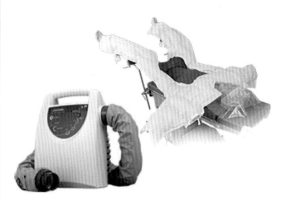

图 3-9　覆盖式保温袋

## 4 器械设定

### (1) 腹腔镜系统

应用奥林巴斯可旋转镜头系统（OLYMPUS LTF-S190-10）。该摄像头尖端可向前、后、左、右 4 个不同角度旋转，加上镜头主体旋转后，可满足各种角度的视野。特别是在直肠手术中，狭窄的盆腔内该款镜子的抗干扰优势更加明显。镜头弯曲到一定的角度之后，可以全锁定或者半锁定状态。一般建议半锁定为宜，因为术中视野外的钳子干扰时镜头可以自动解锁伸直以防止损伤镜头。但是由于操作较为复杂，比起一般的硬性镜，对扶镜手要求高很多（**图 3-10**）。

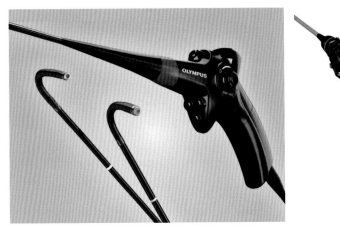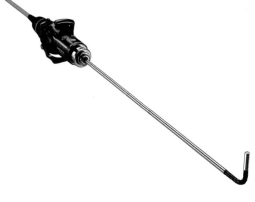

**图 3-10**　奥林巴斯旋转镜头系统

### (2) 腹腔镜钳子 (**图 3-11**)

术者左手：波纹抓钳（KARL STORZ　商品编号 33310LFD+33300+33121）1 把，不带扣环。

术者第二钳子：有孔无损伤抓钳，不带扣环（KARL STORZ　商品编号 33310CC+33300+33121）

助手左手：波纹抓钳（KARL STORZ　商品编号 33310LFD+33300+33121）1 把，带扣环。

助手右手：有孔无损伤抓钳（KARL STORZ　商品编号 33310CC+33300+33141）1 把，带扣环。

助手牵拉肠系膜下动脉区域时用爱丽丝钳（Alice 钳）。

助手均用带扣环的钳子，术者用不带扣环的钳子。助手左手钳子与右手钳子不一样，有利于术者口头指示助手牵拉方向，具体到用哪只手。

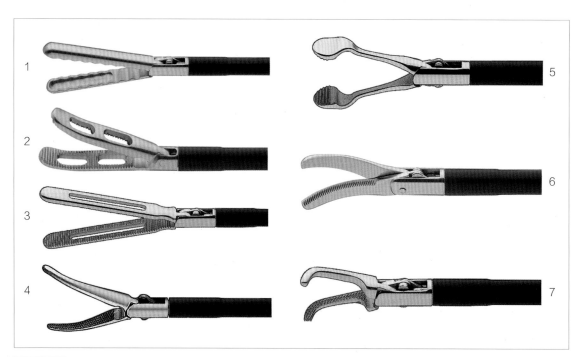

**图 3-11** 腹腔镜手术使用钳子

1. 波纹钳子（KARL STORZ 型号：钳芯 33310LFD+ 鞘管 33300+ 手柄 33121）。
2. 有孔无损伤抓钳（KARL STORZ 型号：钳芯 33310CC+ 鞘管 33300+ 手柄 33122）。
3. 肠钳子（KARL STORZ 型号：钳芯 33310C+ 鞘管 33300+ 手柄 33122）。
4. 分离钳子（KARL STORZ 型号：钳芯 33310ML+ 鞘管 33300+ 手柄 33121）。
5. Babcock 钳子（KARL STORZ 型号：钳芯 33510BLS+ 鞘管 33500+ 手柄 33141）。
6. 弯剪（KARL STORZ 型号：钳芯 34310MA+ 鞘管 33300+ 手柄 33125）。
7. 直角钳子（KARL STORZ 型号：钳芯 33310R+ 鞘管 33300+ 手柄 33121）。

## (3) 戳卡放置顺序

一般 5 个戳卡：2 个 12mm 戳卡（腔镜戳卡、术者右手操作戳卡），3 个 5mm 戳卡（图 3-12）。观察孔戳卡常规采用小开腹方式留置。首先尖刀纵行切开肚脐真皮层 2cm，助手用细拉钩牵开皮肤（图 3-13），电刀切开皮下及其脂肪组织，到达腹直肌前鞘，打开前鞘，用柯赫尔钳（Kocher 钳）夹住前鞘断端外翻，可见脐管先天性闭合得比较柔软的腹膜前脂肪组织，该组织为脐带退化后的残留管腔内的脂肪，用 Pean 钳钝性分离脂肪，突然的落空感后即突破腹膜到达腹腔。用小指探查脐周腹膜有无粘连（图 3-14）。此时一般不用食指，因为食指很难像小指那样触及脐周深处。提起 Pean 钳放入 12mm 腹腔镜戳卡，此时再次用腹腔镜放入戳卡内，确认到达腹腔。

首先腹腔内探查，按照肚脐下（有无肠管损伤或者腹壁出血）→右侧肝脏→左侧肝脏→胃（比较充盈时提示麻醉师调整胃管）→左下腹→右下腹的顺时针顺序依次查看，确认没有远处转移时，示意巡回护士打开其余几支戳卡。脐周腹膜比较疏松时，第 1 戳卡可能只放置在腹膜前层，需要该步骤确切看到大网膜或者小肠后才可以进行气腹。其余各戳卡置入时，对侧助手握拳按压腹壁形成对抗力，有利于戳卡置入。

右半结肠切除术一般采取体外吻合，技术自信的术者可以不留置 12mm 戳卡，但是胰头部周围出血较难控制时，需要反复进出纱布等，一般还是常规在左上腹留置 12mm 戳卡。

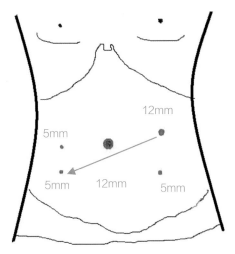

图 3-12　右侧结肠切除时戳卡放置

行左侧结肠直肠手术，12mm 戳卡移至右下腹即可。

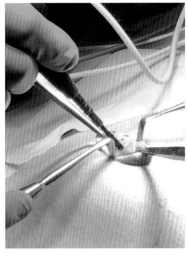

图 3-13　切开肚脐皮肤及皮下脂肪到达腹膜前脂肪

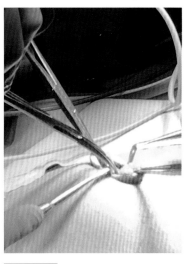

图 3-14　用中弯 Pean 钳沿着脐中心疏松脂肪间隙钝性分离到达腹腔

　　右下腹戳卡放置时，稍微头侧低位，使回肠末端稍微移动到上腹部。左下腹助手戳卡放置时，同样稍微头低位且右侧低位，这样可使下腹部空间变大。

## 5　戳卡放置注意事项

　　行直肠癌手术，需要根据肿瘤位置调整右下腹戳卡与右腹壁下动脉之间的关系。一般采用平行腹股沟线、右髂前上棘内侧 2 横指处留置戳卡，防止右髂前上棘干扰。行高位直肠手术，戳卡留置在右腹壁下血管外侧（图 3-15）。若为括约肌间切除或者腹膜返折之下进行游离的低位直肠手术，则留置在右腹壁下血管内侧（图 3-16）。

　　戳卡皮肤用尖刀切开，电刀的电切模式稍微止血，一般禁用电凝止血，因其会延迟皮肤切口愈合。正常情况下皮肤比较紧，皮下脂肪及腹膜比较松，在手术操作过程中容易造成腹膜切口变大，这样容易导致术后皮下气肿。因此，一般都要用中弯钳扩大一下皮肤切口。

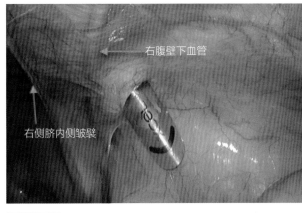

图 3-15　行高位直肠切除手术，戳卡放在右腹壁下血管外侧

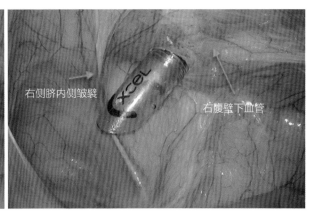

图 3-16　行括约肌间切除、低位直肠切除手术，戳卡放在右腹壁下血管内侧

## 6 电刀及吸引止血装置

德国 ERBE 电刀搭载有柔凝模式（图 3-17）配合奥林巴斯的吸引冲管一起使用，可以减少术中止血压力（图 3-18）。

柔凝模式（Soft coagulation）是指电压小于 200V，温度控制在 100℃ 以下，不会造成放电，其产生的焦耳热对组织进行缓慢凝固。与电刀相比，该模式不会炭化组织以及没有切开功能，具有非常好的止血功能。特别是在处理低位直肠腹膜返折之下的小渗血，能够在狭小的盆底空间里迅速吸净出血的同时，柔和凝固止血，同时减少对周围神经血管束的损伤。

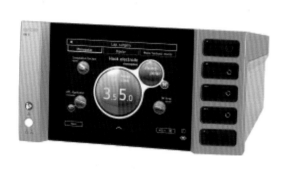

**图 3-17** ERBE 电刀柔凝系统

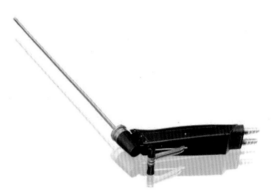

**图 3-18** 奥林巴斯止血、冲洗、吸引系统。与 ERBE 电刀柔凝系统同时使用，用于止血

## 7 超声刀

1991 年，Ultracision 公司开发出了超声切离技术，1992 年强生公司开发出的第一代超声刀 HARMONIC Scalpel（Johnson & Johnson）并开始应用于临床。超声刀（Ultrasonically activated device, USAD）的凝固切开原理是依靠其尖端金属刀片以每秒 55 500 次的振动使抓持的组织产生摩擦，随着温度上升，蛋白质产生热变性，使组织凝固止血、血管闭塞，并依靠金属刀头的振动产生机械切割力离断组织。各厂家之后开发生产了各自的超声刀品牌，如 AutoSonix（AutoSuture）、SonoSurg（Olympus）、Sonicision（Covidien/Medtronic）。

2018 年美国强生公司开发了超声刀 HD1000 在日本广泛使用，2022 年又开发了 HD1100 系列在临床进行使用。相比之前美国强生公司开发的超声刀 HARMONIC ACE+7，HD1000 其尖端细长，如人体手指，更方便游离等精细操作。新型 HD1000 系列超声刀具备强大止血功能，可以凝固切断 7mm 以下的血管以及淋巴管。淋巴管与血管相比，很难肉眼识别，集合淋巴管以上较粗的淋巴管，电刀很难闭合。因此，在清扫肠系膜下动脉根部、直肠侧方韧带周围以及肠系膜上动脉周围淋巴结时，超声刀比电刀更高效且安全（图 3-19）。

第 3 章 手术器械基本设定

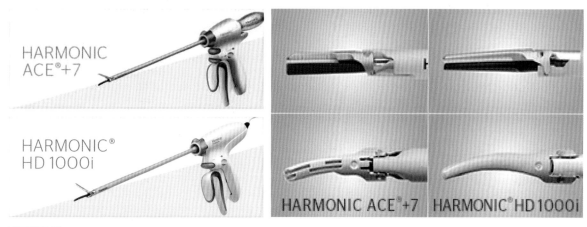

**图 3-19** HARMONIC 超声刀

## 8 戳卡

腹腔镜戳卡：经脐切开直视下放置腔镜戳卡（强生公司 12mm ENDOPATH XCEL OPTIVIEW），缝缩一针与戳卡主轴固定，防止松动（**图 3-20a**）。

12mm 戳卡：强生公司 12mm ENDOPATH XCEL BLADELESS（**图 3-20b**）。

5mm 操作戳卡：一般使用可以重复利用的黄色戳卡以减少耗材成本（日本 AMCO 公司）（**图 3-20c**）。

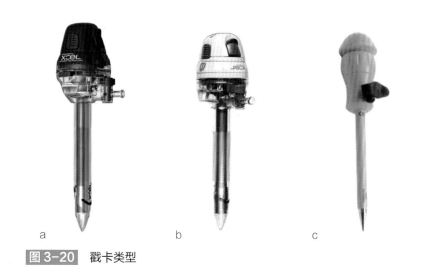

a            b            c

**图 3-20** 戳卡类型

## 9 血管夹

血管夹，一般应用金属钛夹。这样当局部复发时，金属钛夹可用于定位，确认复发位置。一般使用科惠公司的 ENDOCLIP Ⅲ（COVIDIEN）或强生公司的 LIGAMAX5（**图 3-21**）。

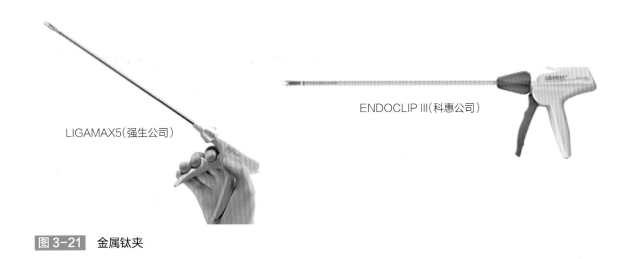

ENDOCLIP III（科惠公司）

LIGAMAX5（强生公司）

**图 3-21** 金属钛夹

# 10 其他

肠管阻断夹：分为施夹器与取夹器。离断直肠前用阻断夹夹闭肠管，经肛冲洗肠管可降低吻合口复发风险。

1）施夹器：尖端是点状夹持阻断夹，低位直肠离断时，在狭窄骨盆内可以调整其角度垂直于肠管，也可引导直线切割闭合器方向（B-Braun 商品编号 PL530R）（**图 3-22**，**图 3-23**）。

2）取夹器：尖端是凹槽状，可很稳定取出肠管阻断夹，而不被戳卡所卡住（B-Braun 商品编号 PL531R）（**图 3-24**）。

腹腔镜手术用海绵：Seclair® 是以聚氨酯为素材的海绵，可以耐受电刀及超声刀的高温，且不熔化，对于肥胖患者的视野展开以及保持术野干燥有很大帮助（**图 3-25**）。

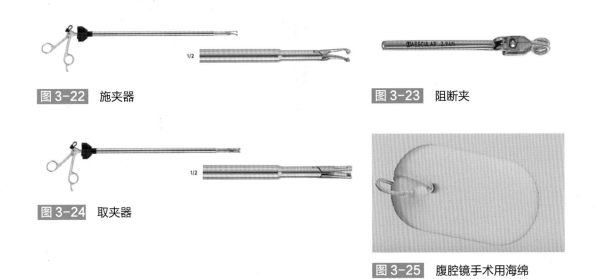

**图 3-22** 施夹器

**图 3-23** 阻断夹

**图 3-24** 取夹器

**图 3-25** 腹腔镜手术用海绵

## 11 肠管切除、重建所需要器械

### (1) 结肠手术功能性端端吻合

常规使用 Powered ECHERON FLEX（强生公司）直线切割闭合器（图 3-26）。右半结肠切除、结肠部分切除术以及左半结肠切除术，一般采用经脐小切口体外功能性端端吻合。右半结肠手术中离断小肠用 60mm 白色钉仓，离断结肠以及吻合用蓝色钉仓。关闭共同开口用 PROXIMATE TX（60mm）直线闭合器（图 3-27）。

### (2) 双吻合技术

乙状结肠、直肠前切除以及直肠低位前方切除时均采用双吻合技术。考虑到肛侧肠管切除时骨盆狭窄的因素，一般用 ECHERON FLEX 或者 Signia。特别是 Signia 可以采用全电动旋转调整角度（图 3-29）。

吻合一般用 PROXIMATE INTERALUMINAL STAPLER ILS（强生公司，商品编号 CDH29A）（图 3-28）。考虑到肛门内压以及管径有时也用 CDH25 或者 CDH33。

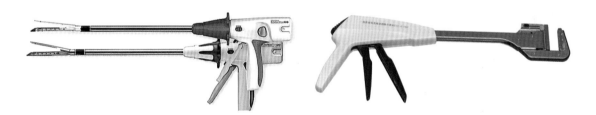

图 3-26　Powered ECHERON FLEX（强生公司）　图 3-27　PROXIMATE TX（强生公司）

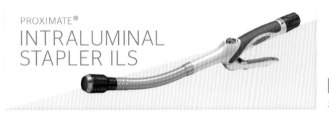

图 3-28　PROXIMATE INTERALUMINAL STAPLER ILS（强生公司）

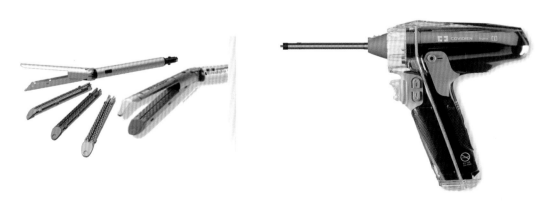

图 3-29　Signia 刀头以及吻合钉击发均为全电动，比较适合超低位直肠离断

# 12 小开腹操作使用器械 (表 3–1)

表 3–1　小开腹操作使用器械

| 器械名称 | 目的 | 规格 | 数目 |
|---|---|---|---|
| 1. 皮镊（有钩） | 皮肤切开 | 15cm | 2 |
| 2. 切皮尖刀 | 戳卡孔切开 | 7 号 | 1 |
| 3. 切皮圆刀片 | 小开腹切开 | 3 号 | 1 |
| 4. 柯赫尔钳（Kocher 钳） | 抓持筋膜 | 14cm 直 | 4 |
| 5. 凯利钳（Kelly 钳） | 结扎肠系膜血管 | 19cm 弱弯 | 2 |
| 6. 爱丽丝钳（Alice 钳） | 抓持肠管壁 | 16cm | 4 |
| 7. 钉砧把持钳（Anvil Shaft Clamps） | 抓持吻合钉砧 | 18cm | 1 |
| 8. 直剪刀（钝头） | 剪短肠管 | 14cm | 1 |
| 9. 弯剪刀（Cooper） | 剪一般组织 | 14cm | 1 |
| 10. 弯线剪（尖） | 剪线 | 14cm | 1 |
| 11. 小筋肉拉钩 | 小切口皮肤拉开 | 17cm 柄长 | 2 |
| 12. 小蚊式钳（弯） | 抓缝线 | 12cm | 5 |
| 　　小蚊式钳（直） | 抓棉球 | 12cm | 5 |
| 13. Debakey 镊子（Debakey Forceps） | 缝合肠管 | 15cm | 2 |
| | | 20cm | 2 |
| 14. 肠镊 | 抓肠管，头较粗 | 20cm | 2 |
| 15. 压肠板 | 压肠，皮肤切口冲洗吸引用 | 20cm × 12mm | 1 |
| | | 20cm × 17mm | 1 |
| | | 20cm × 25mm | 1 |
| 16. 不锈钢直尺 | 量肠管长度 | 18cm | 1 |
| 17. 不锈钢杯 | 清洗切口 | 500mL | 1 |
| 18. 小儿肠钳 | 缝合肠管夹持 | 15cm | 2 |
| 19. 持针器（Hegar） | 缝合皮肤 | 16cm | 2 |
| 20. Mathieu 持针器 | 缝合筋膜 | 18cm | 2 |
| 21. 李斯特钳（Lister 钳） | 夹闭离断肠管 | 16cm | 2 |
| 22. 大角针 | 固定皮肤戳卡 | — | 2 |
| 23. 组织剪（Metzenbaum） | 分离组织 | 18cm | 1 |
| 24. Pean 弯钳 | 夹持组织 | 16cm | 2 |

# 13 结语

　　手术器械设定直接关系到手术步骤是否顺利推进以及围术期安全。只有当外科医生、麻醉师、手术室护士都理解了每一步手术流程背后的原理，才能更安全地开展手术。山口教授对每一步骤该使用什么样的器械都有严格的要求，包括开腹操作的流程也是统一化，这能够让团队更加快速成长，也确保了每台手术高质量且安全完成。

**参考文献**

[1]新 DS NOW 2 下部消化管癌に対する標準手術［Web 動画付］手技習得へのナビゲート　担当編集委員 山口茂樹 .

# 第 4 章

# 结肠的解剖
Anatomy of the colon

**要点**

（1）结肠分区，动静脉基本解剖以及淋巴回流。

（2）动静脉变异、胃结肠干解剖变异以及胚胎发育原理。

（3）结肠癌术式分类及定义。

## 1 结肠分区

结肠由盲肠（C）、升结肠（A）、横结肠（T）、降结肠（D）以及乙状结肠（S）构成。在骶岬水平移行为直乙交界部，即直肠乙状部（RS）（图4-1）。结肠以脾曲或横结肠为中点分为左半结肠与右半结肠。肝曲与脾曲把结肠分成升结肠、横结肠、降结肠。屈曲部与周围脏器形成较为复杂的毗邻关系，手术时需要理解其解剖层次。升结肠与降结肠沿着腹腔外缘分布，与后腹膜愈合较为疏松。横结肠与乙状结肠相对来说肠系膜较长，游动性较大。

## 2 结肠血管

结肠血管由主干血管、边缘血管以及直动静脉构成。主干血管分5支：回结肠动静脉（ICA/V）、右结肠动静脉（RCA/V）、结肠中动静脉（MCA/V）、左结肠动静脉（LCA/V）以及乙状结肠动静脉（SA/V）。右结肠动静脉大多阙如，结肠中动脉偶尔分出2支独立分支，乙状结肠动脉通常也有3个分支（图4-1）。

沿着肠管分布的是边缘血管，该血管阙如的部位也有多处，比如回盲瓣与回肠终末支之间（图4-2a、b），脾曲、乙状结肠肛侧以及直乙交界部（图4-2c、d）。

边缘血管向肠管壁内分出直动脉。直动脉也分短直动脉、长直动脉。短直动脉由边缘血管分出之后直接进入到肠管壁。长直动脉沿着肠壁走行 1/4 或者 1/2 之后分出多个分支进入肠管壁内。在肠管吻合或者肠系膜处理时，直动脉走行是值得注意的（图4-3）。

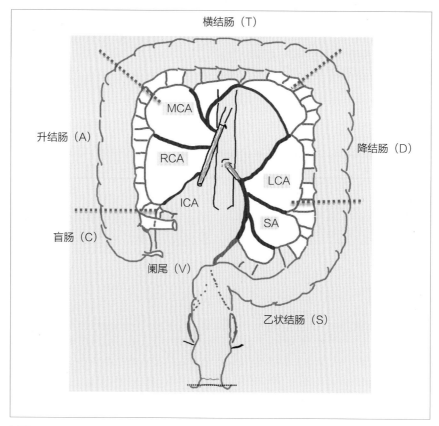

图 4-1　结肠解剖及血管构成

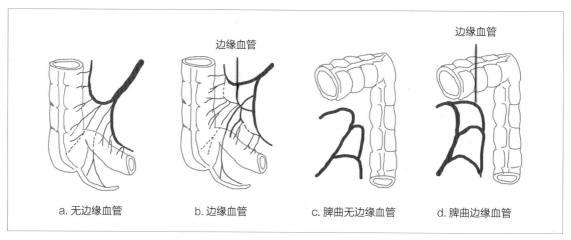

图 4-2　结肠微细血管构成

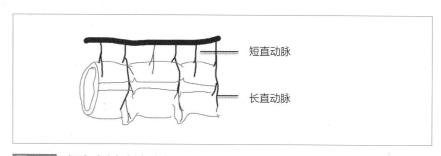

图 4-3　短直动脉与长直动脉

## 3 右结肠动脉及变异

右结肠动脉从肠系膜上动脉（SMA）直接分出，支配升结肠血供。临床上该血管常常阙如，此时主要是由结肠中动脉或回结肠动脉的分支血管营养升结肠。

从肠系膜上动脉直接分出的营养升结肠的血管称为右结肠动脉，而把结肠中动脉或回结肠动脉分出的分支称为右结肠支。右结肠动脉存在的比例为 30%（13% ~ 43%）。右结肠动脉阙如时，有 22% ~ 52% 的右结肠支发自 MCA，8% ~ 12% 的右结肠支发自 ICA，2% ~ 26% 的右结肠支是阙如的（**图 4-4**）。

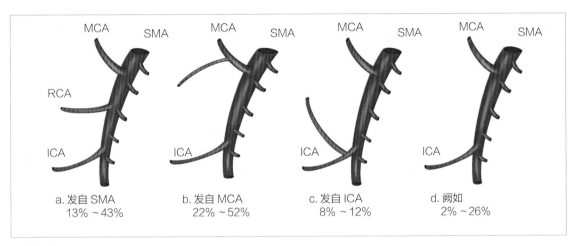

**图 4-4**　右半结肠血管的分支

## 4 右结肠动脉与回结肠动脉的解剖类型

胚胎学发育时，肠系膜逆时针旋转 270° 固定之后，肠系膜上动脉位于左侧，肠系膜上静脉（SMV）紧邻其右侧。回结肠动脉基本上都存在，而右结肠动脉（RCA）一半以上的病例中是不存在的。右半结肠切除时如果回结肠动脉（ICA）位于后侧，一般选择在 SMV 的右侧缘离断 ICA 根部。如果 ICA 走行于腹侧，则选择 ICA 根部离断（**图 4-5**）。

右结肠动脉（RCA）存在的病例中，若 RCA 走行于腹侧，则在 RCA 根部离断；若 RCA 走行于背侧，则在 SMV 右侧缘离断。传统的右半结肠根治无须显露肠系膜上动脉（SMA）左缘。

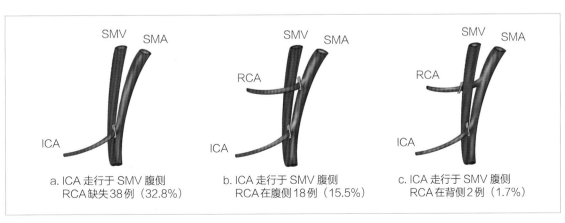

**图 4-5**　右结肠动脉与回结肠动脉的解剖类型及血管离断位置

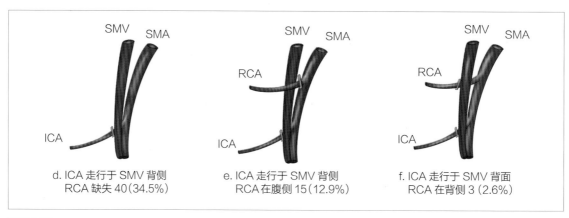

d. ICA 走行于 SMV 背侧　　e. ICA 走行于 SMV 背侧　　f. ICA 走行于 SMV 背面
RCA 缺失 40(34.5%)　　　　RCA 在腹侧 15(12.9%)　　　RCA 在背侧 3(2.6%)

**图 4-5** （续）

## 5 结肠中动脉及其变异

结肠中动脉的分支形态各异，64.3% 的病例结肠中动脉单独从 SMA 分出之后，分左、右支（**图4-6a**）。左、右支各自独立从 SMA 分出的病例占约 21.4%（**图 4-6b**）。近年发现在结肠中动脉（MCA）头侧常有一支从肠系膜上动脉左侧发出沿着胰腺下缘向脾曲走行的血管，目前被称为副结肠中动脉（Accessory middle colic artery，AMCA）。

副结肠中动脉（AMCA）出现的比例为 19%~33%，其 81% 是起始于肠系膜上动脉，也有一少部分是起始于腹腔动脉或胰后动脉。副结肠中动脉（AMCA）通常从 SMA 根部近旁分出后沿着胰腺下缘走行，在 Treitz 韧带头侧，与向脾曲结肠的回流静脉相伴行，之后供应脾曲结肠或降结肠。结肠中动脉（MCA）根部清扫的病例中，如果副结肠中动脉（AMCA）存在，则横结肠脾曲的血供不用太担心，可以从结肠中动脉（MCA）根部离断，手术也就变得比较简单了（**图 4-6c**）。

如果病例没有副结肠中动脉（AMCA），且结肠中动脉是单干，右半结肠切除时则选择在结肠中动脉右支（rtMCA）离断（**图 4-6a**）。当然，如果结肠中动脉左、右分支是独立分出来的，则单独在根部离断 rtMCA 即可（**图 4-6b、d**）。横结肠中段癌中，结肠中动脉根部是必须离断的，不管是单独分支还是独立分 2 支都要一并离断切除，这样才可以达到根治效果。如果副结肠中动脉（AMCA）存在，横结肠吻合口的血供会相对较好。

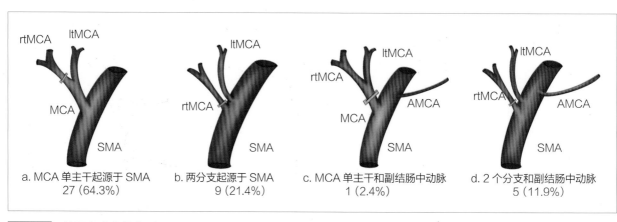

a. MCA 单主干起源于 SMA　　b. 两分支起源于 SMA　　c. MCA 单主干和副结肠中动脉　　d. 2 个分支和副结肠中动脉
27 (64.3%)　　　　　　　9 (21.4%)　　　　　　　1 (2.4%)　　　　　　　　5 (11.9%)

**图 4-6** 结肠中动脉的分型

结肠脾曲主要由结肠中动脉左支（ltMCA）或者左结肠动脉升支（LCA）供血。在左结肠动脉阙如的病例中，副结肠中动脉（AMCA）存在比例高达 83.2%。有的文献甚至把该血管也称为副左结肠动脉。副结肠中动脉周围也有淋巴回流，因此脾曲结肠癌手术时需要对该血管进行清扫。但因其紧贴胰腺下缘走行，且在胰腺背侧回流进入肠系膜上动脉，同时 AMCA 病例中有 8.9%～23.1% 的病例发出胰腺分支（图 4-7），因此根部清扫时胰腺损伤或缺血坏死的可能性较大，一般在胰腺下缘靠近 SMA 侧离断结肠支即可。

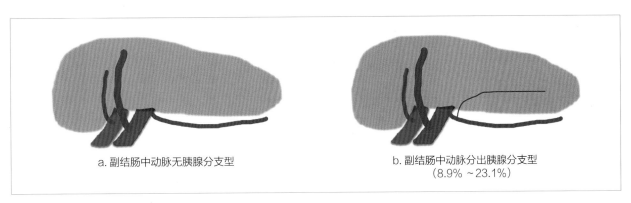

a. 副结肠中动脉无胰腺分支型　　　　　　　　b. 副结肠中动脉分出胰腺分支型
（8.9%～23.1%）

**图 4-7**　副结肠中动脉分型

# 6  右结肠静脉解剖

从回盲部回流的回结肠静脉（ICV）与回结肠动脉（ICA）伴行着汇入肠系膜上静脉（SMV）。跟 ICA 一样，ICV 也只有 1 支。

右结肠中静脉直接汇入 SMV 的仅占 24%。19% 的病例流入胃结肠干（GCT），40% 是汇入副右结肠静脉，从横结肠的静脉流域汇入 GCT（图 4-8）。

结肠中静脉多为 1 支（38%～74%），2 支占 22.4%～50%，3 支占 3.5%～12%。最粗的 MCV 直接汇入到 SMV 的占 90%。第 2 支结肠中静脉最常见的是沿着副右结肠静脉走行，向肝曲靠近之后，最后流入到 GCT。结肠中动脉根部淋巴结清扫时，这些细小的静脉撕裂可能造成不必要的出血，需要谨慎处理。

胃结肠干（Gastrocolic trunk，GCT）是指升结肠或者横结肠回流的静脉与胃网膜右静脉（RGEV）或胰十二指肠上前静脉（ASPDV）形成共干，汇入到肠系膜上静脉（SMV）。GCT 存在的病例有 69%～79%，与 RGEV 形成共干的结肠静脉为副右结肠静脉（ARCV）。副右结肠静脉 58% 是由副结肠中静脉由来的，28% 是由右结肠静脉（RCV）以及一小部分是直接汇入结肠中静脉主干的，本来解剖学上是需要依次命名的，但是术中除了可以辨别汇入 GCT 频度较低的结肠中静脉（MCV）之外，其余的都很难正确识别。因此，从外科手术的角度来看就统称为副右结肠静脉。一般来说，静脉跟动脉都是伴行的，但副右结肠静脉伴行的是结肠中动脉右支。

胃结肠干（GCT）的结肠支比较短，在游离肝曲中牵拉过度时容易造成撕裂出血，特别是小开腹体外吻合时，此时应选择肚脐头侧延长皮肤切口为宜。

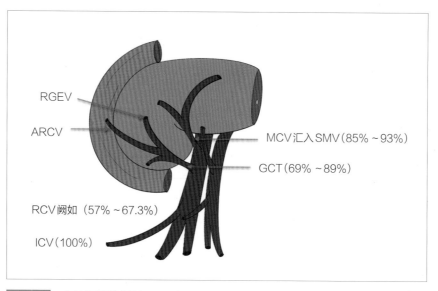

**图 4-8** 右结肠静脉解剖

# 7 Helen 干分型

Helen 干由胃网膜右静脉（RGEV）与 1 支或多支结肠静脉汇合，并伴或不伴有胰腺静脉。Helen 干的存在比例为 89.7%。Helen 干进一步细分为：胃胰结肠干（GPCT）是最常见的，占 60.5%；胃胰干（GPT）大约占 33.7%；胃结肠干（GCT）占 4.5%；结肠胰干（CPT）仅占 1.3%（**图 4-9**）。从 Helen 干到回结肠静脉（ICV）分支的肠系膜上静脉（SMV）区域被称为外科干（Surgical trunk），这是右半结肠切除淋巴清扫时需要慎重操作的区域。

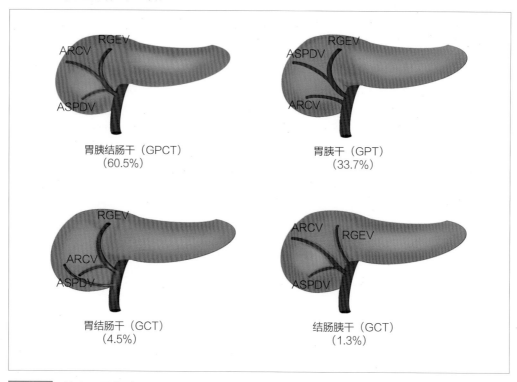

**图 4-9** Helen 干分型

## 8 ▎胃结肠干

实际手术中识别这些静脉属支是非常困难的，因此临床上也统称为胃结肠干（GCT）。大体分为 3 型。A 型每条静脉（ASPDV、RGEV 和 ARCV）形成三角合流，共同主干汇入 SMV。在这种情况下，MCV 和 MCA 一起并行，直到靠近 SMV 才汇入 GCT，而不是直接进入 SMV。B 型有 2 个分支 ARCV，其中有一个分支是 GCT 靠近 SMV 一侧。C 型有 2 个分支 ARCV，有一个分支是在三角合流的末梢侧与 ASPDV 共干。具体分型见图 4-10。

在右半结肠游离时，如果有不止 1 支的副右结肠静脉，则要细心分离逐一离断，静脉周围的组织比较疏松，虽然比较容易剥离，但是血管本身很脆弱，牵拉过度后一旦损伤就很难止血，所以要慎重对待。

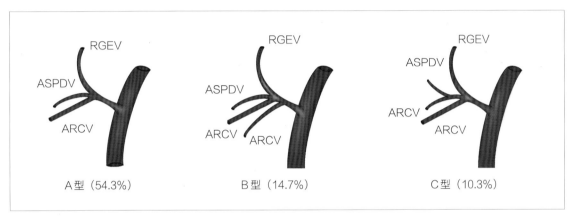

**图 4-10**　胃结肠干的分型

## 9 ▎横结肠静脉系

横结肠癌根部清扫时，除了上述 MCV 以及 ARCV 之外，第一空肠静脉（First jejunal vein，J1V）的走行也需要术前辨识。大约 80% 的病例第一空肠静脉走行于肠系膜上动脉（SMA）背侧（图 4-11a），另有 20% 病例第一空肠静脉是走行于肠系膜上动脉（SMA）腹侧，汇入肠系膜上静脉（SMV）内，其中走行于结肠中动脉头尾侧各占一半（图 4-11b、c）。对于静脉走行于腹侧的病例，横结肠动脉的根部清扫时需要格外谨慎，防止损伤该血管。

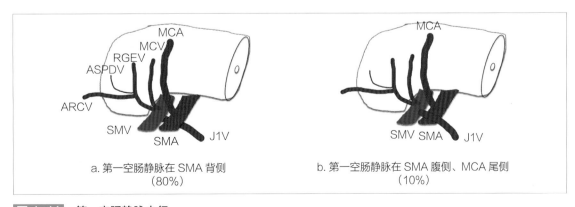

**图 4-11**　第一空肠静脉走行

RGEV：胃网膜右静脉；J1V：第一空肠静脉；MCV：结肠中静脉；ARCV：副右结肠静脉；SMV：肠系膜上静脉；SMA：肠系膜上动脉；MCA：结肠中动脉；ASPDV：胰十二指肠上前静脉。

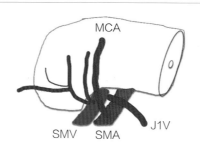

c. 第一空肠静脉在 SMA 腹侧、MCA 头侧
（10%）

图 4-11 （续）

## 10 Helen 干的由来与胰腺的形成

　　胚胎发育过程中，作为前肠的胰腺，是从十二指肠发生出来的（图 4-12a）。随着发育进行，腹侧胰（Ventral pancreas，VP）胚芽顺时针旋转从后面将其钩状突部托起肠系膜上静脉（SMV）。Wirsung 管与贯穿腹侧胰内的胆管（胰内胆管）汇合形成大乳头，注入十二指肠（图 4-12b）。接着，背侧胰（Dorsal pancreas，DP）与之从前面连接在一起。这里的导管 Santorini 管成为副乳头，注入十二指肠（图 4-12c）。之后 Wirsung 管与 Santorini 管在胰内交通，从 Santorini 管到 Wirsung 管的路线是主胰管（Main pancreatic duct，MPD）（图 4-12d）。Santorini 管的下游部分作为支流保留了下来，称为副胰管。

　　这样实际上位于门脉后侧的是原始腹侧胰胚，腹侧是原始背侧胰胚。胰头部的横结肠静脉回流与十二指肠回流静脉、胃网膜右静脉在原始胚胎发育时也是比邻关系，因此回流静脉容易形成胃结肠干或者胃结肠胰腺干。

　　胚胎学发育时，肠管原基由前肠（胃与十二指肠近端及肝、胆、胰腺）、中肠（从十二指肠远端到横结肠近端）、后肠（从横结肠远端到直肠）组成。肠管的 3 支静脉 [脾静脉（SPV）、肠系膜上静脉（SMV）、肠系膜下静脉（IMV）] 汇集成门静脉（PV）注入肝脏内。在该静脉合流点尾侧（静脉上流），胃网膜右静脉（RGEV）、副右结肠静脉（ARCV）与结肠中静脉（MCV）几乎在同等高度上汇合（图 4-13），中肠旋转将以该静脉合流点为轴心逆时针旋转 270°。1868 年，Helen 首先发现该解剖并称之为胃结肠静脉干（Gastrocolic trunk）。因此，之后也称为 Helen 干。

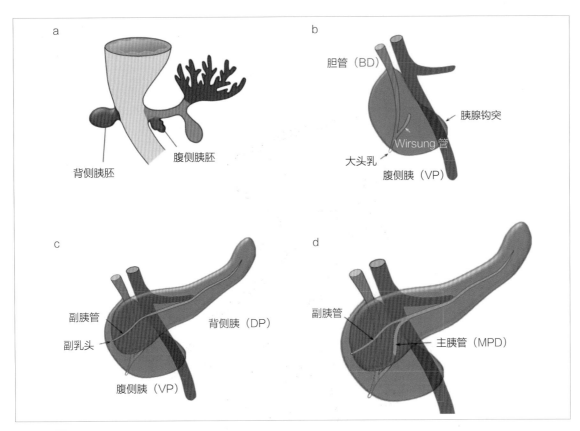

**图 4-12** 胰腺形成与 Helen 干

引自"2013 年 3 月篠原尚臨外第 68 卷第 3 号",有修改

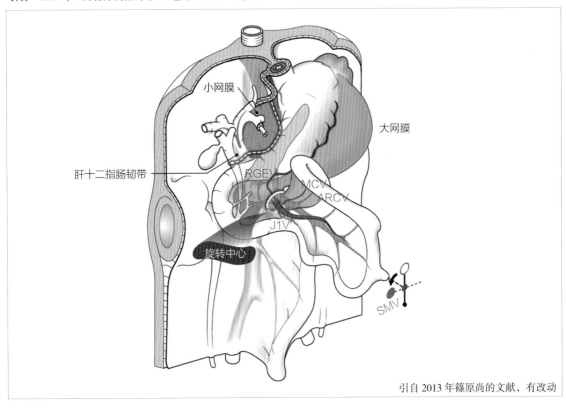

引自 2013 年篠原尚的文献,有改动

**图 4-13** 旋转中心

RGEV: 胃网膜右静脉;J1V: 第一空肠静脉;MCV: 结肠中静脉;ARCV: 副右结肠静脉;SMV: 肠系膜上静脉。

消化道本来是按照胃、十二指肠、小肠结肠的顺序排列，为什么中间出现胃结肠干而不是胃小肠结肠干，正是因为十二指肠系膜根与结肠系膜根在中肠胚胎发育时就是相邻的（图4-14）。

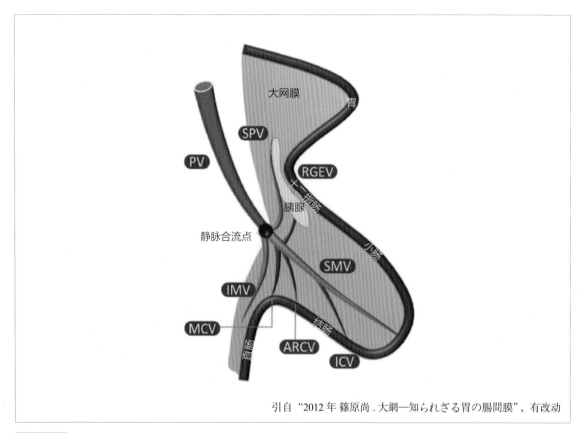

引自 "2012 年 篠原尚 . 大網—知られざる胃の腸間膜"，有改动

**图 4-14** Helen 干

PV: 门静脉；SPV: 脾静脉；RGEV: 胃网膜右静脉；IMV: 肠系膜下静脉；SMV: 肠系膜上静脉；MCV: 结肠中静脉；ARCV: 副右结肠静脉；ICV: 回结肠静脉。

## 11 脾曲结肠静脉回流

横结肠左侧如果有副结肠中动脉（Accessory middle colic artery，AMCA）存在时，值得注意的是与其伴行的静脉，不是汇入到肠系膜上静脉（SMV），而是汇入到肠系膜下静脉（IMV）。

脾曲结肠静脉（Splenic flexure vein，SFV）回流方式分为 4 种类型：A 型，SFV 流入肠系膜下静脉（IMV），然后汇入脾静脉（SP）（$n$=50，52.1%）；B 型，SFV 流入 IMV 然后汇入肠系膜上静脉（SMV）（$n$=19，19.8%）；C 型，SFV 独立流入脾静脉（$n$=3，3.1%）；D 型，SFV 阙如（$n$=24，25.0%）（图 4-15）。因此，在做脾曲手术或者是左半结肠手术时，处理血管最重要的解剖标志是肠系膜下静脉，胰腺下缘是内侧游离降结肠的上界。

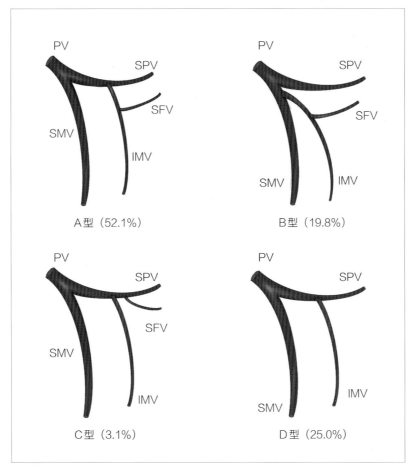

**图 4-15**　脾曲结肠静脉分型

SMV：肠系膜上静脉；IMV：肠系膜下静脉；SFV：脾曲结肠静脉；SPV：脾静脉；PV：门静脉。

## 12 结肠系膜根

升结肠与降结肠的系膜在胚胎学发育过程中与后腹膜形成的融合筋膜，被称为 Toldt 筋膜。右侧的 Toldt 筋膜可以从小肠系膜根下端一直延伸到胰头部前面。左侧的 Toldt 筋膜从乙状结肠根部越过结肠脾曲延伸到胰腺尾部的后方。

肠管的营养血管以及淋巴管均从系膜根部发出，手术时比较容易辨识（**图 4-16**），因此系膜根部周围的解剖是外科医生应该熟知的。横结肠系膜与乙状结肠系膜其长度以及水平方向的宽度变化较大，但是其起始部相对较为固定。

横结肠系膜腹侧是大网膜。大网膜为宏观的双层膜构成，大多数情况下，大网膜后叶与横结肠固有系膜愈合，与大网膜前叶之间形成网膜囊腔。网膜囊腔的形态各式各样，记住其基本构造对游离肝曲和脾曲尤为重要。

网膜囊腔其右界一般在结肠中动脉处，头侧入路右半结肠切除游离横结肠系膜时，可以直接打开网膜囊腔，在右侧边界处放置一纱布，作为参照标识再进行尾侧游离。

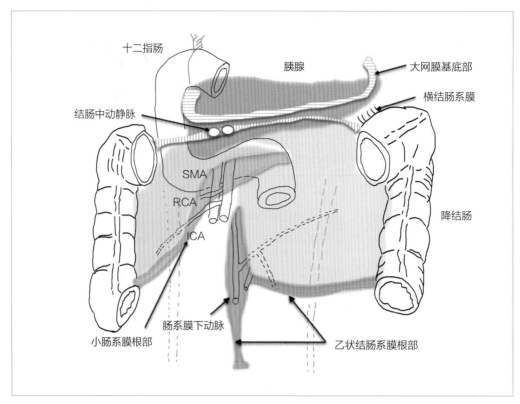

图 4-16　结肠系膜根

## 13　结肠系膜与大网膜的间隙

在游离横结肠系膜时，有必要理解横结肠系膜的基本构造。胃的系膜在胚胎发育期分成腹侧系膜与背侧系膜。背侧系膜像气球一样逐渐向左侧、尾侧、右侧延伸形成大网膜，大网膜背侧与横结肠固有系膜融合在一起形成双层系膜结构（Double mesentery）（图 4-17），即外科学横结肠系膜。因此，也有学者把与横结肠固有系膜融合的大网膜称为横结肠系膜前叶，胚胎学上的横结肠固有系膜称为横结肠系膜后叶。

胚胎发育过程中，结肠中动静脉（MCA/V）附近成为中肠旋转轴心，大网膜的前叶与后叶相互融合继续向右延伸，因此网膜囊腔的右侧边界一般在结肠中动静脉（MCA/V）处。大网膜向下呈袋状结构伸展，但向左、右两个方向融合为单层系膜并且延伸。向右的大网膜与横行结肠系膜右侧融合后继续扩张，越过结肠肝曲到达横膈膜或者肝脏。另一方面，向左的大网膜越过结肠脾曲到达横膈膜或脾而停止。因此，肝结肠韧带、脾结肠韧带其实均为大网膜的一部分。

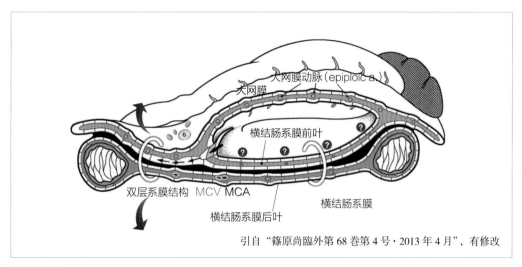

引自"篠原尚臨外第 68 卷第 4 号·2013 年 4 月"，有修改

图 4-17　横结肠系膜

## 14 胃结肠系膜切除的理念

以欧美为主的一些研究报道表明，结肠肝曲癌以及横结肠癌时，偶有胃结肠系膜淋巴结（GCL）转移（2% ～ 22%）（Perrakis，2014）。胃结肠系膜淋巴结主要分为胃大弯淋巴结（#204）、幽门下淋巴结（#206）、胰头部肠系膜上静脉前淋巴结（#14v）等 3 组淋巴结（图 4-18）。这在《规约》里属于区域外淋巴结。第 9 版《规约》以及 TNM 分类（UICC 8th edition）都将 GCL 淋巴结转移归为远处转移，相当于肿瘤 Stage Ⅳ。因此，对于术前没有明确的该区域淋巴结转移，则没必要预防性清扫该区域淋巴结（#204、#206、#214）。术前该区如果有淋巴结转移的，且原发灶可以根治性切除（R0）的，可予以单独地清扫，但手术时需要警惕术后胰瘘的发生。

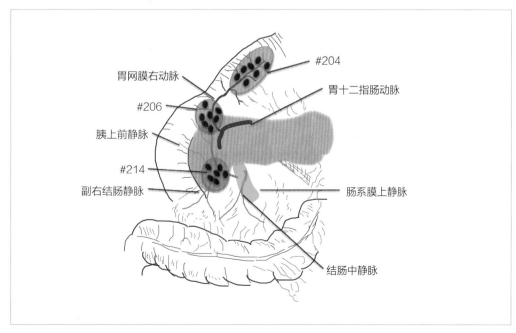

图 4-18　胃结肠系膜淋巴结分布

# 15 结肠淋巴流向与淋巴结清扫

　　1983 年，癌研有明医院的高桥孝团队发现右侧结肠的淋巴结转移是沿着静脉为主，并对肠系膜上静脉（SMV）及动脉周围的淋巴结分布做了详细标记。1992 年，佐藤达夫团队发现淋巴流汇集到 SMV 之后，向中枢侧汇集时逐渐从肠系膜腹侧越过 SMV 流入到肠系膜上动脉（SMA）根部（图 4-19）。

　　研究发现 SMV 背侧极少有淋巴结转移，并且临床上肥胖的患者肠系膜脂肪一般是在血管腹侧比较厚，背侧相对较薄。因此盲肠癌 D3 清扫一般要求到回结肠静脉根部水平的 SMV 左侧缘（#203）（图 4-20a）。升结肠下端癌则清扫到回结肠静脉根部（#203）以及右结肠静脉根部（#213）的 SMV 左侧缘（图 4-20b）。但是，实际临床中右结肠动脉阙如的病例占大多数，因此逐渐演变成升结肠癌（回盲部切除）D3 清扫界线为结肠中动脉的右支水平（#222rt）（图 4-20c），横结肠癌肝曲则要求清扫到结肠中动脉的根部（#223）（图 4-20d）。

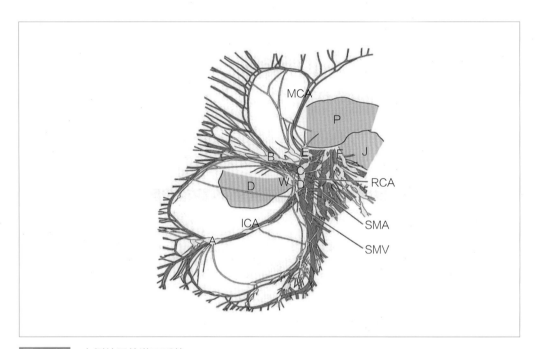

图 4-19　右侧结肠的淋巴系统

SMA/SMV 周围淋巴结与淋巴管间形成复杂的交通网，在静脉侧汇集的淋巴管也通过肠系膜腹侧流向动脉，向 SMA 根部汇集。

A. 回结肠动脉周围淋巴结；B. 右结肠动脉周围淋巴结；C. 右结肠动脉根部淋巴结；D. 回结肠动脉根部淋巴结；E. 结肠中动脉淋巴结；F. 肠系膜上动脉周围淋巴结（左）；J. 胰后腹腔淋巴结；W. 右结肠系膜后淋巴结；D. 十二指肠；P. 胰腺；MCA. 结肠中动脉；RCA. 右结肠动脉；ICA. 回结肠动脉；SMA. 肠系膜上动脉；SMV. 肠系膜上静脉。

（根据佐藤達夫先生 1997 年的论文改编）

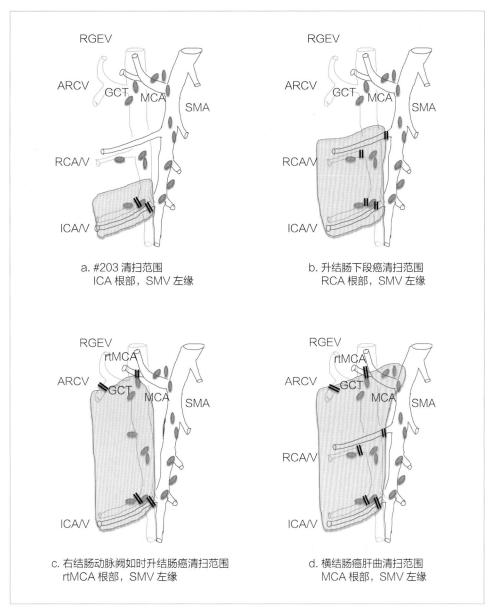

a. #203 清扫范围
ICA 根部，SMV 左缘

b. 升结肠下段癌清扫范围
RCA 根部，SMV 左缘

c. 右结肠动脉阙如时升结肠癌清扫范围
rtMCA 根部，SMV 左缘

d. 横结肠癌肝曲清扫范围
MCA 根部，SMV 左缘

**图 4-20**　右侧结肠不同术式的清扫范围

ARCV：副右结肠静脉；rtMCA：结肠中动脉右支。

## 16 肠系膜上血管与肠系膜下血管的关系

　　肠系膜上动静脉从小肠系膜的起始部右侧稍向左斜行，走行于十二指肠水平段的前方，越过胰腺钩状突起始部，进入胰腺背侧，此处，动脉与静脉之间有一定的间距。

　　肠系膜下动静脉则在乙状结肠系膜内，向中枢侧走行时有一定的间距，且逐渐增大。肠系膜下动脉在十二指肠水平段尾侧与腹主动脉相连。肠系膜下静脉则在左结肠动脉的后侧与之交叉，在十二指肠空肠曲的外侧进入到胰腺背侧。

　　肠系膜下动静脉与左结肠动脉交叉部附近的背侧，有肾静脉、生殖血管、输精管（卵管）以及左侧输尿管等。

肠系膜下动脉分出的血管分支供养结肠脾曲到直肠上中段的肠管。左结肠动脉与乙状结肠动脉的关系比较多样化，各文献报道不一。大多数左结肠动脉是独立分出的（41%～58%），27%～45%的病例与乙状结肠动脉共干，8%～21%的病例左结肠动脉与乙状结肠动脉、直肠上动脉在同一点分出，还有少部分的病例是左结肠动脉（LCA）阙如的（图4-22）。

肠系膜上动脉与肠系膜下动脉之间存在交通血管（图4-21）。在脾曲边缘血管间存在Griffiths点的边缘血管相互交通。在该区域直接连接肠系膜上动脉血管系（结肠中动脉）与肠系膜下动脉系（左结肠动脉）的交通支称为Riolan血管弓。在LCA阙如的情况下，Riolan血管弓尤为重要，其详细分型如图4-23所示。

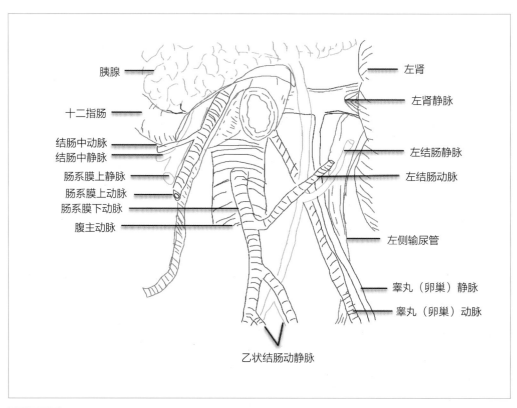

图4-21　肠系膜上动脉与肠系膜下动脉比邻关系

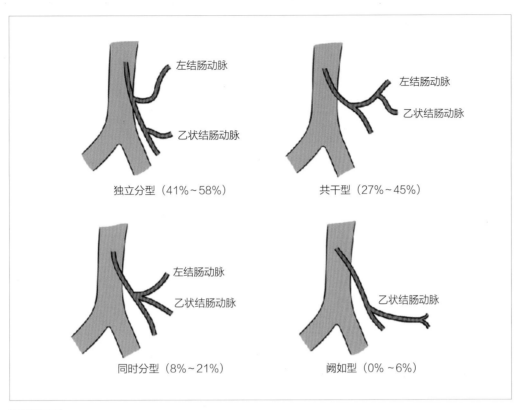

图 4-22　左结肠动脉分型

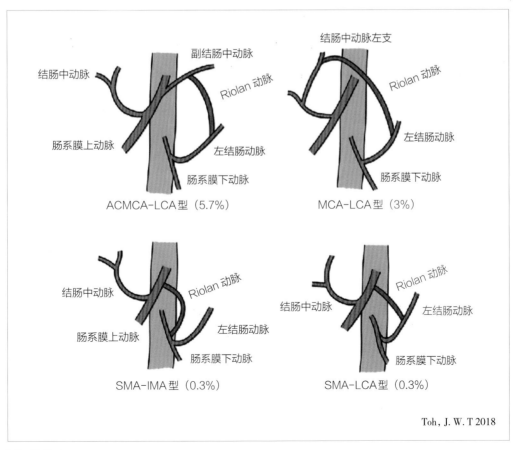

Toh, J. W. T 2018

图 4-23　Riolan 血管弓的分型

# 17 persistent descending mesocolon

　　Persistent descending mesocolon（PDM）是一种降结肠乙状结肠系膜的变异。根据文献报道，PDM 存在比例约为 2.2%（60/2775）。主要表现为：① 降结肠外侧愈合减少。② 降乙结肠系膜短缩，以及左结肠动脉（LCA）变短，可能存在的左结肠动脉（LCA）、乙状结肠动脉（SA）、肠系膜上动脉（SRA）从同一分支点分出，呈熊掌样血管分支（11.11%）（图 4-24b）。PDM 病例的左结肠动脉短且可能参与边缘血管弓形成，因此在离断左结肠动脉后，注意观察吻合口有无边缘血管供血。

　　可以直接看见 IMA 根部的被定义为简单型 PDM，一般对手术难度影响不大（动画 ①）（图 4-24a）。但是 IMA 根部被层层包围的 PDM，因其解剖层次不清，粘连太重，且可能伴有血管变异，因此手术时要特别留意游离层次，别损伤右侧输尿管或其他重要脏器（动画 ②）（图 4-25）。

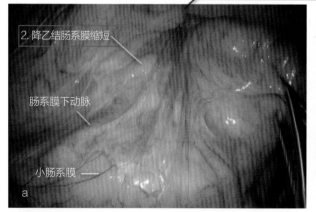
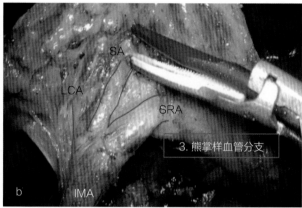

**图 4-24**　Persistent descending mesocolon

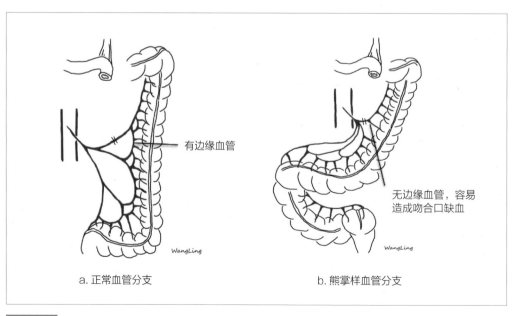

**图 4-25**　Persistent descending mesocolon 血管处理

## 18　结肠手术分类（图 4-26）

　　结肠的手术分类以切除的血管支数定义。4 支比较稳定存在的主干血管，即回结肠动脉（ICA）、结肠中动脉右支（rtMCA）、左结肠动脉（LCA）以及乙状结肠动脉（SA），作为术中分型依据。切除一支主干血管，则称为结肠部分切除。《规约》里要求结肠部分切除的后侧用括号标注出来，例如：结肠部分切除术（横结肠或升结肠）。但是需要注意的是，升结肠癌病例右结肠动脉阙如时，即便肠管切到了肝曲，若没有离断结肠中动脉右支，《规约》中也只能称之为回盲部切除。因为不是按肠管切除长短定义术式，而是依据处理主干血管来定义的。

　　两支主干血管离断则称为半切除。定义为半切除时，一般多少会合并一部分横结肠肠管切除，如果右半结肠切除合并结肠中动脉左支（ltMCA）切除，则称之为扩大右半结肠切除。扩大右半结肠切除这个概念在欧美是存在的，但日本国内是没有这种说法的。

　　继续以此类推，切除 3 支主干血管则称为次全切除。次全切除时，分保留回结肠动脉的以左侧结肠为主的次全切除以及只保留乙状结肠动脉的以右侧结肠切除为主的次全切除。

　　4 支结肠主干动脉全部切除，则称为全结肠切除。

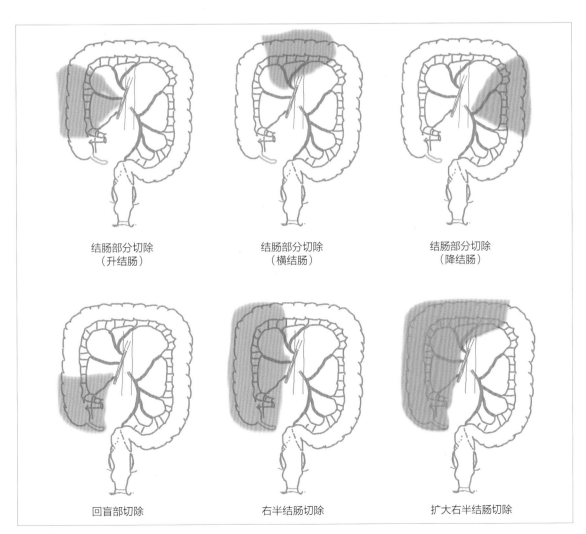

**图 4-26　结肠手术分类**

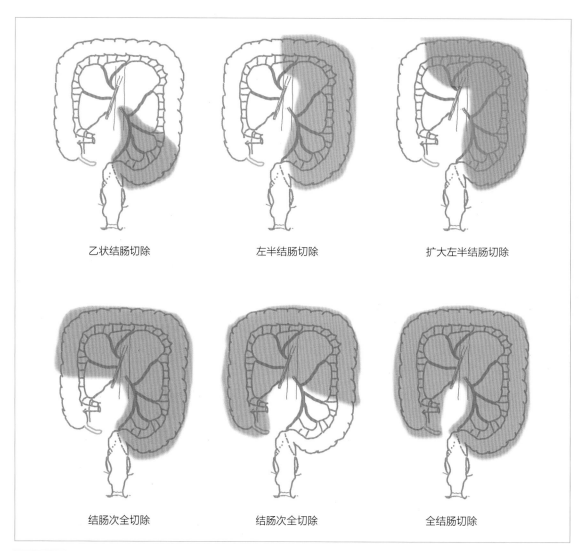

乙状结肠切除　　　　　　　　左半结肠切除　　　　　　　扩大左半结肠切除

结肠次全切除　　　　　　　　结肠次全切除　　　　　　　　全结肠切除

**图4-26**（续）

## 19 结语

　　本章主要对结肠的系膜解剖、血管形态、淋巴回流进行讲解。在理解这些筋膜构造以及淋巴回流的基础理论之后，在结肠癌根治术时对不同位置的肿瘤，所选择的手术方式、淋巴结清扫范围等具有参考作用。

**参考文献**

[1] 高橋孝 . 結腸癌手術 [J]. 消化器外科，1983，6（7）：920-935.

[2] 山口茂樹 . 結腸右半切除術に必要な局所解剖 [J]. 外科，Vol.74 No.12（2012-11 增刊）.

[3] Yamaguchi S, Kuroyanagi H, Milsom JW，et al. Venous anatomy of the right colon: precise structure of the major veins and gastrocolic trunk in 58 cadavers[J]. Dis Colon Rectum，2002，45(10):1337-1340.

[4] Lee SJ，Park SC，Kim MJ，et al. Vascular Anatomy in Laparoscopic Colectomy for Right Colon Cancer[J]. Dis Colon Rectum，2016，59(8):718-724.

[5] Bertelsen CA, Kirkegaard-Klitbo A，Nielsen M，et al. Pattern of Colon Cancer Lymph Node Metastases in Patients Undergoing Central Mesocolic

Lymph Node Excision: A Systematic Review[J]. Dis Colon Rectum，2016，59(12):1209-1221.

[6] Ito K, Takemura N, Inagaki F, et al. Arterial blood supply to the pancreas from accessary middle colic artery[J]. Pancreatology, 2019, 19(5):781-785.

[7] Miyake H, Murono K, Kawai K, et al. Evaluation of the vascular anatomy of the left-sided colon focused on the accessory middle colic artery: a single-centre study of 734 patients[J]. Colorectal Dis, 2018, 20(11):1041-1046.

[8] Perrakis A, Weber K, Merkel S, et al. Lymph node metastasis of carcinomas of transverse colon including flexures. Consideration of the extramesocolic lymph node stations[J]. Int J Colorectal Dis, 2014, 29(10):1223-1229.

[9] 山口茂樹. 右側結腸癌に対する郭清範囲；SMV 左縁　vs.SMA 左縁　SMV 左縁の立場か [J]. 消化器外科，2019，42（9）：530, 1369-1374.

[10] 山口茂樹. 右結腸動静脈の変異 [J]. 外科，2018，80（5）：474477.

[11] 山口茂樹. 右結腸切除に必要な局所解剖 胃結腸静脈幹のバリエーションを中心に [J]. 臨外，2018，73（11）.

[12] Negoi I, Beuran M, Hostiuc S, Surgical Anatomy of the Superior Mesenteric Vessels Related to Colon and Pancreatic Surgery: A Systematic Review and Meta-Analysis Negoi RI, Inoue Y. Sci Rep, 2018, 8(1):4184.

[13] Hamabe A, Park S, Morita S, et al. Analysis of the Vascular Interrelationships Among the First Jejunal Vein, the Superior Mesenteric Artery, and the Middle Colic Artery[J]. Ann Surg Oncol, 2018, 25(6):1661-1667.

[14] 篠原　尚. 膵の形成と固定 [J].　臨外，2013（68）：3.

[15] Shinohara H, Kurahashi Y, Ishida Y. Gastric equivalent of the 'Holy Plane' to standardize the surgical concept of stomach cancer to mesogastric excision: updating Jamieson and Dobson's historic schema[J]. Gastric Cancer, 2021, 24(2):273-282.

[16] Iguchi K, Mushiake H, Hasegawa S, et al. Evaluation of vascular anatomy for colon cancer located in the splenic flexure using the preoperative three-dimensional computed tomography angiography with colonography[J]. Int J Colorectal Dis, 2021, 36(2):405-411.

[17] 佐藤達夫編. リンパ系局所解剖カラーアトラス；癌手術の解剖学的基礎 [M]. 東京：南江堂，1997，91.

[18] Toh JWT, Matthews R, Kim SH. Arc of Riolan-Preserving Splenic Flexure Takedown During Anterior Resection: Potentially Critical to Prevent Acute Anastomotic Ischemia[J]. Dis Colon Rectum, 2018, 61(3):411-414.

[19] Wang L, Kondo H, Hirano Y, et al. Persistent Descending Mesocolon as a Key Risk Factor in Laparoscopic Colorectal Cancer Surgery[J]. In Vivo, 2020, 34(2):807-813.

[20] Murono K, Nozawa H, Kawai K, et al. Vascular anatomy of the splenic flexure: a review of the literature[J]. Surg Today, 2021.

## 附录视频

▶ 动画 ①　4.1　简单型 PDM
▶ 动画 ②　4.2　复杂型 PDM

<table>
<tr><td>第5章</td><td># 腹腔镜下回盲部切除术<br>Laparoscopic ileocecal resection</td></tr>
</table>

**要点**

（1）术前掌握回结肠动静脉走行，以及右结肠动脉有无阙如。

（2）内侧入路时要确保十二指肠降段与水平段不被损伤。

（3）处理 ICA/ICV 根部时防止过度牵拉 SMA/SMV，造成术后血管狭窄。

（4）外侧入路游离右髂外血管处腹膜时，防止输尿管损伤。

## 1 前言

回盲部癌，根据其支配血管决定式式，常规进行回盲部切除，肿瘤肛侧 10cm 之内有右侧结肠动脉，将进行右结肠切除。本章以腹腔镜下回盲部切除术内侧入路为例讲解手术技巧。

## 2 血管解剖

从 SMA 分出供应结肠的动脉主要有：回盲部供血的回结肠动脉（ICA），供应升结肠的右结肠动脉（RCA）以及供应横结肠的结肠中动脉（MCA）。

在绝大多数病例中均可见 ICA，其走行分为两类：肠系膜上静脉（SMV）背侧或腹侧。D3 淋巴清扫时，依据 ICA 位置不同其界线也各异。如果 ICA 走行在 SMV 腹侧，则在 ICA 根部处理（**图 5-1**）；如果 ICA 走行在 SMV 背侧，则在 SMV 右侧切断（**图 5-2**）。

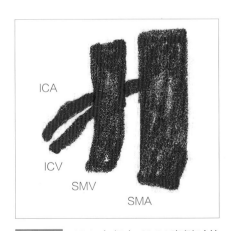
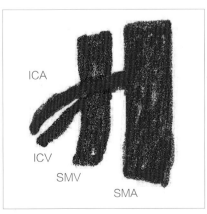

**图 5-1** ICA 走行在 SMV 腹侧时的血管离断水平　　**图 5-2** ICA 走行在 SMV 背侧时的血管离断水平

## 3 术前血管解剖 CT 重建

术前增强扫描 CT 可重新构建肠管、肿瘤与血管走行的位置关系，帮助术者把握动静脉解剖，确定肿瘤主要的营养血管，观察有无区域淋巴结肿大。术前需确定手术时要处理的血管以及淋巴清扫范围。值得注意的是：有的 SMA/V 根部不是直接发出分支，可能半环绕对方血管，这时细读术前的横断面 CT 尤为重要。

## 4 腹腔镜内侧入路操作

### （1）病例与手术方针

接下来介绍腹腔镜下内侧入路回盲部切除手术技巧。病例为回盲部 2 型进展期大肠癌，术前诊断为 T3N1bM0，Stage Ⅲ B。术前 CT 检查显示 ICA 位于 SMV 腹侧（图 5-1），右结肠动脉阙如（动画 ③）。

手术方式：ICA 根部切断、D3 淋巴结清扫。经肚脐小切口取出标本，体外功能性端端吻合（Functional end to end anastomosis，FEEA）。

术者位于左侧，患者取头稍低位，关闭手术室灯借助腹腔镜的光线观察左侧腹壁下动脉的走行，尽量避开血管，在左上腹平脐头侧放置 12mm 戳卡，用丝线固定戳卡于皮肤，防止术中滑脱。距离该戳卡一拳距离（8～10cm）处放置术者左手用 5mm 戳卡。

患者取稍微左侧低位，使右侧小肠移向左侧。助手同样方法在右侧放置两个 5mm 戳卡。为了方便助手的右上腹操作，戳卡适当靠近肚脐尾侧为宜。

戳卡放置时可用 Pean 钳扩开皮肤，防止戳卡挫伤皮肤而延迟愈合以及减少皮下气肿发生。放置戳卡时，助手推压对侧腹壁使腹腔内压升高，防止戳卡突然进入腹腔造成内脏损伤。

### （2）显露回结肠血管轮廓

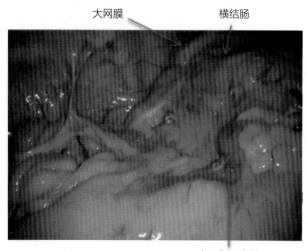

大网膜　　　　横结肠

十二指肠降段

**图 5-3　显露十二指肠**

头低、左侧低位。大网膜移向右侧肝脏表面，带动着横结肠向头侧翻转。右侧腹的小肠向左下腹移，显露出十二指肠降段。该区域是右侧结肠系膜、横结肠系膜、后腹膜三者融合交界处，即使对肥胖的患者，也可透见十二指肠降段（图 5-3）。确认术前肿瘤肛侧的点墨标记处，估算肛侧肠管切断部位。如果右结肠动脉也为肿瘤供血，需进行右侧结肠切除术。术者提起 ICA/V 中段部位示意助手右手抓持提向腹侧（图 5-4）。助手左手推起 SMA 根部的横结肠使 SMA-ICA 构成一个血管走行轮廓。术者左手向尾侧背侧牵拉肠系膜提供反张力。用超声刀切开 ICA 中段的肠系膜前叶，逐渐向 ICA 根部切离（图 5-5）。

ICA/V 末梢侧　　　　　　　ICA/V 中枢侧

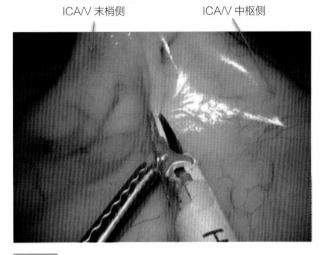

图 5-4　游离 ICA/V

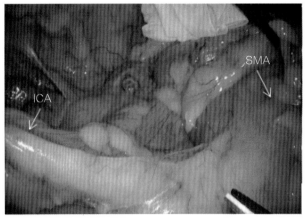

图 5-5　显露 SMA-ICA 轮廓

## （3）游离回结肠动脉

　　稍微扩大肠系膜前叶回结肠血管蒂尾侧预定切开线，保证充分清扫 No.202 淋巴结。同法，回结肠血管蒂中枢侧也按照 ICA-SMA 轮廓靠近 SMA 右侧缘切开。头侧切开线以十二指肠水平段为宜，构成一个锤子形状（图 5-6）。

　　助手右手钳抓取肠系膜前层，不宜过多夹取组织，以防 No.202 淋巴结挫伤。不断向右尾侧调整牵引方向保证适当的张力。如果从腹侧不能确认十二指肠走行，需进入肠系膜背侧游离层，确保十二指肠远离回结肠血管蒂，ICA/V 背侧有足够空间。

　　在回结肠血管蒂根部尾侧显露出 SMV 前壁，小心分离 SMV 前层，逐渐向头侧游离即可到达 ICA、ICV 根部。按照淋巴流向，回盲部切除时一般不用清扫 SMA 左缘。显露出 SMA 右侧（图 5-7）。尽量不要损伤 SMA/V 分出的毛细血管，用超声刀的非功能面朝向 SMV 一侧适当止血切断。ICA/V 背侧以及尾侧游离之后，继续游离头侧与十二指肠水平段之间的前叶，使 SMA 血管全周的 3/4 都游离完后，用超声刀尖端或分离钳水平方向扩大 ICA 视野背侧以确保有足够空间一次放置完 3 个血管夹。ICA 背侧是视

十二指肠降段——水平段

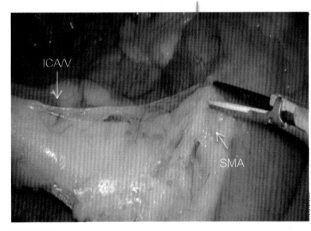

图 5-6　淋巴清扫范围

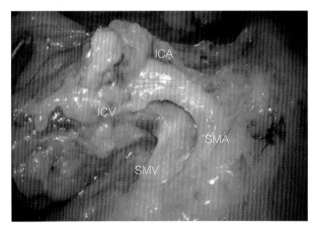

图 5-7　显露 SMV/SMA

觉死角，残留组织过多容易造成钝性分离时毛细血管撕裂引起出血，因此 ICA 头侧游离时尽量用超声刀尖端弯向背侧以凝闭该区的毛细血管。

放置血管夹时术者左手接替助手钳子，调整血管蒂牵引方向，以垂直血管的角度夹闭血管。

### （4）游离回结肠静脉

ICA 处理之后游离 ICV。放置血管夹时术者右手从 ICV 背侧向腹侧左侧轻轻提起 ICV，与左手形成一个对抗张力，如此既防止过度牵拉 ICV 造成 SMV 右侧狭窄，也可减少静脉撕裂的概率。中枢侧用双钛夹夹闭，末梢侧用单钛夹即可。新型超声刀可以凝固夹闭 7mm 以下的血管，因此中枢侧血管也可仅放一个钛夹。超声刀切断 ICV 后，助手抓持血管蒂根部 1cm 处时，注意不要太靠近钛夹端，防止牵拉时钛夹脱落出血（图 5-8，图 5-9）。

### （5）游离十二指肠胰腺头部

SMV 右侧常进入到胰腺头部。利用波纹钳尖端圆钝不容易损伤系膜的特性，在肠系膜与后腹膜间隙逐渐向头侧游离。如果发现十二指肠前没有膜覆盖，说明游离过深，需要修正层面。此时可以借助提拉起来的肠系膜毛细血管走行来鉴别层面是否正确。一般情况下，后腹膜毛细血管为横向走行（图

十二指肠降段 - 水平段

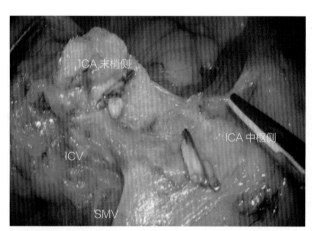

图 5-8　离断 ICA

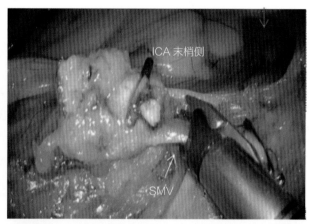

图 5-9　SMV 夹闭方向

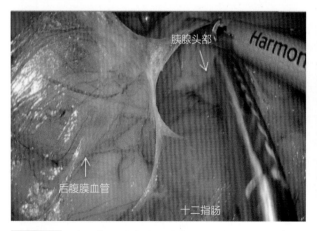

图 5-10　十二指肠胰腺头部游离

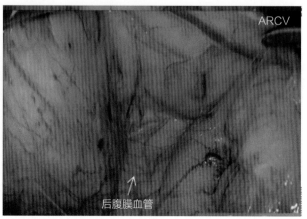

图 5-11　显露副右结肠静脉

5–10）。进入到十二指肠胰腺头部的无血管区后，尽量向腹侧抬起肠系膜并用钝性的波纹钳分离，减少胰腺挤压，避免引起术后胰酶升高。

继续向上游离可见副右结肠静脉（ARCV），该静脉很容易被撕裂出血，此时术者左手可用腹腔镜纱布，推举系膜，继续向外侧扩张游离平面，保证后腹膜毛细血管层面的完整性，减少游离时出血。继续向外侧游离，即可触碰到肾脏上极（图 5–11）。

## （6）内侧游离保护输尿管

沿着十二指肠前筋膜继续往外分离即延续为肾前筋膜，内侧入路游离时需保证该层面完整，避免损伤输尿管（图 5–12）。

向右、头侧继续游离即可到达横结肠肝曲，为内侧游离头侧结束点标志（图 5–13）。

肾前筋膜周围脂肪较多，较难在悬吊起来的脂肪内找到正确的游离面。此时可延长 ICA/V 处肠系膜切口，找到中段输尿管。沿着输尿管与肾脏连线的界线小心分离附着在肠系膜上的肾前筋膜（图 5–14）。

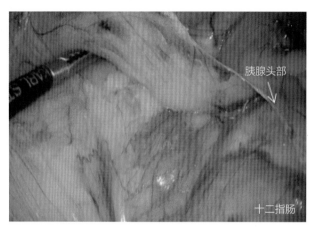

**图 5-12**　显露肾前筋膜

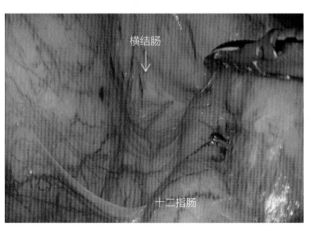

**图 5-13**　显露横结肠肝曲

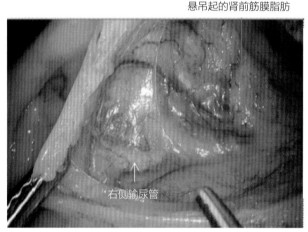

**图 5-14**　显露右侧输尿管

## （7）外侧入路游离

内侧游离后放一条纱布当作外侧游离时的指引。此时，体位换成左右水平、头低位。助手右手钳提起回肠末端，术者从回肠末端把小肠逐渐移到头侧。待看到十二指肠水平段后，助手左手钳子向头侧腹侧抬起肠系膜根部，与右手抓提的回肠末端构成一个面状展开。此时可以清楚地看到十二指肠、髂外动脉。可看到淡黄色的脂肪消失处则为肠系膜与后腹膜愈合处，切开张力最大的系膜粘连，为外侧入路的突破口（图 5–15）。

外侧游离时可见后腹膜的海绵丝状组织，在靠近光滑的肠系膜一侧1mm处超声刀切断丝状粘连（图5-16中白色箭头）。这样不易引起毛细血管渗血出血。稍微游离就可见内侧放置的纱布。切开小口，取出纱布，注意避免超声刀切碎纱布，造成异物残留在体内。

继续向外侧游离即可见到右侧输尿管与髂外动脉交汇处。确保输尿管以及生殖血管完全游离到背侧。升结肠外侧游离时，进入到腹膜 – 肠管 – 后腹膜三者融合的疏松间隙，紧贴肠管壁，避免切除过多的后腹膜以及肾前筋膜组织（图5-17）。

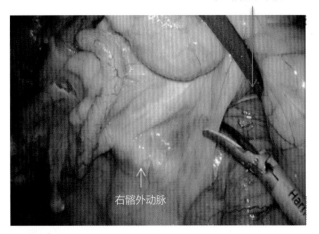

十二指肠水平段

右髂外动脉

图 5-15　外侧游离展开

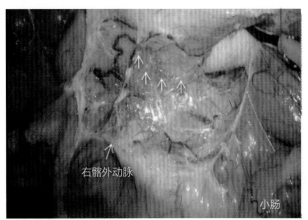

十二指肠水平段

右髂外动脉

小肠

图 5-16　内外侧游离回合

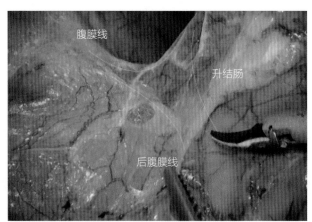

腹膜线

升结肠

后腹膜线

图 5-17　外侧游离平面

## （8）头侧游离

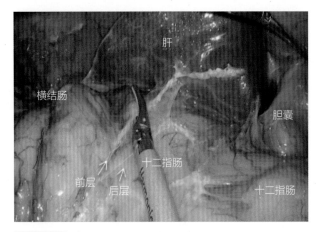

肝

横结肠

胆囊

十二指肠

前层　后层

十二指肠

图 5-18　游离肝结肠韧带前后层

外侧继续向上游离到达结肠肝曲。内侧以及外侧游离后放一条纱布在横结肠与十二指肠降段之间，保护十二指肠。此时，体位换成头稍高位。助手左手抬起胆囊，显露出十二指肠球段。该处是脂肪组织最少的区域，最容易进入十二指肠外侧的后腹膜区。如果肝结肠韧带表层还有炎症性粘连组织，应靠近肝脏侧松解粘连，防止撕裂肝被膜引起不必要的出血。紧贴十二指肠壁向外侧沿着横结肠壁切开肝结肠韧带表层，即可看到与胰十二指肠相延续的肝结肠韧带后层，切断该层膜就可跟内侧入路会合，游离完毕。用爱丽斯钳夹住回肠末端，转为开腹操作（图 5-18）。

## （9）消化道重建

腹腔镜戳卡切口作为辅助小切口（依据肿瘤的大小切开）。先把回肠提出体外，然后拖出盲肠以及升结肠，注意不要过度牵拉横结肠系膜。在肿瘤边距 10cm 处切断肠管，移除标本。肠管重建采用功能性端端吻合。肠系膜缺损处都不做修补。再次气腹确认无吻合口出血以及肠系膜无扭转后，不放置引流管，直视下拔除戳卡，关腹。

### 附录视频

▶ 动画 ③　5　腹腔镜回盲部切除

**参考文献**

[1] 大腸癌研究会（編）. 大腸癌取扱い規約 [M]. 9 版，東京：金原出版，2018.
[2] 大腸癌研究会（編）. 大腸癌治療ガイドライン医 師用 2022 版 [M]. 東京：金原出版，2022.

# 第 6 章

# 腹腔镜下右半结肠切除术

Laparoscopic right hemicolectomy

（1）日本的右半结肠癌 D3 根治术与西方的 CME/CVL 理念。

（2）右半结肠根治术的淋巴结清扫理论基础、动脉变异、胃结肠干解剖变异。

（3）SMV 静脉左侧缘为导向的右半结肠癌根治手术技巧。

（4）右半结肠癌根治术的手术注意事项。

## 1 日本的 D3 根治与欧美的 CME 理念

JCOG0404 多中心临床试验对结肠（除横结肠外）以及直肠乙状部的 cStage Ⅱ、cStage Ⅲ 病例进行了腹腔镜组与开腹组对照研究，结果显示腹腔镜组结果不差于开腹组，此后日本结直肠癌以腹腔镜为主。

日本国家临床数据库（NCD）数据报告显示，右半结肠的术后并发症发生率为 7.3%，术后 3 个月之内的死亡率为 2.2%，比低位直肠癌根治术后高（表 6-1）。这可能因为右半结肠清扫所必要的游离操作范围广，且与重要的脏器如十二指肠、胰腺以及肾脏等相毗邻，其血管分支形态变异较多，手术难度系数较大。因此，外科医生必须熟练掌握该区域的解剖。本章主要介绍右半结肠的局部解剖、淋巴结清扫理论基础以及手术技巧。

## 2 前言

2006 年发行的第 7 版《规约》将右半结肠切除定义为切除回肠末端、盲肠、升结肠、横结肠右侧 1/3 部分，以及离断回结肠动静脉、右结肠动静脉、结肠中动静脉的右支。

另一方面，美国结直肠外科学会（American society of colon and Rectal Surgeons，ASCRS）把离断结肠中动脉的右半结肠称为扩大右半结肠切除（Extended right colectomy）。

表 6-1　2011—2013 年日本国家临床数据库（NCD）手术数据

| | 病例数 | 腹腔镜比例 | 死亡率 | 腹腔镜死亡率 |
|---|---|---|---|---|
| 胃切除术 | 101 481 | 39% | 1.07% | 0.43% |
| 胃全切除术 | 57 997 | 15.70% | 2.27% | 0.89% |
| 右半结肠切除术 | 59 246 | 34.80% | 2.20% | 0.55% |
| 直肠低位前方切除术 | 51 632 | 48.60% | 0.74% | 0.56% |
| 食管切除术 | 16 556 | 37.60% | 3.03% | 2.44% |
| 肝切除术 | 23 489 | 5.10% | 3.69% | 2.27% |
| 胰头十二指肠切除术 | 26 668 | 1.20% | 2.86% | 2.50% |

　　日本的右半结肠癌手术的特点是：① 根据肿瘤浸润深度进行相应的淋巴结清扫。早期癌（SM）进行 D2 根治，进展期癌（MP）以深的病例必须进行 D3 根治合并外科干（Surgical trunk）的淋巴结清扫。② 切除肿瘤边缘 10cm 长度的肠管。③ 对血管及层次的微细解剖要求比较严格。

　　德国的学者 Hohenberger 提倡肠癌的根治手术须行全系膜切除并遵循中央血管结扎（Central Vascular Ligation，CVL）的全系膜切除（Complete mesocolic excision，CME）理念，最重要是肠管及结肠系膜的包膜不受损伤，清扫组织一并切除，既注重做中枢侧的清扫，也尽可能切除更多的肠管。

　　英国则是广泛的结肠切除，尽量在肠管的水平方向获得更多的淋巴结，对中枢侧清扫的要求不是太严格。日本的 D3 根治与德国的 CME/CVL 术式对比，在肠管垂直方向的肠系膜切除要求更高，CME/CVL 术式虽然可以获得更多的淋巴结，但阳性淋巴结并没有增加（图 6-1）。

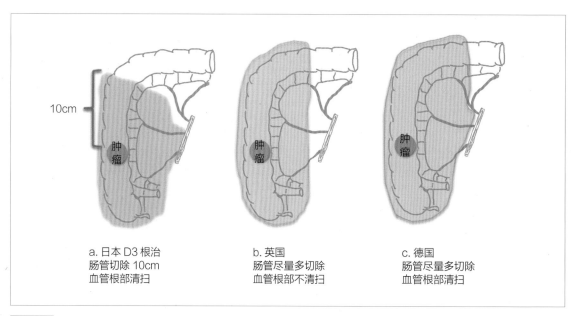

a. 日本 D3 根治
肠管切除 10cm
血管根部清扫

b. 英国
肠管尽量多切除
血管根部不清扫

c. 德国
肠管尽量多切除
血管根部清扫

图 6-1　日本的 D3 根治与 CME 比较

## 3 右半结肠的胚胎发生学

右半结肠手术入路大体分为：① 与传统开腹类似的尾侧入路。② 血管根部清扫优先的内侧入路。③ 开放网膜囊腔分离结肠与网膜间隙的头侧入路等。各术式之根本均为打开右侧结肠系膜与后腹膜之间的生理愈合间隙，在血管根部进行淋巴结清扫。这就需要术者对右侧结肠的胚胎发育过程有充分理解。

在胚胎发育的第 5 周，肠管原胚成平面状，以系膜与后腹壁固定。肠管原胚由前肠（胃与近端十二指肠）、中肠（远端十二指肠到横结肠近端）以及后肠（远端横结肠到直肠）构成。前肠、中肠、后肠其主要血供依次为肠系膜内的腹腔动脉（Celiac artery，CA）、肠系膜上动脉（Superior mesenteric artery，SMA）以及肠系膜下动脉（Inferior mesenteric artery，IMA）供血（图 6-2）。胚胎发育第 6 周发生胃的旋转，胃的背侧系膜向左移，与此同时十二指肠向右移。

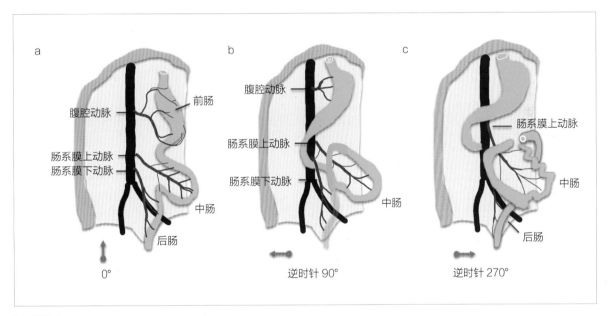

**图 6-2**　中肠扭转

与此同时中肠以 SMA 为轴进行逆时针旋转 90° ~ 180°（图 6-2b）。此外，胰十二指肠与后腹膜形成的愈合筋膜称为 Treitz 融合筋膜（Treitz fusion fascia），于背侧固定。之后中肠继续旋转最终达到 270°（图 6-2c），升结肠逐渐越过胰腺十二指肠，与右侧的后腹膜固定形成融合筋膜，称为 Toldt 融合筋膜（Toldt fusion fascia）。此时随右结肠漂移而来的结肠系膜覆盖胰腺十二指肠的表面，形成 Fredt 融合筋膜（Fredt fusion fascia）（图 6-3）。

上述筋膜虽称为融合筋膜，实际上是没有膜构造的，本质上是疏松的结缔组织。手术时术者与助手的钳子稍微施加适当张力，就可以看到该融合筋膜呈海绵状。

从尾侧入路行右半结肠切除时，结肠系膜后叶与后腹膜的壁侧腹膜形成的愈合筋膜（Toldt 融合筋膜）比较紧而且厚。沿着肾前筋膜游离，则进入到十二指肠背侧，此时需要切换一个层面（图 6-4）（动画④），显露出胰头十二指肠筋膜层，继续向头侧游离到达胃结肠干（GCT）水平，离断副右结肠静脉（ARCV），则进入到大网膜与横结肠系膜层，整个游离过程就像是登台阶（图 6-5）。

从头侧游离横结肠时，横结肠自然下垂，对助手的视野展开要求不那么高（图 6-6）。结肠系膜后叶与十二指肠胰头部前面的腹膜（胰前筋膜）之间的筋膜（Fredt 融合筋膜）相对来说比较狭窄且薄。两层筋膜在十二指肠降段下缘形成比较致密的组织（图 6-3），需锐性切开，使两层筋膜相交通，如此视野才比较良好，总体来说操作起来角度比较大，视野相对良好（图 6-7）。

升结肠癌浸润较深时可能打破了 Toldt 融合筋膜，此时为了确保完整的 CME，则应该在肿瘤周围适当地切换到后腹膜层，绕过肿瘤之后再回到 Toldt 融合筋膜层。一般这种情况向深层转换较容易，向浅层回归是比较难的。此时最好是先把肿瘤周围的 Toldt 融合筋膜层全都游离出来，为由深层向浅层变更做好指引，这样比较安全，各种游离方式的特点总结见表 6-2。

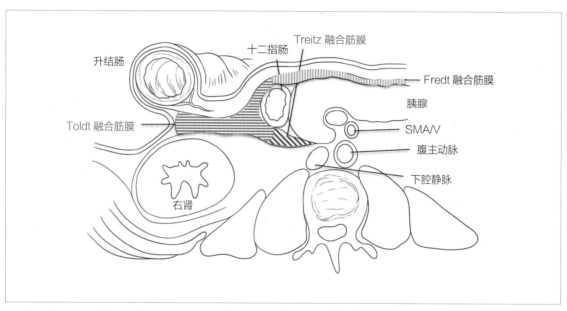

**图 6-3** 融合筋膜

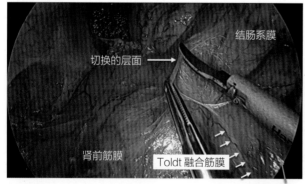

**图 6-4** 从后腹膜入路游离时，在十二指肠下缘有一层膜需要切开，这样从肾前筋膜层切换到胰头十二指肠筋膜

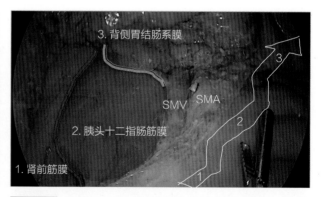

**图 6-5** 胰头十二指肠周围的层面呈立体阶梯形。后腹膜侧入路游离时沿着肾前筋膜（1）一直游离容易进入到十二指肠背侧。此时需要切换一个层面，显露出胰头十二指肠筋膜层（2），继续向头侧游离到达胃结肠干（GCT）水平，则进入到大网膜与横结肠系膜层（3）。头侧入路则刚好方向相反

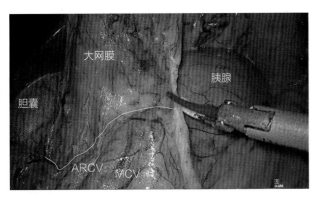

图 6-6　头侧游离时，打开大网膜与横结肠系膜之间的融合间隙，把横结肠系膜向尾侧游离

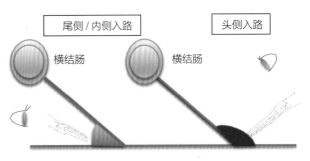

图 6-7　尾侧 / 内侧游离时，横结肠系膜自然下垂，游离角度为锐角，操作空间狭小。对助手要求较高。头侧游离时，横结肠自然下垂，操作角度比较大，助手操作简单

表 6-2　各种入路方式的特点

|  | 内侧入路 | 后腹膜入路 | 头侧入路 |
|---|---|---|---|
| 开始部位 | 回结肠血管（ICA/V） | 肠系膜起始部 | 大网膜与结肠系膜交界处 |
| 初期操作 | 离断回结肠血管 | 游离结肠系膜 | 中枢侧清扫 |
| 优点 | 不触碰原发肿瘤，优先处理 ICA/V | 与开腹手术同样的游离 | 与原发癌灶的浸润无关<br>不受小肠的干扰 |
| 不足之处 | ICA/V 表面粘连时较难游离 | 触碰肿瘤<br>后腹膜浸润时较难游离 | 解剖识别要求高<br>清扫范围的识别要求高 |

# 4　淋巴结清扫与血管处理

此次介绍的是内侧入路腹腔镜下右半结肠切除术。体位与回盲部切除一致。首先助手钳子夹持回结肠血管蒂，向腹侧展开肠系膜。参考解剖标志为十二指肠降段、盲肠以及回结肠血管蒂与肠系膜上血管的走行方向（图 6-8）。

切第一刀前，对沿着 ICA/V 伴行的周围淋巴流向有一个预判。一般来说，初学者很容易倾向去寻找 ICA/V 根部，而渐渐向 ICA/V 游离，这样造成主淋巴结残留而不能达到完整的系膜切除（CME）。因此，游离线不应该是瞄准 ICA/V 根部，而是与血管蒂平行，最先看到的血管应该是 ICA/V 尾侧的肠系膜上静脉（SMV）主干为宜（图 6-9）。到达 SMV 腹侧后，再紧贴静脉壁外侧的间隙游离主淋巴结周围脂肪组织，沿着 SMV 左侧缘向头侧清扫（图 6-10）。

ICA 处理难度根据走行而异，ICA 走行于 SMV 腹侧的话，处理起来相对比较容易，只需要在 ICA 根部离断就很容易清扫其周围的淋巴结组织（图 6-11）。回结肠动脉（ICA）走行于肠系膜上静脉（SMV）后侧时，SMV 会妨碍术野，一般先离断回结肠静脉（ICV）之后，术者左手向右侧腹侧牵拉 ICA 离断 ICA 根部。助手钳子牵拉 ICA，术者左手向左侧翻转 SMV，这样更容易保障术野（图 6-12）。

如何避免误切回肠血管？如果只游离出一支血管，是很难鉴别是回结肠静脉（ICV）还是 SMV 的小肠终末支的，此时建议继续向静脉中枢侧游离确切找到 SMV 尾侧、头侧及 ICV 三者交叉点，这样不容易出错（图 6-12）。

　　ICA/V 离断之后，内侧游离至结肠肝曲，尾侧外侧游离使升结肠完全游离下来，详细方法请参照第 5 章。之后沿着外科干（Surgical trunk）向头侧清扫。钝性游离 SMV 腹侧以及清扫组织之后，沿着 SMV 左侧缘锐性切开（图 6-12），这样不容易损伤 SMV，且能够保证 SMV 左侧切缘呈直线状，切下来的淋巴组织也不会挫伤，降低癌细胞种植转移概率。通常来说右半结肠癌根治术时离断结肠中动脉右支

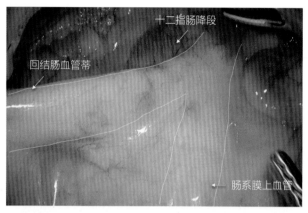

图 6-8　视野及解剖参照。助手左手把横结肠向头侧推开，十二指肠降段—回结肠血管蒂—肠系膜上血管走行为解剖参照

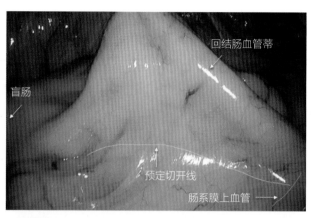

图 6-9　预定切开线与回结肠血管根部平行，首先见到的应该是肠系膜上血管

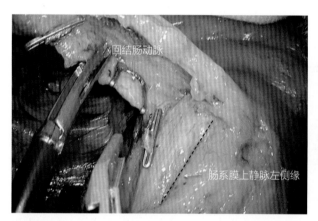

图 6-10　回结肠动脉在背侧时，清扫界线为肠系膜上静脉左侧缘

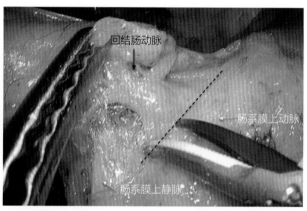

图 6-11　回结肠动脉在腹侧时，清扫界线为肠系膜上动脉右侧缘（回结肠动脉根部）

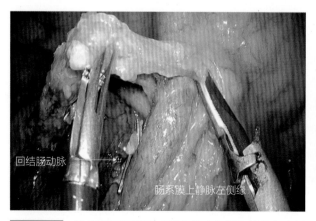

图 6-12　沿着清扫界线肠系膜上静脉左侧缘继续向头侧游离

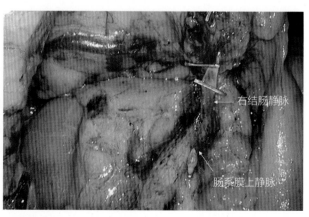

图 6-13　右结肠静脉（RCV），或者是副右结肠静脉（ARCV）用钛夹夹闭后离断

（rtMCA）即可，途中可能会遇见右结肠静脉，一并用钛夹夹闭之后离断之（图 6-13）。

　　继续向头侧游离，显露出结肠中静脉。部分病例不止一支结肠中静脉（图 6-14）。结肠中动脉（MCA）一般从肠系膜上动脉（SMA）起始部稍尾侧分出，此时，清扫界线由肠系膜上静脉（SMV）左侧稍向肠系膜上动脉（SMA）腹侧变更。确认好结肠中动脉（MCA）根部，并向末梢游离，确认左支（ltMCA）与右支（rtMCA）（图 6-15）。

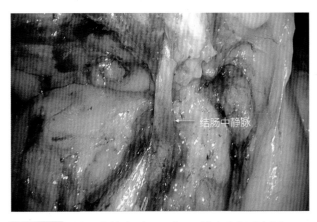

图 6-14　结肠中静脉（MCV），用钛夹夹闭后离断

　　对于结肠中静脉（MCV）在结肠中动脉（MCA）尾侧的病例，先处理 MCV（图 6-14）。沿着肠系膜上静脉（SMV）腹侧的游离层向肠系膜上动脉（SMA）神经丛游离，确定好结肠中动脉（MCA）根部。此时，注意不要损伤胰腺下缘。一般来说，结肠中静脉（MCV）或者胃结肠干（GCT）的头侧即是胰腺下缘，术前需要进行增强 CT 重建，了解解剖关系。

　　有的病例结肠中静脉在动脉的背侧头侧时，可在动脉离断之后再处理静脉，这样视野比较好。沿着外科干（Surgical trunk）向头侧清扫，在 SMV 右腹侧确认 Helen 干，Helen 干是清扫的上界。典型的胃胰结肠干（GPCT）病例则保留胃网膜右静脉（RGEV）以及胰十二指肠上前静脉（ASPDV），离断副右结肠静脉（ARCV）即可。副右结肠静脉（ARCV）是右侧横结肠系膜的头侧清扫界线，比该静脉再靠近头侧的淋巴结组织是属于第六组淋巴结，没有必要常规清扫。但是典型的胃胰结肠干（GPCT）病例只是占其中一大部分，其他病例各静脉回流的形态各异，如果术中牵引张力过大，或者粗暴游离，很容易损伤该区血管，导致大出血。

　　副右结肠静脉（ARCV）有可能不止一支，汇入到结肠 ARCV 的静脉最好都一一离断，避免在小开腹操作时牵拉出血。此外，胃网膜右静脉（RGEV）与 ARCV 鉴别比较困难，此时适当地从头侧游离，确切地游离出 RGEV 比较安全。胃网膜右静脉根部的淋巴结（#206）是属于胃的区域淋巴结，在横结肠癌或者右结肠癌时，只有当术前明确有转移的病例，才会刻意去清扫该区域。Helen 干周围的血管变异较多，胰头十二指肠上前静脉有的是独立分支，或者不止一支，每个细小分支尽量保留下来（图 6-16）。

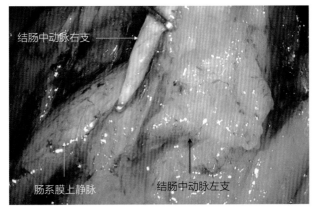

图 6-15　结肠中动脉（MCA）附近稍微向 SMA 左侧缘游离出根部，清扫 223 淋巴结后，离断结肠中动脉右支（rtMCA）

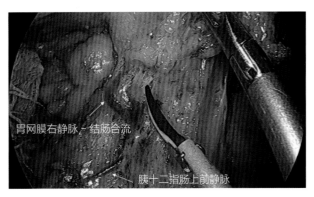

图 6-16　胰头十二指肠上前静脉的独立分支型

　　在整个游离过程中，动脉与静脉的游离还是有本质区别的。静脉表面的外膜比较容易分离，且静脉外膜外侧较多毛细血管，紧贴静脉壁则很少造成出血。相反，动脉壁外侧有致密的神经纤维组织构成的动脉鞘，一般在动脉鞘外的神经层外侧进行游离（图 6-17，图 6-18）。

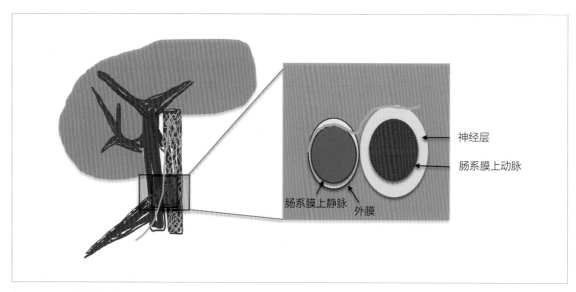

**图 6-17**　**静脉与动脉周围游离层次的区别**

静脉表面紧贴静脉壁切除外膜；动脉表层有致密的神经层，在神经层外进行游离。

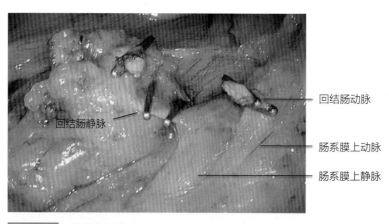

**图 6-18**　**静脉表面游离**

切除静脉壁表面的外膜，全部显露静脉壁，动脉则在神经层外进行游离。

　　结肠中动脉右支（rtMCA）以及副右结肠静脉（ARCV）切除之后，在肿瘤肛侧 10cm 处设定横结肠的切除线。可以用术者的肠管钳（2.5 ~ 3.5cm）直接测量 3 次，也可事先准备好 10cm 的棉带，这样比较准确且规范。沿着结肠中动脉右支根部向横结肠切除线离断横结肠系膜。

　　外科学的横结肠系膜其实是由解剖学的结肠系膜与大网膜后叶愈合而成的。因此，在游离时，只切除固有的结肠系膜厚度即可，确认好结肠系膜与大网膜后叶之间的愈合间隙，逐渐向头侧游离，直到把结肠系膜完整与胰腺以及胃网膜右静脉分开为止。在距离肠管边缘动脉附近，停止游离。边缘动脉在体外操作时，仔细确认肠管血运之后选择离断水平。

　　游离过程中，要意识到升结肠系膜与横结肠系膜是有连续性的。向外侧继续拓展 Fredt 融合筋膜与之前内侧游离的 Toldt 愈合筋膜相交通，在十二指肠胰头部腹侧两筋膜交汇处的结缔组织比较坚硬，需要锐性游离，避免钝性游离使背侧胰头部挫伤，且容易造成该区的毛细血管出血。

结肠中动脉附近的清扫，单纯从尾侧向头侧游离时，有时很难鉴别结肠固有系膜与大网膜后叶之间的间隙，也很难鉴别胰腺下缘。此时，可以改用头侧入路，先打开网膜囊腔。从头侧确认胰腺下缘，并从头侧向肝曲游离使肝曲与右侧结肠全部游离（图 6-6），再处理副右结肠静脉、结肠中动脉右支（rtMCA）。

淋巴结清扫结束之后，术者左手抓提回肠末端，右手夹住肿瘤尾侧预切除线处，向脐正中牵拉观察横结肠是否有张力。如果有张力可以适当向左侧切开大网膜，或者继续沿着胰腺下缘向左侧离断一部分横结肠系膜到达结肠中静脉或者结肠中动脉的右侧。

延长肚脐正中切口，因为尾侧小肠游动性很好，头侧的横结肠相对来说比较固定，所以延长切口时尾侧切到肚脐皮缘即可，主要向肚脐头侧延长小切口，这样有利于减低体外吻合时的张力。体外重建后，腹腔内冲洗，结肠根治术一般不放置引流管（图 6-19）（动画⑤）。

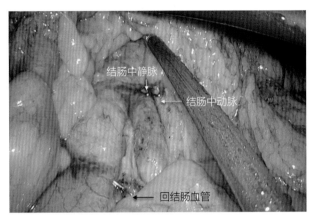

图 6-19　清扫重建后的整体图

# 5　结语

腹腔镜右半结肠切除术适用于升结肠以及结肠肝曲的肿瘤。右半结肠的血管解剖变异较多，且淋巴结清扫难度较大，为了避免术中血管及胰腺十二指肠损伤，达到高质量的全系膜切除，外科医生要熟练掌握这些解剖知识点，且做好术前影像学检查。

**参考文献**

[1] Fukuda A, Kawaguchi Y, Furuyama K, et al. Ectopic pancreas formation in Hes1 –knockout mice reveals plasticity of endodermal progenitors of the gut, bile duct, and pancreas[J]. J Clin Invest，2006，116(6):1484–1493.

[2] Kobayashi H, West NP, Takahashi K, et al. Quality of surgery for stage III colon cancer: comparison between England, Germany, and Japan[J]. Ann Surg Oncol，2014，21 Suppl 3:S398–404.

[3] Lee SJ, Park SC, Kim MJ，et al. Vascular Anatomy in Laparoscopic Colectomy for Right Colon Cancer[J]. Dis Colon Rectum，2016，59(8):718–724.

[4] Negoi I, Beuran M, Hostiuc S，et al. Surgical Anatomy of the Superior Mesenteric Vessels Related to Colon and Pancreatic Surgery: A Systematic Review and Meta–Analysis[J]. Sci Rep，2018，8(1):4184.

[5] Obara N, Yamaguchi S, Okada Y. A Study of the Right Colonic Vascular Anatomy: Correlations between Veins and Arteries[J]. J Anus Rectum Colon，2021，5(3):306–312.

[6] Ueki T, Nagai S, Manabe T, et al. Vascular anatomy of the transverse mesocolon and bidirectional laparoscopic D3 lymph node dissection for patients with advanced transverse colon cancer[J]. Surg Endosc，2019，33(7):2257–2266.

[7] West NP, Kobayashi H, Takahashi K, et al. Understanding optimal colonic cancer surgery: comparison of Japanese D3 resection and European complete mesocolic excision with central vascular ligation[J]. J Clin Oncol，2012，30(15):1763–1769.

[8] Yamaguchi S, Kuroyanagi H, Milsom JW，et al. Venous anatomy of the right colon: precise structure of the major veins and gastrocolic trunk in 58 cadavers[J]. Dis Colon Rectum，2002，45(10):1337–1340.

[9] 高橋孝 . 結腸癌手術 / 右半・横行結腸・左半結腸切除術 [J]. 消化器外科，1983，6（7）：920–935.

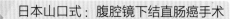

[10] 山口茂树 . 右側結腸癌に対する郭清範囲；SMV 左縁 vs. SMA 左縁 . SMV 左縁の立場から [J]. 消化器外科，2019，42（9）：1369-1380.

[11] 山口茂树 . 1. 右結腸動静脈の変異 [J]. 外科，2018，80（5）：474-477.

[12] 山口茂树 . 結腸右半切除術に必要な局所解剖 [J]. 外科，2012，74（12）：1311-1314.

[13] 山口茂树 . 右結腸切除に必要な局所解剖 胃結腸静脈幹のバリエーションを中心に [J]. 臨外，2018，73（11）：81-85.

## 附录视频

🎬 动画④　6.1　融合筋膜的层次切换

🎬 动画⑤　6.2　腹腔镜右半结肠癌根治术

# 第7章 腹腔镜下横结肠切除术

Laparoscopic transverse colon resection

要点

（1）横结肠癌依据其部位不同术式各异。

（2）横结肠中段癌从胰头部和胰尾部两端夹击，沿着胰腺游离比较安全。

（3）需了解存在副结肠中动脉变异时的手术技巧。

## 1 前言

目前，日本 80% 以上的结直肠癌都是以腹腔镜手术切除为主。但是，对于横结肠癌的腹腔镜手术，包括日本 JCOG0404 在内的很多国家的多中心临床试验都是把横结肠排除在外的。因为腹腔镜下横结肠手术的难度系数是非常大的。究其原因有以下几点：① 结肠中动脉周围的血管走行变异较多。② 游离层面与胰腺及十二指肠等重要脏器较近，解剖关系较为复杂。③ 横结肠癌占整个结直肠癌手术的比例少，外科医生们的经验也少。

虽说是横结肠癌，肝曲、脾曲或者横结肠中央部其所处位置不同采取的术式，是右半结肠切除、左半结肠切除还是横结肠切除等也不一样，因此手术技术的定型化比较困难。即便是结肠中段癌，吻合时据横结肠的长短是否需要游离肝曲或脾曲、肥胖患者是否需要体腔内吻合等，都是术前检查需要掌握的信息。

本章主要介绍横结肠的局部解剖、不同血管走行的 D3 淋巴结清扫手术技巧，多方向入路的横结肠手术。

## 2 横结肠癌根治范围

横结肠癌因其所处部位不同，术式也各异。横结肠肝曲癌时，静脉中枢侧行 Helen 干根部清扫，静脉的头侧清扫边界为副右结肠静脉根部。一般沿着肠系膜上动脉（SMA）寻找结肠中动脉（MCA），向末梢侧游离确定其左、右分支（rtMCA、ltMCA）。右侧横结肠癌时根据其支配血管，有时仅离断结肠中动脉右支（rtMCA）即可，有时需要离断结肠中动脉（MCA）根（图 7-1a）。特别注意，为了减少术后腹泻，游离 SMA 时尽量贴近该动脉右侧腹侧操作，不建议清扫范围扩大到 SMA 左侧。

1994 年 4 月《日本大肠癌规约》进行修订，横结肠癌的手术方式由过去重视外科干（Surgical trunk）清扫的扩大右半结肠切除术改为结肠部分切除术（横结肠）。横结肠中段癌手术中对结肠中动脉（MCA）根部进行离断，并且切除肿瘤口侧、肛侧 10cm 区域的结肠系膜。如果肿瘤巨大或者多发

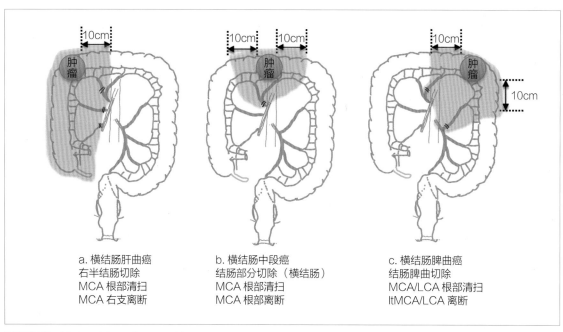

a. 横结肠肝曲癌
右半结肠切除
MCA 根部清扫
MCA 右支离断

b. 横结肠中段癌
结肠部分切除（横结肠）
MCA 根部清扫
MCA 根部离断

c. 横结肠脾曲癌
结肠脾曲切除
MCA/LCA 根部清扫
ltMCA/LCA 离断

**图 7-1** 横结肠癌根治范围及血管离断层面

肿瘤，或者是结肠中段癌造成不全梗阻导致口侧结肠有水肿，结肠与结肠吻合可能发生吻合口漏时，建议进行扩大右半结肠根治术。这是日本的 D3 根治理念与欧美的全系膜切除（CME）理念相区别的地方。

横结肠脾曲癌 D3 根治时，要求清扫到横结肠中动脉根部淋巴结（#223）离断结肠中动脉左支（ltMCA），肛侧则清扫到肠系膜下动脉根部（#253），离断左结肠动脉（LCA）。如果有副结肠中动脉（AMCA）存在，必须离断 AMCA 根部。此时横结肠右侧与降结肠吻合较为困难，需大范围游离横结肠肝曲及降乙交界部，或者采用体腔内吻合。

## 3 横结肠游离

传统五孔法，术者位于患者左侧，助手位于患者脚间，扶镜手在患者左大腿外侧，腹腔镜使用奥林巴斯可旋转高清晰镜头。助手两把钳子使横结肠系膜向腹侧牵拉形成面状。患者稍微头抬高左低位，使小肠排除在术野之外。

横结肠的系膜起始部很难确定。因此在做横结肠全系膜切除（CME）时，与其费力寻找系膜根部，不如把重要脏器如十二指肠以及胰头部作为游离导向。淋巴结清扫以及系膜游离都从尾侧开始，进入到十二指肠与胰腺之间比较疏松的层次，把这些脏器当作解剖标志（动画⑥）。

在十二指肠降段与水平段移行处打开腹膜（**图 7-2**），向背侧钝性游离十二指肠，沿着十二指肠表面向头侧游离，显露出胰头部。多数情况下可以从背侧观察到副右结肠静脉。十二指肠与胰头部的游离较易操作，特别是紧贴十二指肠腹侧，容易找到正确的游离层面（**图 7-3**）。向左侧游离横结肠系膜中央部分时，因为有胃网膜右静脉（RGEV）横亘其中，因此需沿着副右结肠静脉的背侧继续游离，显露出 Helen 干作为解剖标志。

　　左侧清扫边界以十二指肠悬韧带（Treitz 韧带）为标志，把十二指肠水平段与十二指肠韧带之间的肠系膜表层锐性切开。向左延长胰头部到肠系膜上静脉（SMV），到达 SMV 表面，紧贴血管外侧壁显露出 SMV 腹侧，并且用分离钳钝性地向头侧游离（图 7-2）。

　　继续向左侧 SMA 表面游离，确认其血管鞘之后，转向头侧清扫。最先显露的是结肠中动脉（MCA）切开其根部厚厚的血管鞘，沿着血管鞘向末梢侧游离，一般在距离根部 3cm 处分出左、右分支（rtMCA、ltMCA）（图 7-4）（动画⑦）。

　　在寻找血管时，结肠中动脉水平的肠系膜上静脉（SMV）游离时，可以确认 1 根或数根结肠中静脉（MCV）（图 7-5），但约有 30% 的病例结肠中静脉并不汇入肠系膜上静脉，而是与胃结肠干合流之后才汇入 SMV（动画⑧）。

　　继续沿着 SMV 向头侧清扫，可以看到完整的胃结肠干（GCT），在甄别是胃网膜右静脉还是副结肠右静脉时，从血管尾侧向头侧可以追溯到的明确的结肠分支一般来说是副右结肠静脉（图 7-6）。在胰头部看到胰十二指肠上前静脉（ASPDV）的细小分支，沿着该血管向中枢侧游离则可与 SMV 游离出来的根部汇合。游离出副右结肠静脉并结扎。值得注意的是，有多支副右结肠静脉时也要一一结扎，避免重建时撕裂出血（图 7-7）（动画⑨）。

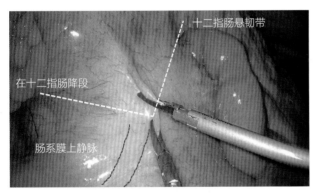

**图 7-2**　在十二指肠降段与水平段移行处打开腹膜，向背侧钝性游离十二指肠，沿着十二直肠表面向头侧游离显露出胰头部。左侧清扫边界以十二指肠悬韧带（Treitz 韧带）为标志，把十二指肠水平段与十二指肠韧带之间的肠系膜表层锐性切开

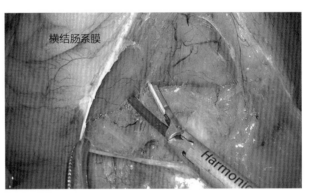

**图 7-3**　沿着十二指肠表面向头侧游离，显露出胰头部。十二指肠与胰头部的游离较易操作，特别是紧贴十二指肠腹侧，容易找到正确的游离层面

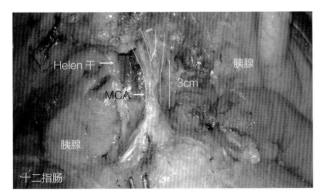

**图 7-4**　显露的是结肠中动脉（MCA）切开其根部的厚厚的血管鞘，沿着血管鞘向末梢侧游离，一般在距离根部 3cm 处分出左、右分支（rtMCA、ltMCA）

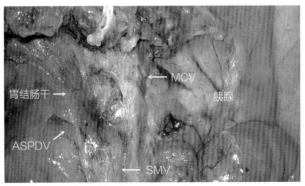

**图 7-5**　显露的是结肠中静脉（MCV）：结肠中动脉水平的肠系膜上静脉（SMV）游离，可以确认 1 根或数根结肠中静脉（MCV），有时可能存在 2 支 MCV

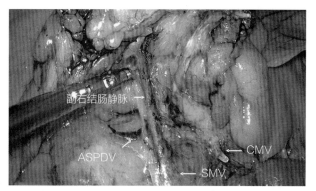

图 7-6 甄别是胃网膜右静脉还是副右结肠静脉时，从血管尾侧向头侧可以追溯到的明确的结肠分支一般来说是副右结肠静脉

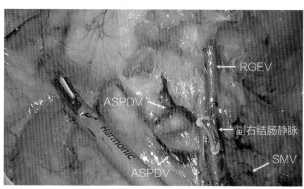

图 7-7 在胰头部看到胰十二指肠上前静脉（ASPDV）的细小分支，沿着该血管向头侧游离则可与 SMV 游离出来的根部汇合。游离出副右结肠静脉并结扎

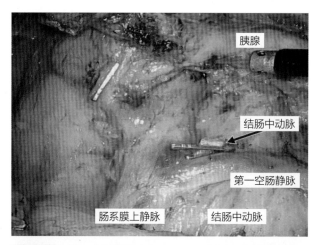

图 7-8 第一空肠静脉走行于 SMA 腹侧且在结肠中动脉尾侧时，则在做结肠中动脉根部清扫时，稍微离开 MCA 根部清扫，这样避免损伤该静脉

如果术前增强 CT 显示第一空肠静脉（FJV）是走行于 SMA 腹侧且在 MCA 尾侧，则在做结肠中动脉根部清扫时，稍微离开 MCA 根部清扫，避免损伤该静脉（图 7-8）。但远离静脉的清扫可能更加接近胰腺下缘，也要注意避免损伤胰腺。若第一空肠静脉（FJV）是走行于结肠中动脉（MCA）头侧，一般都是在胰腺背侧汇入肠系膜上静脉（SMV），一直沿着该静脉表面进行清扫则容易进入胰腺背侧（图 7-9）。还有一部分第一空肠静脉（FJV）是走行于肠系膜上动脉（SMA）腹侧，在结肠中动脉的尾侧直接汇入肠系膜上静脉（SMV）。该情况下一旦损伤第一空肠静脉，可能造成大量出血（图 7-10）。

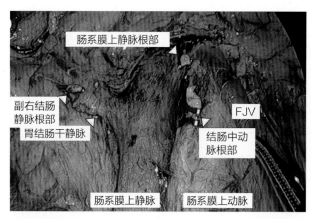

图 7-9 第一空肠静脉（FJV）走行于结肠中动脉（MCA）头侧时，一般都是在胰腺背侧汇入肠系膜上静脉（SMV），一直沿着该静脉表面进行清扫，则容易游离进入胰腺背侧

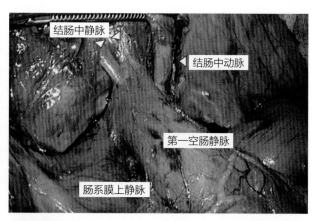

图 7-10 还有一部分第一空肠静脉（FJV）是走行于肠系膜上动脉（SMA）腹侧，在结肠中动脉的尾侧直接汇入肠系膜上静脉（SMV）。该型变异，一旦损伤第一空肠静脉，可能造成大量出血

结肠脾曲癌其营养动脉是副结肠中动脉（AMCA）时，沿着 AMCA 以及其伴行的静脉都要一并清扫。术前怀疑淋巴结转移的病例应当尽量沿着胰腺下缘水平向动脉根部游离，在 AMCA 根部离断。但是 AMCA 一般进入到胰腺后侧，且在起始部有 20% 的病例可能发出胰横动脉，因此应在尽量保留胰腺分支的情况下离断 AMCA 根部。如果术前没有明显淋巴结转移，则在胰腺下缘水平，离断该动脉亦可。与脾曲结肠静脉（SFV）伴行的静脉大多数汇入肠系膜下静脉（IMV），在汇入点离断该血管即可。

在确认胃网膜右静脉（RGEV）时，可根据副右结肠静脉（ARCV）周围的脂肪厚度来预判横结肠系膜的厚度，观察横结肠固有系膜表面光滑面与大网膜比较粗超的脂肪之间的间隙，如还是鉴别困难，可以试着从头侧入路打开网膜囊腔，或者在打开十二指肠悬韧带上方的横结肠系膜直接进入到网膜囊腔。一般来说网膜囊腔越靠近左侧粘连越少，也越容易进入正确层面。网膜囊腔的右侧边界是结肠中血管的位置，继续向右侧游离，以十二指肠腹侧为参照，把大网膜全部向尾侧游离分开，使副右结肠静脉与胃网膜右静脉汇合部显露出来，离断。

沿网膜囊腔继续向脾曲切开，以胰腺下缘为参照切开横结肠系膜前叶（即网膜后叶），放入一块纱布。作为参照点，再转向尾侧游离。十二指肠悬韧带（Treitz 韧带）与胰腺交界处作为横结肠系膜根部左侧，以头侧纱布为参照，向右侧沿着胰腺下缘打开横结肠系膜，全部离断横结肠系膜。

脐正中向头侧小切口开腹，体外进行结肠与结肠吻合。如果横结肠较短，则可以采用腔内吻合。

## 4 结语

横结肠癌手术因其血管变异较多且与胰腺十二指肠等重要脏器毗邻，手术技巧要求较高。本章主要介绍了横结肠切除时必要的解剖及横结肠系膜游离的方法。安全处理横结肠回流静脉以及在正确的层次游离是保证横结肠手术安全的前提。

参考文献

[1] Hamabe A, Park S, Morita S, Tanida T, Tomimaru Y, Imamura H and Dono K: Analysis of the vascular interrelationships among the first jejunal vein, the superior mesenteric artery, and the middle colic artery. Ann Surg Oncol 25(6): 1661–1667, 2018.
[2] 消化器外科 2021 年 4 月号 腹腔鏡下手術の基本 第 44 巻第 4 号 p.1399–1407.

### 附录视频

动画 ⑥　7.1　显露结肠中血管根部
动画 ⑦　7.2　离断结肠中动脉，清扫 No.223
动画 ⑧　7.3　离断结肠中静脉
动画 ⑨　7.4　离断副右结肠静脉

<table>
<tr>
<td>第8章</td>
<td>

# 腹腔镜下左半结肠切除术

Laparoscopic left hemicolectomy
</td>
</tr>
</table>

**要点**

（1）降结肠癌依据肿瘤部位其支配血管各异，术式也不一样。

（2）降结肠脾曲除了左结肠动脉供血之外，是否有副结肠中动脉供血。

（3）网膜囊腔左侧与结肠粘连程度各异，手术流程定型化是关键。

## 1 前言

　　降结肠手术根据肿瘤所在的部位其手术方式各异。其技术难点主要有两点：① 主干血管的处理。② 结肠脾曲的游离。病变在降结肠脾曲时，左结肠动脉（LCA）以及结肠中动脉左支（ltMCA）共同供应肿瘤血运，因此上述两支血管一般都要离断（图 8-1a）。降结肠中段癌手术中，主干血管一般为左结肠动脉（LCA），因此行单纯的结肠部分切除（降结肠）即可（图 8-1b）（动画⑭）。但是降乙交界处的肿瘤可能为乙状结肠动脉第 1 分支（S1A）以及左结肠动脉（LCA）共同支配，因此当乙状结肠过长时，可以考虑做保留肠系膜下动脉（IMA）的降结肠癌根治；乙状结肠较短的病例也可以离断 IMA 根部，行乙状结肠癌根治（图 8-1c ~ e）。对于偏瘦的患者术中可以掌握肿瘤与动脉的距离关系，但是对于肠系膜较厚的患者，需要术前进行 3DCT 血管成像以及气钡灌肠造影，以确定手术方式。

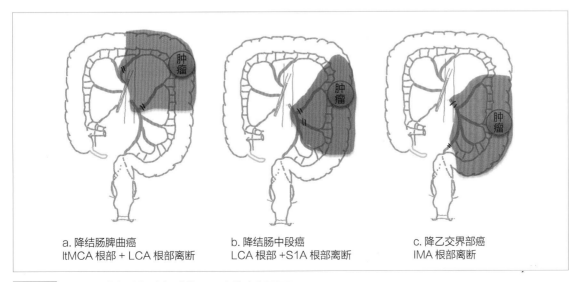

a. 降结肠脾曲癌　　　　　　　　b. 降结肠中段癌　　　　　　　　c. 降乙交界部癌
ltMCA 根部 + LCA 根部离断　　　LCA 根部 +S1A 根部离断　　　　IMA 根部离断

**图 8-1**　降结肠癌部分根治切除范围及血管离断层面

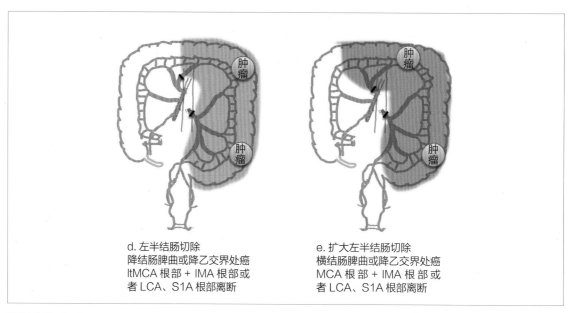

d. 左半结肠切除
降结肠脾曲或降乙交界处癌
ltMCA 根部 + IMA 根部或
者 LCA、S1A 根部离断

e. 扩大左半结肠切除
横结肠脾曲或降乙交界处癌
MCA 根部 + IMA 根部或
者 LCA、S1A 根部离断

**图 8-1** （续）

## 2 脾曲的膜解剖及理论基础

　　游离脾曲时有打开网膜囊腔的头侧游离法、乙状结肠外侧向降结肠游离的外侧游离法以及腹腔镜手术较为常用的内侧游离法。不管哪种入路，掌握正确的脾曲周围的解剖是保证手术安全的基础。本章介绍的腹腔镜左结肠切除术主要以肠系膜下静脉（IMV）为解剖标志的内侧游离法。本方法从肠系膜下动脉（IMA）头侧向 IMV 背侧游离（图 8-2），脾曲采用内侧、外侧、头侧三方夹击法进行游离。

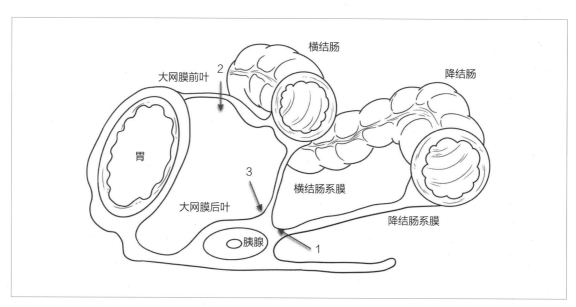

**图 8-2** 脾曲游离

1. 沿着 IMV 背侧游离降结肠系膜，到达胰腺背侧后放置纱布。
2. 紧贴横结肠与大网膜前叶附着点切开大网膜，进入到网膜囊腔。
3. 沿着胰腺尾部的轮廓，切开大网膜后叶与横结肠固有系膜、与内侧游离相交通。

结肠脾曲除了肠系膜与后腹膜愈合之外，还有脾结肠韧带、横膈膜结肠韧带以及大网膜由来的横结肠系膜前叶。降结肠系膜与后腹膜下筋膜之间存在着疏松游离层。后腹膜下筋膜在肾脏周围被称为肾前筋膜（Gerota 筋膜），是一层包绕肾脏及肾前脂肪组织形成非常厚且较为致密的膜结构。在内侧与腹主动脉冲突之后反转沿着肠系膜并附在其上。此外该肾前筋膜（Gerota 筋膜）在肾脏周围是最厚实的，随着向尾侧延伸，筋膜逐渐变薄。因此，左肾前方是最容易游离出正确的层面的。腹腔镜手术时，内侧游离进入到肠系膜下静脉（IMV）背侧，找到 Gerota 筋膜，是比较稳定且安全的一种入路方式（图 8-3）（动画⑩）。

在实际手术操作中，助手左手钳牵拉肠系膜下动脉（IMA）血管蒂，右手钳子抓提肠系膜下静脉（IMV）腹侧系膜，形成面状展开（图 8-4），在打开 IMV 右侧腹膜时，随着 IMV 上提，游离层也是跟着悬吊起来，正确的游离层一般都在腹侧，这是术者必须理解的。当降结肠进展期癌可能浸润超过了肾前筋膜时，需要适当地向背侧深一层游离。后腹膜下筋膜层一般有从头侧向尾侧方向走行的毛细血管网，与光滑的肠系膜背侧面之间还是可以鉴别开来的（图 8-5）。

沿着肠系膜背侧面向脾曲游离，适当向头侧延长肠系膜下静脉右侧的腹膜切口，逐渐扩大头侧游离边界直到胰腺下缘。一直沿着胰腺尾部向脾曲游离，不着急打开脾曲外侧，避免造成肠管损伤。内侧入路的头侧边界以胰腺下缘为解剖参照。一直向头侧游离时，降结肠系膜潜入胰腺背侧，一般来说肥胖的病例中主要是向肠系膜腹侧脂肪堆积，背侧脂肪堆积比较少见。该区解剖比较稳定，手术技巧比较容易定型化。

接着从肠系膜下动脉（IMA）腹侧进行根部淋巴结清扫（253），IMA 向左发出的第一血管为左结肠动脉（LCA），术前检查若乙状结肠第 1 动脉（S1A）不是从左结肠动脉（LCA）根部分出，则在 LCA 根部离断即可。但是，如果乙状结肠第 1 动脉与 LCA 共干，结肠脾曲肿瘤手术中一般选择在乙状结肠第 1 动脉（S1A）分出后的部位离断。一般来说 LCA 左侧有肠系膜下静脉（LCV）伴行，在同一水平离断该静脉之后，内侧游离窗口视野变大，继续向尾侧外侧游离，之后从内侧放入一张纱布于降结肠背侧。

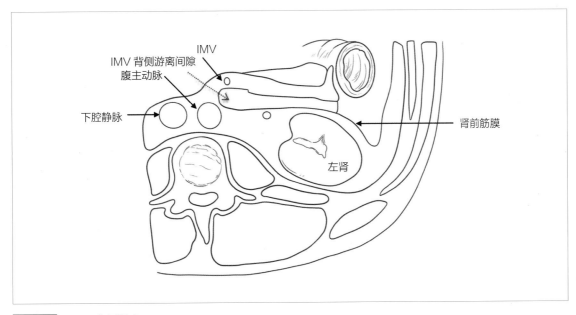

**图 8-3** IMV 背侧游离

进入到深浅筋膜层。

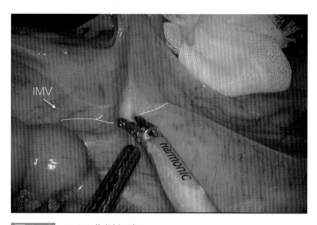

**图 8-4** IMV 背侧入路

助手右手牵拉 IMV 腹侧系膜，超声刀沿着 IMV 背侧打开间隙。

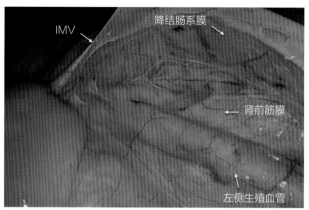

**图 8-5** 肾前筋膜（或后腹膜下筋膜）

一般有从头侧向尾侧方向走行的毛细血管网，与光滑的肠系膜背侧面之间还是可以鉴别开来的。

结肠脾曲癌手术中是否需要游离肠系膜下动脉（IMA）背侧一直存在争议。山口教授团队过去 10 多年也是一直游离肠系膜下动脉背侧，但是发现脾曲结肠癌即便是游离完 IMA 背侧而不离断 IMA 根部，其实对肠管游离长度没有多大贡献（图 8-6）。相反，如果是降结肠中段癌或者降乙交界癌，则需要常规游离 IMA 背侧，以利于降低肠管张力（图 8-7）。

肠管的尾侧游离长度主要靠外侧游离时充分游离到直乙交界部，这也是尾侧游离边界，外侧游离请参考手术动画⑪。

结肠脾曲头侧有大网膜前后叶。紧贴着肠管壁向脾曲离断大网膜前叶，虽然其错综复杂且反复折叠形成许多层，但只要紧贴着肠管壁游离，一般都不会迷失。大网膜后叶与解剖学的横结肠愈合形成外科学的横结肠系膜。因此，打开网膜囊腔后以胰腺尾侧沟为解剖标志，离断大网膜后叶即可使解剖学的横结肠系膜（横结肠系膜后叶）绷直。之后只要确保胰腺以及肠管不被损伤，其余的脾结肠韧带以及横膈膜结肠韧带都可以一并离断（动画⑫）。

早期结肠脾曲癌时，尽量紧贴着肠管壁 2 ~ 3mm 外侧离断些许大网膜，避免超声刀损伤肠管。若为进展期 T4 肿瘤，则在肿瘤周围合并切除一部分大网膜，保证肿瘤边缘干净。不必离断网膜左动脉弓，因大网膜是独立的脏器，属于结肠系膜之外的范畴，是没有结肠回流淋巴管的。

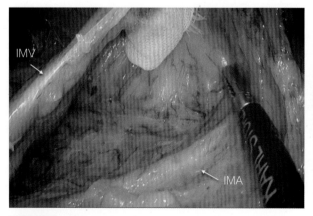

**图 8-6** 结肠脾曲癌手术中一般不用游离 IMA 背侧，但是降结肠癌或者降乙交界癌手术中则常规游离 IMA 背侧

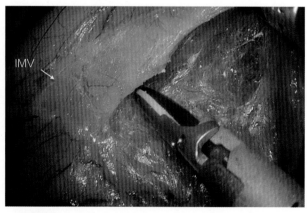

**图 8-7** 降结肠中段及降乙交界癌手术中则需要游离 IMA 背侧间隙

待结肠系膜完全从胰腺尾部以及后腹膜游离之后，牵拉肿瘤头尾侧 10cm 处肠管向肚脐腹腔镜戳卡靠近，如果口侧肠管端还有张力，则继续向右侧游离大网膜到肝镰状韧带处。肠系膜下静脉中枢侧也尽量贴着胰腺尾侧离断，继续向右侧游离一部分横结肠系膜。总的来说，以肠系膜下静脉（IMV）背侧入路的内侧游离方式，不容易受大网膜的形态及患者的肥胖程度干扰，手术技巧比较容易掌握。

## 3 手术技巧

### (1) 手术顺序

手术按照以下顺序施行：① 体位与戳卡放置。② 内侧游离 IMV 背侧，IMA 根部清扫及离断 LCA。③ 外侧游离乙状结肠、降结肠。④ 横结肠脾曲游离。⑤IMV 中枢侧及肿瘤支配动脉的处理。⑥ 小开腹，标本切除。

### (2) 体位与戳卡放置

常规五孔法，右下腹及肚脐腔镜戳卡为 12mm，其余为 5mm。脾曲较高的患者右下腹戳卡尽量偏内侧头侧放置，且该戳卡用丝线固定于皮肤，防止术中戳卡滑脱。术中如果右下腹戳卡还是不能触及脾曲，助手位置不变，术者可以适当借用助手戳卡进行游离。结肠游离范围整体偏向上中腹部，因此戳卡也适当地向头侧偏。

术者位于患者右侧，助手位于两腿之间，主要显示屏放在患者头侧左侧。内侧游离时扶镜手位于术者左手边，脾曲游离时移动到术者右手边，这样所有的操作只需要移动扶镜手位置就可以很好地推进。手术开始时患者取稍微头低右低位，使横结肠向头侧、小肠移稍向右侧偏移。当游离左侧横结肠以及脾曲时，采用头高右低位，使小肠局限于右下腹及骨盆内。

### (3) 内侧游离 IMV 背侧，IMA 根部清扫及离断 LCA

采用 IMV 背侧入路的游离结肠系膜。助手从左下腹戳卡放入 Babcock 钳，在左、右髂总血管分支高度抓提 IMA 血管蒂向腹侧牵拉。助手右手波纹钳抓提十二指肠水平的肠系膜下静脉腹侧系膜与 IMA 根部形成三角张力。由 IMA 根部的突出点向左上腹助手钳子之间进行腹膜切开。找到结肠系膜与后腹膜下筋膜之间的间隙。此时腹侧比较有光泽的是结肠系膜，背侧有头尾横向走行的毛细血管以及腰内脏神经。沿着此层面进行游离的话，则输尿管及生殖血管自然而然向背侧保留下来。此时，不急于向左侧纵深游离，一定程度找到正确层面之后，向头侧延长切开腹膜。以 IMV 右侧为参照，一直切开腹膜到十二指肠悬韧带左侧的胰腺下缘水平。内侧游离的头侧边界以十二指肠左侧的胰腺下缘为解剖标志。十二指肠悬韧带附近的空肠很多时候是粘连在 IMV 腹侧的，细心游离之后，均可以容易显露到胰腺下缘（图 8-5）（动画⑩）。

向尾侧紧贴着 IMA 腹侧、左侧进行淋巴清扫。确切的 IMA 根部淋巴结（#253）清扫需要离断 IMA 根部，但是离断该动脉之后乙状结肠的血流完全消失，残留过多的乙状结肠可能造成残存肠管缺血，重建之后的肛侧肠管血运不好而导致吻合口漏。且脾曲结肠癌极少转移到 IMA 左侧，因此术前 CT 检查没有明显淋巴结转移的病例，可沿着 IMA 根部腹侧左侧进行清扫（图 8-6）。

助手 Babcock 钳牵拉分出 LCA 之后的 IMA 血管蒂末梢侧，使 IMA 直线化。这样助手右手钳—IMA根—助手左手 Babcock 钳三点构成稳定张力，有利于处理 LCA 周围组织。脂肪较多的病例 LCA 很难鉴别，但是一般 LCA 从 IMA 分出，因此助手钳牵拉左、右髂血管分支尾侧肠系膜为宜。

## （4）外侧游离乙状结肠、降结肠（动画 ⑪）

超声刀离断 IMA 周围的神经丛结肠分支，显露出血管鞘，但不用刻意去打开血管鞘，因为血管鞘与血管壁之间是没有淋巴结组织的。沿着血管壁向中枢侧及尾侧游离，确认好 LCA 根部之后，继续向 IMA 尾侧游离约 1cm，这样方便确切地处理 LCA 根部时钛夹夹闭（图 8-8）。此时，助手右手钳子向腹侧牵拉 LCA，左手向背侧尾侧牵拉 IMA 尾侧端，使 LCA 向腹侧直立便于术者钛夹夹闭（图 8-9）。离断 LCA 之后，IMA 活动度变大，继续沿着内侧游离向头、尾、外侧拓宽游离层面。此时，因第一乙状结肠动脉没有离断，术者右手超声刀可能会受到干扰，可适当地切换到左手钳子进行钝性游离。内侧游离结束的边界：外侧以肠管背侧的腹膜白色折返线为止，尾侧边界是骶岬高度。特别是头侧游离充分后，接下来的脾曲游离就变得非常轻松，内侧游离结束后放置一块纱布，作为外侧游离时的向导（图 8-10）。

接下来进行乙状结肠外侧游离，切开外侧腹膜与内侧游离层面相交通，外侧腹膜游离到肛侧骶岬高度，紧贴着肠管壁外侧游离头侧一直游离到脾曲，这样可避免迷失在脾曲繁杂的大网膜中（图 8-11）。

外侧游离脾曲时，T3～T4 脾曲肿瘤可能浸润到大网膜，一般 T1～T2 的脾曲肿瘤或者降结肠肿瘤均可紧贴结肠外侧游离。此时助手两只钳子注意不要向尾侧扯大网膜，而是提拉大网膜向腹侧，向脾下极送，这是防止脾曲撕裂的安全操作（图 8-12）。

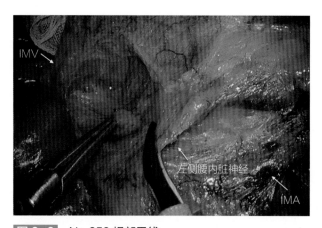

图 8-8　No.253 根部界线

以 IMA 背侧间隙以及 IMV 背侧间隙为参照点，紧贴着腰内脏神经表面清扫 253 根部淋巴结。

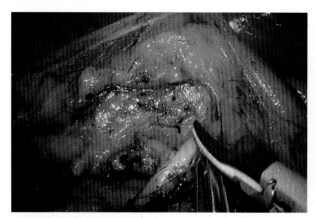

图 8-9　尾侧清扫界线

紧贴着 IMA 血管鞘游离出左结肠动脉，继续向 IMA 尾侧（直肠上动脉）游离出 1cm 区域，作为尾侧清扫界线，离断左结肠动脉，保留直肠上动脉。

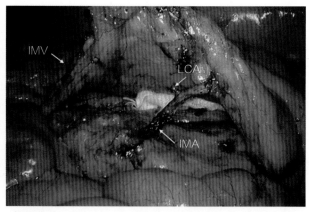

图 8-10　离断 LCA 之后扩大降结肠系膜的背侧游离，放入一块纱布后利于外侧游离寻找边界

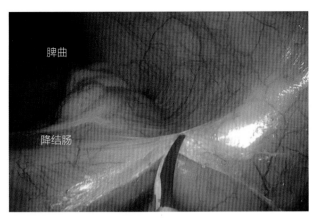

**图 8-11　降结肠外侧游离**

切开外侧腹膜与内侧游离层面相交通，外侧腹膜游离到肛侧骶岬高度，紧贴着肠管壁外侧游离头侧一直游离到脾曲。

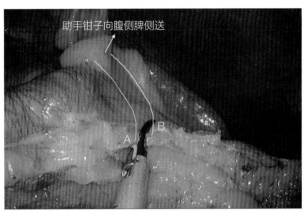

**图 8-12　外侧游离脾结肠韧带**

助手两只钳子不要向尾侧扯大网膜，而是向腹侧提拉大网膜，向脾侧送，这是防止脾曲撕裂的安全操作。

除非 T3 ~ T4 脾曲肿瘤可能浸润到大网膜（B 线），一般 T1 ~ T2 的脾曲肿瘤或者降结肠肿瘤均可紧贴结肠外侧游离（A 线）。

## （5）横结肠脾曲游离（动画 ⑫）

　　转换为头高右侧低位，此时扶镜手移到术者右手边。患者右脚边的器械护士稍微向尾侧移动。助手左手钳子切换成肠钳，抓提横结肠中段脂肪垂向尾侧牵拉，右手抓提网膜左动脉弓向腹侧，术者左手抓提网膜右动脉弓形成三角张力，切开网膜血管弓外侧较薄的大网膜进入网膜囊腔。脂肪组织少的病例手术中很容易进入网膜囊腔，但是部分病例因为大网膜相互粘连且大网膜与横结肠系膜前叶粘连也较复杂，开放网膜囊腔不是每次都顺利。沿着横结肠壁游离的话，一般都比较省事。特别是在脾曲附近时，大网膜与左侧腹壁粘连，偏离横结肠进行大网膜切除的话，可能花费大量的时间来离断不同层次的大网膜，沿着结肠壁游离则可以很大程度上减少游离时间（图 8-13）。

　　脾曲结肠一般对横结肠口侧游离长度要求较高，此时尽量向右侧游离大网膜，一直到肝圆韧带附近（图 8-14），该处是胚胎发育过程中的旋转中心，该处多为网膜囊腔的右侧界。扩大左半根治时，则需进一步游离肝曲。

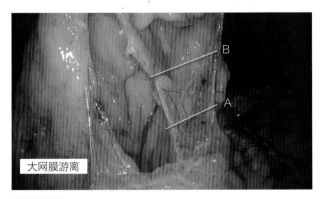

**图 8-13　头侧入路打开网膜囊腔**

从横结肠中段，紧贴结肠壁游离网膜附着处，进入网膜囊腔。脾曲 T3 ~ T4 的肿瘤，适当切除约 3cm 大网膜（B 线）；T1 ~ T2 的脾曲肿瘤或者降结肠肿瘤，无须切除大网膜（A 线）。无须紧贴着网膜血管弓离断大网膜。

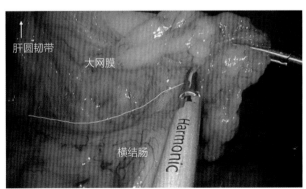

**图 8-14　确定大网膜游离的右侧界**

向右侧游离大网膜，一直到肝圆韧带附近，该处是胚胎发育过程中的旋转中心，为网膜囊腔的右侧界。

此外，胃后壁与横结肠系膜前叶粘连的病例也不少，此时万变不离其宗，细心游离找到胰腺下缘，之后沿着胰腺向脾曲游离，其他的组织都可以不用辨别解剖层次，一并离断（图8-15）。

助手两把钳子牵拉横结肠脾曲脂肪垂，向尾侧。肥胖的患者，胰腺下缘有很多微细的血管，用超声刀游离时仅切开横结肠系膜前叶（大网膜后叶），稍微切深就可能损伤胰腺组织或者横结肠系膜背侧叶。偏瘦的病例，可以一直从头侧内侧向外侧游离，与之前的外侧入路相会合（图8-16）。但是肥胖的病例手术中则把横结肠以及降结肠向内侧翻转，借用助手的戳卡从外侧游离脾曲比较容易操作。

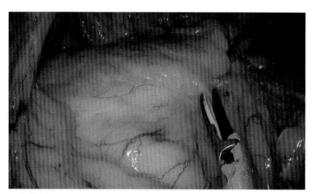

**图 8-15**　离断横结肠系膜根

胰腺尾侧的凹陷处为横结肠系膜根，一并离断横结肠系膜的前叶（大网膜后叶）和横结肠系膜后叶（横结肠固有系膜）。

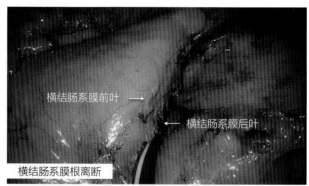

**图 8-16**　横结肠系膜的前、后叶

离断的横结肠系膜的前叶（大网膜后叶）和横结肠系膜后叶（横结肠固有系膜）。

## （6）IMV 中枢侧及肿瘤支配动脉的处理（动画 ⑬）

肠管外侧游离结束之后，助手牵拉 IMV 向尾侧，有利于术者游离 IMV 中枢侧，术者在十二指肠悬韧带外侧，胰腺下缘高度离断 IMV 中枢侧（图8-17），并切开系膜到边缘血管弓附近，以降低肠管提出体外时候的张力。翻转脾曲之后，整个胰腺周围以及肾前筋膜横结肠系膜解剖就一目了然了（图8-18）。

可能有的病例术中发现由 SMA 左侧直接分出的副结肠中动脉（AMCA）营养结肠脾曲。对于此类病例，是否在根部离断，还未达成共识。一般选择在横结肠系膜的胰腺下缘高度离断即可（图8-19）。

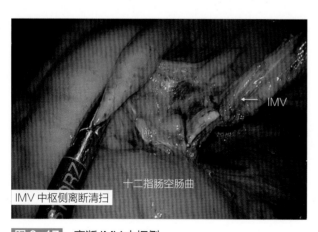

**图 8-17**　离断 IMV 中枢侧

在紧靠十二指肠悬韧带外侧，胰腺下缘高度离断 IMV 中枢侧。

如果肿瘤边缘 10cm 范围之内还有结肠中动脉左支（ltMCA）则应该进一步游离到 MCA 根部，进行肠系膜中动脉根部淋巴结（#223）清扫。但降结肠中段癌，一般不用游离到结肠中动脉左支根部。

牵拉结肠头尾端向肚脐正中观察有无张力，如果有张力，则适当沿着 LCA 血管蒂以及切开肿瘤尾侧 10cm 处的肠管系膜，头侧沿 ltMCA 血管蒂向口侧肠管 10cm 处切开系膜，但是边缘动脉不要急于离断，留给小开腹体外操作。副结肠中动脉的离断一般在胰腺下缘即可，过度地游离可能导致胰腺营养血管的损伤（动画 ⑬）。

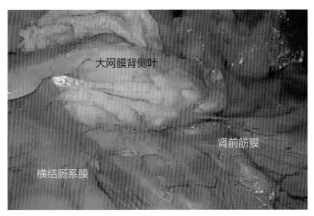

**图 8-18**　横结肠系膜与肾前筋膜

胰腺表面覆盖着大网膜背侧叶，胰腺背侧为肾前筋膜，两者之间为横结肠系膜。

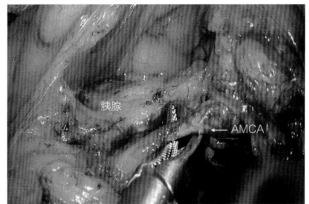

**图 8-19**　副结肠中动脉离断位置

紧贴着胰腺尾侧离断副结肠中动脉。不宜靠近 SMA 根部，防止损伤胰腺背侧血管分支。

## （7）小开腹，标本切除

肚脐戳卡切口上下延长，标记肿瘤两端 10cm 处，处理边缘血管，进行功能性端端吻合（Functional end to end anastomosis，FEEA）。腹膜缺损部不用关闭，结肠术后一般不常规放置引流管。12mm 戳卡筋膜缝合 2 针，各戳卡皮肤采用皮内缝合。

## 4 结语

降结肠脾曲癌因残留乙状结肠较长，需注意保留肠系膜下动脉血供又要考虑根部淋巴结清扫，IMV 背侧入路的游离方法以及以胰腺下缘为解剖标志的脾曲游离法是稳定性非常好的游离方法。同时，为了安全进行手术，还需要对脾曲的胚胎学发生以及横结肠系膜解剖要有充分理解。

**参考文献**

[1] 山口茂樹 下部消化管癌に対する標準手術［Web 動画付き］.

### 附录视频

- 动画 ⑩　8.1　腹腔镜降乙交界癌手术技巧（内侧游离）
- 动画 ⑪　8.2　腹腔镜降乙交界癌手术技巧（外侧游离）
- 动画 ⑫　8.3　腹腔镜降乙交界癌手术技巧（头侧游离）
- 动画 ⑬　8.4　腹腔镜降乙交界癌手术技巧（IMV 离断及系膜裁剪）
- 动画 ⑭　8.5　腹腔镜下左结肠癌根治术
- 动画 ⑮　8.6　腹腔镜副结肠中血管处理病例

# 第9章 日本内镜外科学会技术评价标准

Endoscopic surgical skill qualification system of the Japan Society for Endoscopic Surgery（JSES）

要点

（1）腹腔镜外科手术技术评价的总则以及结直肠癌手术评价标准。

（2）外科手术中团队协作的技术细化通用标准。

## 1 前言

日本内镜外科学会（Japan Society for Endoscopic Surgery，JSES）的技术认定制度，是基于原始无剪辑手术录像，对内视镜外科医生的技术水平进行客观评价的学术制度。其主要目的是使外科医生及其团队的腔镜技术有一个细化的技术衡量标准。

本章主要介绍认定医考试的通用评价标准。手术技巧评价体系有通用标准以及各脏器标准。手术通用标准并不是对手术器械操作的灵巧度进行判定，而是对手术是否顺利推进、获得良好术野、是否有良好的张力等团队协作进行判断。是为了培养能安全实施高难度手术、具备指导助手的指导型外科人才，而不是为了培养身怀绝技的外科医生，这是该制度的宗旨。

特别是在结直肠外科，近年来申请人数一直攀升，但是日本内镜外科学会一直严格控制合格率在30% 左右（**图 9-1**），目的是从众多的外科医生里选拔具有综合指导能力的外科人才。

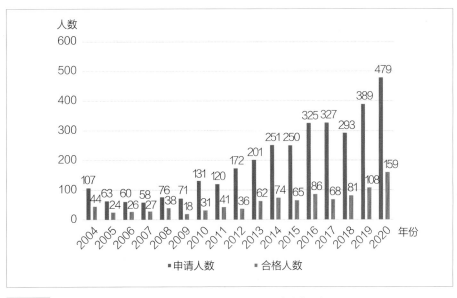

**图 9-1** 日本内视镜外科技术认定医考试合格情况（结直肠）

## 2 通用标准

通用标准总共分为四大评价项目：① 手术推进。② 术野展开。③ 手术技巧。④ 缝合、打结。共60分，再加上各个脏器的评价标准的40分，合计100分。每个手术录像经过两个主审盲审，得分同时在70分以上才认定为合格。

## 项目I： 手术推进 (表9-1) (16分)

该项主要对手术进程是否流畅、术者主导性以及指导性进行评价。

### I-1 手术推进及速度（4分）

审查是否顺利推进手术。对审查的术式并没有明确标记手术时间。这就防止术者为了追求缩短手术时间，而把手术做得很粗糙，引起并发症。但如果手术很顺利结束，乙状结肠癌根治术或者高位直肠癌根治术一般要求总手术时间在3h左右都可以提交考核。肥胖或者脂肪组织较多的病例手术，是不建议提交审查的。如何判定手术是否顺利推进，主要从手术计划性、顺畅性以及手术时间来综合评价。在做每一个步骤时没有游离到位，之后还要返工，这样就被看作是计划性不够好。此外，手术不要停下来，这是体现手术流畅度以及缩短手术时间直接相关的。比起一味地做每个步骤的手术技巧上追求快，倒不如有计划地预想到下一步该做什么，很有计划性地且连续性地进行手术。山口教授团队成员术后都要求立即复习自己的手术，把做得不好的地方剪辑成3min视频进行早会交班时汇报用，其实经过一天临床工作，再拖着疲惫的身体看自己刚做过的手术是极其痛苦的事情。术者在手术中可能不觉得，术后回头看时却发现很多时候自己什么也没有做，或者做了很多无效动作，只有减少这些无效操作或者不间断地能持续手术，才能使得手术进程更加顺利，这样可以在不经意间缩短手术时间。

### I-2 术者主导性（4分）

在实际手术中年轻医生很多时候都是跟上级医师搭台手术的，术者都是听助手指导做每一个步骤。这样是达不到内视镜外科医培养目的的。技术认定医的理念是为了培养将来能够应对高难度手术的外科医，并且有指导助手能力的指导医。这就有点像国内的硕士生导师、博士生导师，你首先必须经过科研的基础训练，有良好的科研思维才能有资格招收硕士研究生或者博士研究生。手术必须呈现高度的术者主导性，虽然术中没有录音，但从动作细节来看，还是能够看出来的。比如说乙状结肠癌根治切除时，处理肠系膜下动脉根部，术者钳子示意抓提部位之后，助手钳子再去抓提，这样就显示出术者主导，而不是一上来，助手就直接抓提血管蒂，这些细节都是需要平时团队协作养成的。在这样一个教与学的过程中，团队整体就知道术者的意图，也就很容易标准化。

### I-3 术者指导性（4分）

术者的指导性是与主导性分不开的，是评价术者是否确实指导了助手。这也是外科技术传承的重要环节。比如说，第一助手跟随术者的指示有良好的术野，或者扶镜手是否把操作的中心放在屏幕中央等，这些都是属于指导性的范畴。如果视野暴露不好、术野中心也在屏幕的角边上，那么这就是术者没有尽到指导医生的责任，考试时是必须扣分的。如果助手钳子长时间空置，这也可能是术者没有指导好。当然，单孔手术以及减孔手术不在此次讨论范围，也不纳入考试之中。

## Ⅰ-4 与助手间的协调（4分）

助手钳子与术者的左手钳子之间微细的张力调节，属于考核项目之内。也就是常说的对抗张力，这是内视镜下手术的最基本操作。助手钳子长时间没有干活或者与术者之间协调太差导致系膜撕裂出血，最后致使手术时间延长都是扣分项目。比如说，肠系膜下静脉处理时，助手牵拉过度导致静脉断裂出血，这个项目就是0分。当然如果助手仅仅是个摆设，基本上全是术者一个人在手术，也顶多只有3分。

表9-1 通用标准评分表 项目Ⅰ

| 项目Ⅰ 手术推进 | |
| --- | --- |
| Ⅰ-1 手术推进及速度 | 分数 |
| 手术推进是按计划且顺利推进的，手术时间在标准时间之内 | 4 |
| 手术的计划性以及进展还有待改善，手术时间相对来说有点长 | 2 |
| 手术缺乏计划性以及没能顺利推进 | 0 |
| Ⅰ-2 术者主导性 | 分数 |
| 游离、切开等主要操作是按术者的意图进行的，助手只是辅助性的 | 4 |
| 偶尔助手主导手术进程 | 2 |
| 明显是助手主导手术进程 | 0 |
| Ⅰ-3 术者指导性 | 分数 |
| 术者对助手以及扶镜手的指导比较确切，保证手术顺利推进 | 4 |
| 偶有助手以及扶镜手的不正确操作，没有及时予以纠正 | 2 |
| 术者根本没有去纠正助手以及扶镜手的不正确的操作，直到手术结束 | 0 |
| Ⅰ-4 与助手间的协调 | 分数 |
| 术者与助手之间协调良好，有良好的术野展开以及对抗张力 | 4 |
| 术者与助手之间的协调稍微有不足之处，需要术中调整 | 2 |
| 术者与助手之间的协调不足，导致手术时间延长或者造成出血 | 0 |
| 没有助手或者助手如同摆设则为3分 | |

## 项目Ⅱ：术野展开 （表9-2）（15分）

术野展开项是对戳卡位置、显示屏上的术野以及是否保持干净的术野等进行评价。助手的对抗张力以及相互协调都是考查内容。从这个项目开始对那些可能导致重大并发症的操作设置了"地雷项"，如导致组织损伤的大出血、肠管壁损伤需要术中缝合等，若出现，都是一票否决的。

### Ⅱ-1 腔镜戳卡（3分）

腹腔镜手术的戳卡布局很大程度上决定了手术的难度，需要根据患者身高、体重、肿瘤的位置等因素放置戳卡。如果被认为改变戳卡位置可能降低手术难度或者缩短手术时间，可能就被扣分。此外，如果造成手术严重进展缓慢，妨碍手术进程即被定义为0分。

放置戳卡时，造成脏器损伤即为"地雷项"，直接终止手术审查。比如说肥胖患者高位直肠前切除术时，右下腹戳卡直接顶着小肠，钳子更换进出腹腔时直接损伤肠管，则属于"地雷项"。对于使用微细钳子手术时，比如说用细钳子直接腹腔穿刺时，损伤腹壁下动脉血管也是属于"地雷项"。

### II-2　是否以术野操作为中心（3分）

一般来说在大多数医院扶镜手是低年级医师或刚毕业的轮转医生，可能很难理解整体的手术流程，但这不应该是术野不好的借口。术者应该用口头传达或者直接调整腔镜，达到一个良好的术野。特别是超声刀的工作面如果在盲区进行手术操作，则直接就是0分。

### II-3　是否对目标脏器有良好的视角（3分）

该项目主要评价术者与助手协调显露出良好术野，包括出血时能否迅速用吸引管进行吸引、止血。术野游离、切开组织观察不充分时，可能会减分，盲目操作时直接就是0分。

### II-4　术野展开1（对抗张力的建立）（3分）

该项目主要针对术野展开的助手使用的钳子牵拉部位、力度、方向进行评估。如果有需要改进的地方则酌情减分，造成出血或者引起手术危险则记0分。钳子导致脏器损伤或大的出血则直接纳入"地雷项"。在直肠肛侧系膜游离时，助手钳子牵拉脂肪垂造成浆膜撕裂出血，则可能减分，如果是牵拉导致卵巢等重要脏器出血，则直接结束考核。

### II-5　术野展开2（术者的非优势钳子使用方法）（3分）

该项目主要是对术者左手钳子进行评估，很有可能跟刚才的II-3重复减分。虽然根据每个外科医生的手术习惯不一样，但是术者左手没有使术野良好展开，目标脏器观察很困难时，则可能减分。且只要有盲目的操作，直接0分。这跟传统的开腹手术不一样，开腹手术深部组织即便看不见，有时只要手指尖凭着感觉结合着"心眼"或多或少也可以把手术推进，在现代化的腔镜手术时代，这是不允许的。

表9-2　通用标准评分表　项目II

| 项目II　术野展开 | |
| --- | --- |
| II-1　腔镜戳卡 | 分数 |
| 戳卡型号、放置位置、放置方法都比较合适 | 3 |
| 戳卡型号、放置位置需要稍微改善，这样可能降低手术难度 | 1.5 |
| 戳卡型号、放置位置或者放置过程中导致出血或引起手术时间延长 | 0 |
| 戳卡型号、放置位置或者放置过程中导致重要脏器（如肠管、大血管等）损伤 | 地雷项 |
| II-2　是否以术野操作为中心 | 分数 |
| 术野基本上位于显示器中央 | 3 |
| 偶尔术野在显示器边缘 | 1.5 |
| 术中有看不到的、盲目的操作 | 0 |

续表

| 项目Ⅱ　术野展开 | |
|---|---|
| Ⅱ–3　是否对目标脏器有良好的视角 | 分数 |
| 手术操作部位有良好的视角 | 3 |
| 偶有因为出血或者术野展开方法有待改进，导致的操作部位显示不良 | 1.5 |
| 术野不安全或者有问题 | 0 |
| Ⅱ–4　术野展开 1（对抗张力的建立） | 分数 |
| 术野展开时采用的钳子插入部位、组织接触、牵引方向、牵引力度均比较适当 | 3 |
| 术野展开时采用的钳子插入部位、组织接触、牵引方向、牵引力度均有待改善 | 1.5 |
| 术野展开时采用的钳子插入部位、组织接触、牵引方向、牵引力度有危险操作的地方 | 0 |
| 助手牵拉导致组织损伤引起出血或者引起脏器损伤需要暂停手术，进行修复 | 地雷项 |
| Ⅱ–5　术野展开 2（术者的非优势钳子使用方法） | 分数 |
| 术者的非优势钳子始终有良好的张力，术野保持良好 | 3 |
| 术者的非优势钳子操作有待改善，可能导致手术时间延长 | 1.5 |
| 术者的非优势钳子导致术野展开不充分，有盲目操作或者导致危险的操作步骤 | 0 |
| 单手操作的手术比如说单孔手术时，该项记为 0 分 | |

# 项目Ⅲ：手术技巧 (表 9–3) (19 分)

项目Ⅲ主要是对使用的钳子、能量装置选择和使用方法、游离层次的辨认以及血管辨认、游离、离断等技术细节进行评价。特别是正确的游离层面以及血管的处理方法是极其重要的，每个项目都有5分。

## Ⅲ–1　使用钳子（3 分）

手术器械中使用的钳子必须有明确的分类。比如说，分离钳就只能用来游离血管周围硬性的组织，而不能用来抓持肠管系膜或肠管。肠管抓持时必须用无损伤钳子，因为有损伤钳子其潜在的威胁不可能为 0，外科医生需要把潜在的手术风险降到最低。特别是对长期服用激素的患者，肠系膜水肿严重，这种情况下即便是无损伤钳子都很有可能造成撕裂出血，这都是需要术者考虑的。当然，每个医院的实情不一致，很难要求把所有的手术钳子备齐，但因为使用钳子造成的手术出血或者手术时间延长，将是减分项目。

## Ⅲ–2　组织牵拉（3 分）

该项主要是对术者左手钳子以及助手钳子操作进行评价。不仅是对术野显露方式，还对钳子牵拉的力度不当，可能造成组织拉伤或者存在损伤的风险进行评价。如有，则酌情减分。需要进行组织修复的话，则直接"踩地雷"。很多直肠癌手术可能用绷带牵拉直乙交界肠管，造成的撕开出血也属于该评价范围。

## Ⅲ-3　能量装置选择（3分）

使用什么样的能量装置倒是没有多大的讲究，但是原则就是确保安全且高效地推进手术。比如说，在切开组织张力较大的膜时一般选择电刀比较快，在游离血管周围淋巴管及毛细血管较多容易造成渗血的情况下则选择超声刀，离断微细血管时使用血管凝固装置等。随着新型的超声刀尖端逐渐细化，从头到尾一直使用超声刀的外科医生也逐渐增多，需要注意的是超声刀的活动刀头有气蚀损伤效应，且活动刀面温度很高，造成肠管壁烧伤时是减分项目。一旦造成需要缝合加强等肠管损伤，则是属于"地雷项"。

## Ⅲ-4　游离层次（5分）

游离层次是一台手术中的重中之重。走错层次进行游离势必造成不必要的出血以及组织损伤，一般来说也是每个审查员的重点审查项目。乙状结肠（或高位直肠前切除）切除时，结肠系膜与腹下神经前筋膜、后腹膜下筋膜之间的层是正确的游离层面。瘦小的病例脂肪组织较少时，膜间隙很难找到，粗暴的游离可能撕裂肠系膜。相反，肥胖的患者很难找到游离层，出血也较多，短时间游离层次修复好，减分较少。如果游离层面向后腹膜偏移太多，损伤输尿管则是"地雷项"。

## Ⅲ-5　血管处理（5分）

止血或主要血管处理是手术考查的重点环节。稍微有点出血或者渗血这是在所难免，如果术者能够及时止血这也不会造成扣分，这在评分细则里已特别强调了。主要的供血血管必须要求血管全周骨骼化，而不是裸化。在肠系膜下动脉处理时，如果血管比较细小，可以不用切除血管鞘。但是如果因为血管鞘周围处理不周到，造成的血管钛夹不能夹闭，这是扣分项。或者在止血操作时盲目电凝，盲目地上血管夹止血都有可能"踩到地雷项"。特别是过度依赖血管凝固装置，当血管骨骼化不充分时，导致的血管凝固装置只离断了一半的血管，造成还有一半的血管没有一次离断，需要再一次凝固夹闭掉，这是"地雷项"。因此，这就要求平时手术时养成一个良好的习惯，如果出血，不要着急凝固止血，首先压迫止血，等准备周全之后，再尝试有条不紊地止血。

表9-3　通用标准评分表　项目Ⅲ

| 项目Ⅲ　手术技术 | |
|---|---|
| Ⅲ-1　使用钳子 | 分数 |
| 钳子选择是否适当，使用方法是否确切 | 3 |
| 换用其他的钳子或者适当的改进使用方法可能缩短手术时间 | 1.5 |
| 选用的钳子不当或者使用方法不当导致出血或者有危险操作 | 0 |
| 选用的钳子不当或者使用方法不当导致脏器损伤，需要修复 | 地雷项 |
| Ⅲ-2　组织牵拉 | 分数 |
| 抓提组织方法以及牵拉方向、力度适当 | 3 |
| 改进组织牵拉方法以及适当调整力度及方向可能缩短手术时间 | 1.5 |
| 组织牵拉方法以及使用钳子、力度不当造成出血或者组织损伤 | 0 |
| 组织牵拉方法以及使用钳子、力度不当造成脏器损伤，需要修复 | 地雷项 |

续表

| 项目Ⅲ 手术技术 | |
|---|---|
| **Ⅲ-3 能量装置选择** | **分数** |
| 能量装置选择、使用方法得当 | 3 |
| 存在能量装置选择或者与使用方法相关的手术时间延长 | 1.5 |
| 存在能量装置选择或者与使用方法不当而引起的出血或手术风险 | 0 |
| 选择的能量装置以及错误的使用方法导致周围脏器损伤，需要手术修复 | 地雷项 |
| **Ⅲ-4 游离层次** | **分数** |
| 游离层次适当 | 5 |
| 游离层次有点偏差，但在短时间内修复好了 | 3 |
| 最初开始层次就错误，且一直没有修正到正确层面 | 0 |
| 在错误的游离层进行操作，损伤到周围组织或者脉管 | 地雷项 |
| **Ⅲ-5 血管处理** | **分数** |
| 血管确认方法、游离、止血操作、钛夹或电器械使用、离断等操作恰当 | 5 |
| 没有正确地找到主干血管，虽然造成出血但是快速止血，有效控制出血 | 4 |
| 血管确认方法、游离、止血操作、钛夹或电器械使用、离断等操作因素引起手术时间延长 | 3 |
| 血管确认方法、游离、止血操作、钛夹或电器械使用、离断等操作方法存在明显需要改进的地方 | 0 |
| 存在盲目电凝止血或者盲目血管夹止血 | 地雷项 |
| 注意：存在可能降低恶性肿瘤根治度的操作，比如说抓持肿瘤部位造成可能的肿瘤播散 | |

## 项目Ⅳ：缝合、打结 (表9-4)（10分）

　　腔镜技术认定制度的目的还在于审查术者的双手协调能力，因此对缝合打结操作设定了考核项。但不是每种术式都要缝合打结，此时可以尝试用体外训练Drybox缝合打结提交审查。当然，1次打结偶尔顺利的可能性大，即使如此，也必须是连续打结2次，这样降低了偏差。此外对体内缝合、打结满分各设定为5分，总分10分；Drybox缝合打结，则缝3分，打结4分，总共7分，还是有些侧重。同样是体内打结，若为缝扎或者标记用的缝合，则满分也是只能给3分。对体内缝合，但是用推结器的体外打结，这看不出水平高低，满分也只能是给3分。

　　山口教授团队在直肠吻合操作时一般采用侧端吻合方式，即乙状结肠对系膜缘和直肠残端的侧端吻合。为了减小吻合口局部张力，常常在吻合口左前壁加缝两针。然而，这种操作很有可能在提交评审视频时被认定为目的不明确的缝合而导致减分。因此，尽量减少不必要的操作是通过技术认定的关键点之一。

表9-4　通用标准评分表　项目Ⅳ

| 项目Ⅳ 缝合、打结 | |
|---|---|
| **Ⅳ-1 缝合技术** | **分数** |
| 缝合是否按照术者意图进行，且正确、迅速进行操作 | 5 |
| 持针调整、运针方向存在明显改善的地方，导致手术时间延长 | 2 |

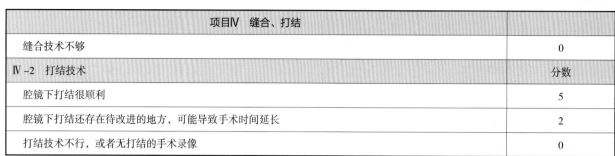

| 项目Ⅳ  缝合、打结 | |
| --- | --- |
| 缝合技术不够 | 0 |
| Ⅳ–2  打结技术 | 分数 |
| 腔镜下打结很顺利 | 5 |
| 腔镜下打结还存在待改进的地方，可能导致手术时间延长 | 2 |
| 打结技术不行，或者无打结的手术录像 | 0 |

\* 临床病例缝合、打结的体腔内操作，满分各为 5 分。

\* 体腔内缝合、缝扎操作，满分为 3 分。

\* 临床病例的体外打结，满分为 3 分，比如说用体外推结器。

\* 练习器械的体外缝合操作，满分为 3 分，打结操作满分为 4 分。

\* 缝合练习箱内进行的缝合结扎操作，必须从持针动作开始到剪线结束，且连续打两个结的未裁剪录像。此外要求每个缝合需要连续 3
  个打结，开始两次必须用方结结或者是外科结。但是提交的审查手术录像，有腹腔内打结操作的话，是无须额外递交上述视频的。

结直肠癌手术的考核主要以乙状结肠或者高位直肠手术为准，其具体细节在下一章进行详细讲解。其详细评分项目如**表 9–5** 所示，其中术野展开是否良好、抓持组织与游离操作、止血控制、手术流程是否得当等项目始终贯穿着整个手术每个环节。

表 9-5  结直肠癌手术评分标准

| 项目Ⅰ  综合（10 分） | 分数 |
| --- | --- |
| 1. 手术开始时腹腔内探查、小肠以及大网膜移出视野外的操作是否正确 | 2 |
| 2. 手术结束时是否确认戳卡穿刺部、血管断端、游离部位是否有出血，有无腹腔内纱布等异物残留 | 2 |
| 3. 术中钳子直接抓取肿瘤部位、是否无瘤操作 | 2 |
| 4. 是否注意防止肠管损伤 | 2 |
| 5. 手术是否有计划性 | 2 |
| 项目Ⅱ  游离操作（10 分） | 分数 |
| 1. 术野展开是否良好 | 2 |
| 2. 抓持组织或者器械操作是否得当，出血时是否有效控制 | 2 |
| 3. 手术流程是否得当，是否造成手术时间无故延长 | 2 |
| 4. 内侧游离及外侧游离时腹膜切开的位置、方法是否得当 | 2 |
| 5. 游离层次是否正确，游离范围是否恰当 | 2 |
| 项目Ⅲ  中枢侧淋巴结清扫（10 分） | 分数 |
| 1. 术野展开是否良好 | 2 |
| 2. 抓持组织或者器械操作是否得当，出血时是否有效控制 | 2 |
| 3. 手术流程是否得当，是否造成手术时间无故延长 | 2 |
| 4. 中枢侧淋巴结清扫是否恰当 | 2 |
| 5. 血管确认方式以及离断方式是否恰当 | 2 |

续表

| 项目Ⅳ　肠管切除、吻合（10 分） | 分数 |
| --- | --- |
| 1. 术野展开是否良好 | 2 |
| 2. 抓持组织或者器械操作是否得当，出血时是否很好控制 | 2 |
| 3. 手术流程是否得当，是否造成手术时间无故延长 | 2 |
| 4. 肛侧肠管游离、肠系膜处理是否得当 | 2 |
| 5. 自动缝合器、吻合器的使用方法是否确切 | 2 |

# 3 结语

　　日本内镜外科学会技术认定评价通用标准总体来说是为了审查手术是否由术者主导、顺利推进。在整体操作过程中，术者对游离层次的把控，离断血管的细节处理，指导第一助手进行术野展开以及扶镜手的方向调整，带领整个团队有序、有计划地完成手术。尽量减少不必要的操作，即便很炫技的操作也不会给手术加分，因为手术评价体系不是为了选拔超级技能的外科"大咖"，而是培养具有领导团队协作、整体统筹规划、安全有序手术的外科医生。

　　在过去的十几年里日本的这套评价体系成为所有腔镜外科医生的技术准则，使日本的腔镜外科医规范化技术得以大范围普及，从整体上提高了外科医生的技能，也就是为什么我们看日本医生的手术时，总觉得都是一个模式套路出来的，能够有条不紊地进行手术。这都要归功于这一套制度体系，使外科医有章可循。

　　外科手术离不开团队协作，必须要依靠助手、指导助手、团队统一对术式有综合判断，达到一个程序化模式，才能顺利推进手术，进而依靠一传一的模式，逐渐培养出梯队人才。希望"他山之玉"可以引入我国的腔镜外科领域，对我国的腔镜发展在培养制度和资格认定方面有一个客观的参照依据，进而形成一套符合我国国情的评价体系，从整体上提高我国腔镜外科医生的基本技能，给患者提供更加安全、规范的手术。

**参考文献**

[1] 森 俊幸等, JESE 技术认定医共同基准的项目及评价项目　临床外科 第 74 卷 第 5 号。2019 年 5 月 .

# 腹腔镜下乙状结肠切除术

Laparoscopic sigmoid colectomy

（1）腹腔镜乙状结肠（高位直肠）切除术的技术要点及评价细则。

（2）术中的注意事项以及陷阱。

## 1 前言

腹腔镜结直肠癌手术因肿瘤所在部位不同其技术难度也不一致。为了达到统一标准，日本内镜外科学会把乙状结肠或者高位直肠切除术作为标准的审查术式。本章主要对日本内视镜外科资格认定医考试合格的手术进行详细解说，讲解其技术要点及注意事项。

## 2 技术总论

### （1）腹腔内探查及扶镜手技术要点

肚脐第1戳卡放置好之后，首先观察肝脏表面有无转移。如果镜子不够长，不能观察到膈下的肝脏部分，则把戳卡内侧套筒插入最深。肝脏表面观察结束后，再把戳卡适当退缩，达到宽广视野。术野展开时采用远距离，以便观察全貌。在寻找游离层面或者切开线等精细的解剖标志时，则适当近距离放大视野。扶镜手需要熟练掌握远景、近景、俯瞰以及仰望等视角的操作方法。

### （2）戳卡放置

放置戳卡时，尖端必须在视野范围内，戳卡尖端不能接触肠管等脏器。戳卡外侧套筒挂住腹膜时，需要半回旋推进。不仅如此，在标本摘除之后，重新气腹回到腹腔内操作时，一定要在腹腔镜下进行操作，盲目调整戳卡可能导致小肠损伤或者髂血管损伤等。

### （3）钳子操作

术者与助手的协调操作是非常重要的。夹着组织的钳子在视野之外进行盲目操作是被禁止的。抓提肠管或者移动小肠时的镜下操作时，动作受限极大，此时为了避免损伤肠管，需要术者与助手之间相互协调。从近侧戳卡移动近侧组织，退钳子时钳子肯定是夹闭的，此时如果张开钳子很可能把组织一同卡在套筒内，造成组织损伤。如果出现该情况，可以让对侧的助手协助操作。

### （4）术者帮助手，左手帮右手

腹腔镜手术时因为"镜面效应"或者直肠癌肿瘤太大没法越过肿瘤抓取对侧系膜时，术者此时抓取需要牵拉的组织递给助手；当助手绷直的肠系膜下血管蒂使术者左手很难抓住光滑的腹膜形成三角牵拉时，助手稍微放松点，以便于术者左手抓取，这都是术者与助手之间的默契配合。当内侧游离时，术者右手先伸进降结肠系膜背侧稍向腹侧挑肠系膜，术者左手再紧跟其后。

确切地在后腹膜下筋膜与肠系膜交界处向腹侧推肠系膜，构建成一个非常宽广的背侧空间，并以此向腹侧术者侧牵拉肠系膜，形成一个立体的牵拉面（图10-1）。

### （5）内侧游离是牵拉背侧后腹膜下筋膜还是向腹侧推肠系膜？

在助手两支钳子把肠系膜根部以及肠系膜下静脉腹侧牵拉好之后，术者从背侧向腹侧推肠系膜时，需要注意：① 术者左手钳子不能太尖，防止损伤肠系膜。② 左手参与术野展开，右手游离时倾向于钝性游离。③ 背侧的筋膜被悬吊起来之后，连同背侧的输尿管以及生殖血管都向腹侧偏移，可能造成副损伤。

另一种方法则常见于电刀使用者，左手牵拉背侧后腹膜下筋膜时（图10-2），对抗张力可能导致助手钳子滑脱引起肠系膜出血。其次，背侧的腹主动脉以及脊椎可能限制了左手钳子的活动度，对偏瘦的病例，该操作受限制更大，很可能难以显示出正确的游离层。

综上所述，术者应该理解各种术野展开方法的优缺点，适当调整。

### （6）能量装置使用

右手的能量装置在切开或离断组织时，有时够不着或者方向不对，此时左手应该调整好角度，迎合能量装置切割方向，但是一味地强拉可能导致静脉撕裂出血，因此在处理血管时，先把周围的脂肪组织处理干净，以便更容易上血管夹。

超声刀能量装置在中枢侧淋巴结清扫或者肠系膜处理以及脂肪组织离断时较为常用。使用时要注意

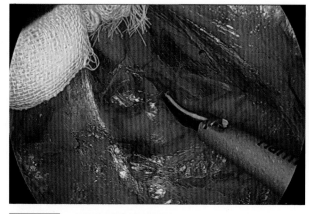

**图10-1** 术者左手推肠系膜法

抓一块小纱布，从后腹膜下筋膜与肠系膜交界处向腹侧推肠系膜，超声刀游离膜与膜之间的间隙。

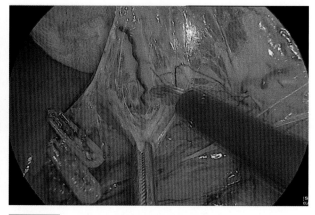

**图10-2** 术者左手牵拉后腹膜下筋膜法

术者左手牵拉后腹膜下筋膜与肠系膜交界处向背侧近侧，术者右手用电刀游离。

气蚀损伤，需要在肠管壁或者血管壁周围可游离间隙内，有一定的空间才可激发超声刀，离断脂肪组织。

在做乙状结肠手术时，需要使用超声刀离断脂肪的地方只在两处，一处是肠系膜下动脉根部清扫淋巴结时，另一处是在离断肛侧肠管处理肠系膜时，其余的都是在层与层之间的间隙里游离，不需要切断脂肪。

确切地凝固组织需要超声刀加压，此时注意超声刀尖端盲区的副损伤以及活动刀面的热损伤。

在处理肠系膜下动脉血管鞘时，夹闭组织之后金属刀头如果是靠近血管的，则应当适当旋转超声刀，使活动刀头远离血管（图10-3），这些安全细节也是需要外科医生熟知的。

铲型电刀在用于切开腹膜等血管较少的层面时比较快速。但因为缺乏远近空间立体感，在悬空状态通电，接触肠系膜的一瞬间由于惯性可能穿破刺入脂肪内，造成不必要的损伤。因此，电刀尖端应该确切地接触到组织之后再进行通电。不是靠电刀的牵引力而是借助电刀与组织接触一瞬间的通电来切离组织。尖端过度伸入组织内，用铲型电刀的侧面切开则可能导致尖端热损伤，因此电刀与组织的点状接触面进行锐性的游离，才是电刀的正确使用方法（图10-4）。

## （7）显露出正确的游离层面

良好的左手张力可以减少手术暴露术野的时间。术者左手抓持切除位点的稍远处，并且牵引方向稍做调整，就会显露出必要的游离层面。左手抓持位点切换次数越少，手术推进也越快。比如在游离 IMA 根部时，术者左手张开波纹钳，用钳子单侧面向腹侧抬 IMA 背侧，此时钳子与背侧完全咬合，这样张力足够，也就很容易辨别左侧腰内脏神经分支。在游离肠系膜背侧时，牵拉后腹膜下筋膜绷紧，适当地松动一下，就可以辨别移动的后腹膜筋膜与不动的肠系膜。这样寻找膜与膜之间的间隙。但是，在直乙交界背侧游离时，过度牵拉可能导致腹下神经背侧、腹侧都出现疏松的游离层，头尾方向走行的微细血管周围脂肪组织里包裹着自主神经，因此要有意识地走腹侧间隙。在做直肠游离时，牵拉腹膜缺损部的脂肪组织会导致脂肪更加挫伤撕裂，最好是牵拉有腹膜的部位。因此，在游离时，不是盲目地切开游离，而是把术野暴露好之后，所有手术成员看见之后都认为那是正确的游离层，这样才安全。

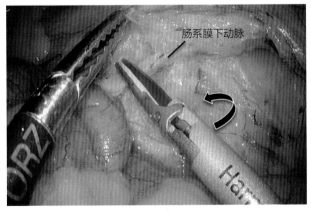

**图10-3　防止超声刀活动刀面的副损伤**

右手超声刀平行夹闭肠系膜下动脉腹侧脂肪，稍微逆时针旋转后使超声刀活动刀面远离血管，再激发超声刀。

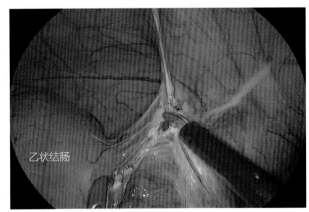

**图10-4　电刀点状切开**

电刀尖端不宜过多深入组织内，靠与组织点状接触一瞬间通电切割组织。

# 3 各论

腹腔镜乙状结肠切除（高位直肠前方切除术）的技术细节进一步分为 10 个步骤，每个步骤都有详细的技术要点以及可能存在的盲点。

## （1）视野展开与确保

肚脐切口放置腔镜戳卡，观察有无肝转移以及腹腔转移，如果此刻已经存在不可能根治切除的远处转移，则可以关腹转为化疗。其余戳卡在直视下放置，右下腹戳卡要避开腹壁下血管，防止出血（**图 10-5**）。采取头低、右侧低位。把大肠以及大网膜翻转到头侧（**图 10-6**），小肠也从十二指肠韧带背侧像翻书页样翻转到右侧头侧（**图 10-7**）。回肠末端与右侧骨盆入口若有粘连一并游离松解，肥胖的病例小肠向盆腔内滑动的话，则在右侧髂外血管凹处在回肠末端背侧放置一块纱布（**图 10-8**），IMA 根部右侧有小肠妨碍术野时，则继续沿着小肠系膜根部放置长条形纱布，防止小肠滑入到左侧。女性患者子宫妨碍术野时，首先悬吊子宫。这样从十二指肠水平段、腹主动脉、左侧结肠系膜以及盆腔都在俯瞰视野范围之内（动画⑯）。

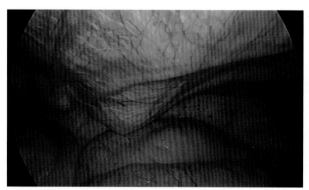

**图 10-5** 戳卡避开腹壁下血管

头低 5°，使右下腹小肠向头侧稍微移动，乙状结肠与高位直肠手术一般放置在血管外侧，低位直肠手术时，在腹壁下血管内侧较多。助手握拳压对侧腹壁，戳卡较容易进入腹腔。

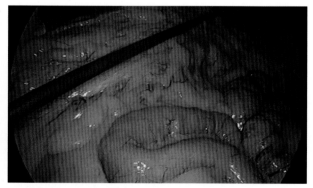

**图 10-6** 移动大网膜向头侧

头低 10°，大网膜向头侧移动，连同横结肠向头侧翻转，尽量放在肝脏左叶腹侧。过度的头低位反而妨碍后续小肠视野展开。

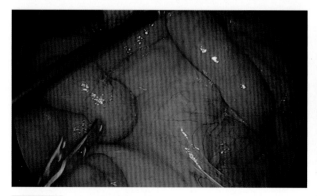

**图 10-7** 小肠向右侧移动

右侧低位，小肠像翻书一样向右侧翻转，直到十二指肠悬韧带到空肠都呈面状展开。

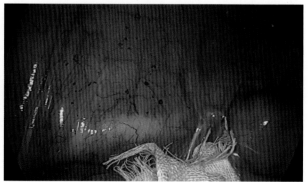

**图 10-8** 回肠向头侧移动

继续加大头低角度达到 15°～18°，使回盲部及回肠末端都向头侧移动，在右侧髂总血管外侧放置一块纱布，防止小肠滑入盆腔内。

### (2) 肠系膜切开与直肠固有系膜显露

助手两支钳子辅助术野展开，一般直肠癌手术入路以直肠后间隙入路比较多，也有的先处理血管根部。后者沿着左右髂血管分叉部向头侧切开腹膜。前者助手钳子牵拉乙状结肠与上段直肠系膜，两把钳子之间适当隔开距离，使直肠系膜右侧呈面状张开，张力要适宜（图10-9）。如果有癌转移的淋巴结或癌较大，则适当地改为牵拉脂肪垂或结肠系膜。术者左手钳子闭合，向右背侧压头侧骨盆筋膜且适当地向头侧牵拉，产生对抗张力。腹膜与浆膜切开线，从骶岬右侧的肠系膜凹陷区域开始，也就是常说的右侧直肠旁沟。如术者与助手之间的张力不协调，会造成切入到

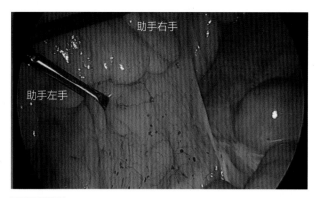

图 10-9　助手位于患者左手边，助手钳子牵拉乙状结肠与上段直肠系膜，两把钳子之间适当隔开距离，使直肠系膜右侧呈面状张开

直肠系膜或者向外侧偏离，进入到输尿管腹下神经筋膜外侧，即侧方淋巴结清扫的层面。右侧直肠旁沟腹膜切开之后，把上腹下神经丛、腹下神经前面的疏松结缔组织向尾侧游离。找到非常光滑的直肠固有系膜，保护好腹下神经且向尾侧进行游离。

### (3) 辨认上腹下神经与腹下神经

助手向左外侧、头侧牵拉结肠系膜，结肠系膜与后腹膜组织保持适当的张力，从骶岬附近切开结肠系膜，使上腹下神经向背侧游离。一直沿着正确的游离层向左外侧继续游离，在这个环节不用刻意去确认输尿管以及生殖血管，但是应该对输尿管与现在的游离层是什么样的位置关系，是否已经偏入到输尿管层等要心中有数。结肠系膜要充分切开，这样才可以减少钝性游离，钝性游离容易造成不必要的出血且层次游离不清，不经意间可能损伤神经等。

### (4) 显露肠系膜下动脉、离断血管、淋巴结清扫

助手保持恒定的张力，沿着腹主动脉水平线向肠系膜下动脉根部切开腹膜，此时注意不要损伤小肠系膜。如果肥胖的患者小肠妨碍术野，助手的钳子可以适当挡一下，此时镜像效应导致助手很难准确地操控钳子，术者可以暂停手术，纠正一下助手钳子，这样手术推进比较顺利。助手张力不足时，术者左手适当提拉腹膜，右手单手法进行游离（图10-10）。肠系膜下动脉（IMA）与腹主动脉的夹角逐渐增大，才有利于鉴别腰内脏神经及其分支（图10-11）。

IMA根部血管鞘较厚时，建议打开血管鞘结扎，血管鞘内侧有包绕腰内脏神经丛的结肠支，这是离开血管壁最安全的地方（图10-18）。离腹主动脉1cm处的管壁周围血管鞘按照四步法进行游离。第1步：超声刀尖抓持IMA右侧腰内脏神经结肠支处，稍向腹侧扬，确定没有过多夹闭血管壁之后激发超声刀离断血管鞘右侧壁（图10-12，图10-19a）。第2步：超声刀非活动刀头紧贴血管壁腹侧，离断腹侧血管鞘（图10-13，图10-19b）。第3步：继续张开超声刀，非活动刀头角度恰好越过血管壁，伸入到左前壁血管鞘背侧并离断（图10-19c）。这一步是之后的钛夹能否顺利放入到血管左侧的关键。第4步：超声刀面伸入到血管壁右背侧向背侧推（图10-14，图10-19d），远离IMA血管壁后激发超声刀。这样只剩下IMA左后侧壁血管鞘，这是超声刀死角。分离钳紧贴着血管壁钝性游离开之后（图10-15），IMA

左侧呈镂空状态，这样方便血管夹一次夹闭。

第 1 个血管夹不要太贴近大动脉，因为即便血管撕裂出血或者夹子滑脱，还可以有补救一个夹子的机会，太靠近根部结扎，一旦出血将很难止血。根部残留端可以用 2 个夹子（**图 10-16**），尾侧可以用组织剪离断；也可以放置一个夹子，用超声刀凝固模式离断。超声刀使用时，需要注意尖端别损伤左侧腰内脏神经主干。离断血管根部，整个张力会下降很多，此时进一步离断左侧血管鞘，张力进一步降低，可以清楚辨别左侧腰内脏神经的结肠分支，锐性离断（**图 10-17**）。

清扫之后的淋巴结尽量不要牵拉，特别是助手钳子牵拉血管蒂时，尽量抓裸化出来的血管根部，但又要注意别碰掉血管夹。

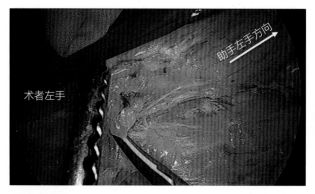

**图 10-10** 张力不足时，术者左手适当提拉腹膜，右手单手法进行游离

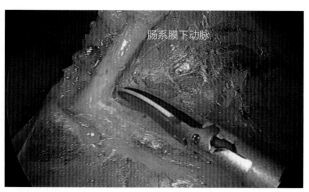

**图 10-11** 肠系膜下动脉于腹主动脉的夹角逐渐增大，才有利于鉴别腰内脏神经及其分支

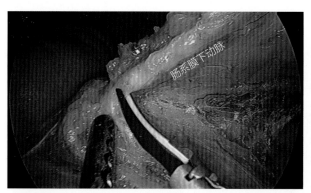

**图 10-12** 距离肠系膜下动脉根部 1cm 处打开右侧血管鞘

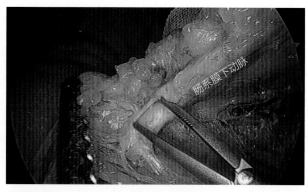

**图 10-13** 钝性分离腹侧血管鞘间隙

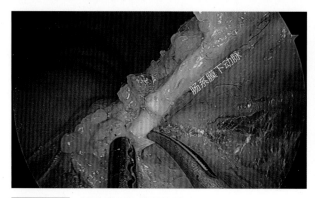

**图 10-14** 游离背侧血管鞘间隙

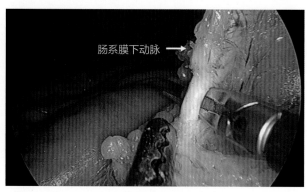

**图 10-15** 钝性游离血管鞘左侧壁间隙

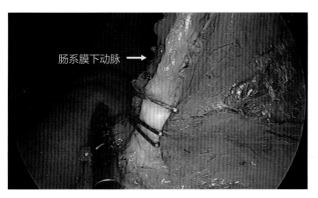

图 10-16　钛夹夹闭血管根部

肠系膜下动脉

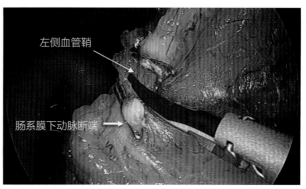

图 10-17　离断血管后，张力会减低一些，继续离断左侧血管鞘，张力继续大幅下降

左侧血管鞘

肠系膜下动脉断端

## （5）离断肠系膜下静脉、左结肠动脉

沿着肠系膜下动脉左侧的结肠系膜光滑面向头侧外侧游离，如果脂肪较多，该处很难游离出正确层面，则继续沿着 IMA 根部向左侧肾脏方向切开腹膜，此时在 IMV 背侧有恒定的疏松层，沿着该层从头侧向尾侧游离（**图 10-20**），沿输尿管层面从肾下极水平一直向尾侧游离，与之前游离的 IMA 根部相交汇。此时所有悬浮起来的组织参照头侧的光滑系膜面离断。继续沿着正确的固有层面向外侧尾侧游离（**图 10-21**），有一些毛细血管需要预止血，防止撕裂出血影响术野。在降乙交界处，超声刀游离角度不好时，可以切换到左手的波纹钳进行钝性分离（**图 10-22**）（动画 ⑰）。

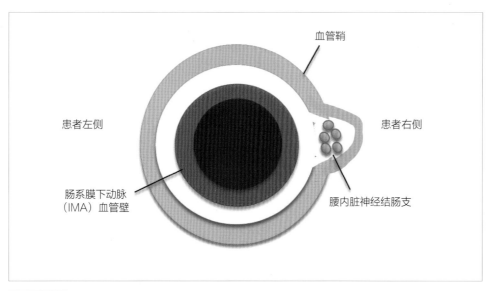

血管鞘

患者左侧

患者右侧

肠系膜下动脉
（IMA）血管壁

腰内脏神经结肠支

图 10-18　肠系膜下动脉周围血管鞘

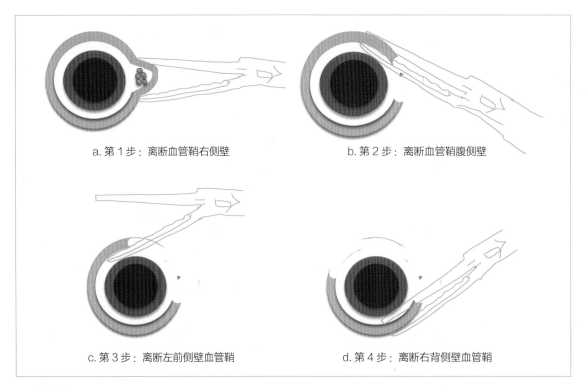

a. 第1步：离断血管鞘右侧壁

b. 第2步：离断血管鞘腹侧壁

c. 第3步：离断左前侧壁血管鞘

d. 第4步：离断右背侧壁血管鞘

**图10-19** 肠系膜下动脉周围血管鞘离断方法

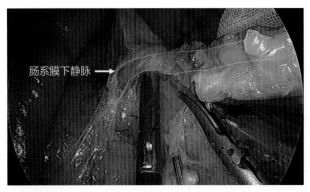

**图10-20** 向 IMV 背侧游离，进入到肾前筋膜。这个区域筋膜比较厚，容易找到正确的游离层

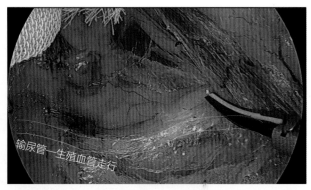

**图10-21** 参照头侧的肾前筋膜层向尾侧游离，扩大内侧游离间隙。这样输尿管及生殖血管自然而然地向背侧游离开来

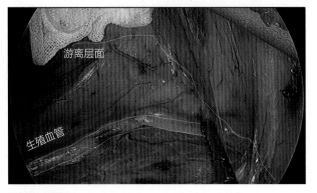

**图10-22** 在降乙交界处，超声刀游离角度不好时，可以切换到左手的波纹钳进行钝性分离

参照头侧的乙状结肠系膜层向尾侧游离，扩大直肠上段背侧游离间隙。这样不容易进入到背侧的腹下神经后疏松间隙（图 10-25）。此外直乙交界处输尿管离肠系膜比较近，参照头侧的乙状结肠系膜层以及尾侧直肠系膜光滑层确定切除位点，避免损伤输尿管（图 10-26）。

助手左下腹钳子向尾侧绷直 IMA 血管蒂，助手右手钳子逆时针旋转降结肠系膜，使 IMV 与术者右手能量装置垂直，从背侧游离左结肠动脉（LCA）以及肠系膜下静脉（IMV），即便肥胖的病例，血管背侧的脂肪还是相对分布较少，容易找到血管。与 IMA 同等高度游离 LCA 以及 IMV，血管夹夹闭后离断（图 10-27）（动画⑱）。

直肠癌以及乙状结肠癌的第三组淋巴结清扫范围如何界定还存在一定的争议。在日本一般以 IMA 根部与腹主动脉交汇点为中心，半径约为 1cm 区域被认为是 253 淋巴结的界线，再往外侧则为腹主动脉周围淋巴结（#216 组）（图 10-23）。

IMV 离断高度是以 IMA 清扫水平持平。没有必要清扫到胰腺下缘边界，因为这块区域属于降结肠系膜。实际临床中直肠癌以及乙状结肠癌极少有淋巴结向胰腺下缘的降结肠系膜转移。因此，在日本普遍认为 253 淋巴结清扫的上界是 IMA 根部 1cm 处的水平线延长，与左结肠动脉以及肠系膜下静脉交汇处。外科医生在挑选淋巴结时，也把左结肠动脉分支点作为 253 淋巴结的尾侧界线（图 10-24）。

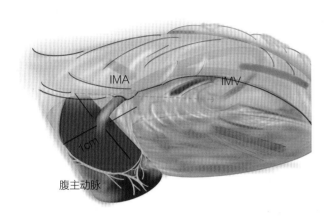

图 10-23　#253 淋巴结上界。IMA 根部与腹主动脉交汇点为中心，半径约为 1cm 区域被认为是 253 淋巴结的范围，之外则属于腹主动脉淋巴结（#216）

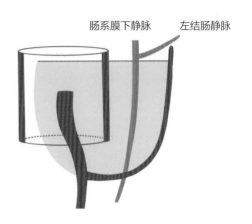

图 10-24　#253 淋巴结范围。253 淋巴结清扫的上界是 IMA 根部 1cm 处的水平线延长，与左结肠动脉（LCA）以及肠系膜下静脉（IMV）交汇处。左结肠动脉起始点为 253 淋巴结的尾侧界线

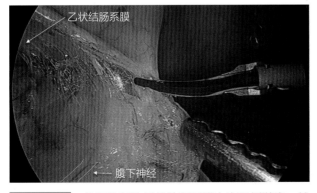

图 10-25　参照头侧的乙状结肠系膜向直肠侧游离，扩大直肠上段背侧游离间隙。这样不容易进入到背侧的腹下神经后疏松间隙

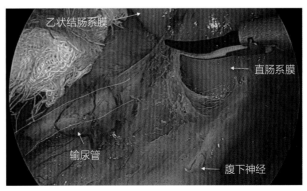

图 10-26　离断神经的结直肠支时，参照头侧的乙状结肠系膜层以及尾侧的直肠系膜层确定切除位点

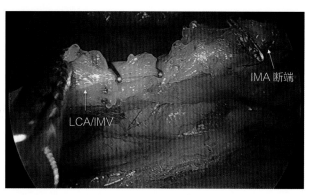

图 10-27　从背侧游离左结肠动脉（LCA）以及肠系膜下静脉（IMV），即便肥胖的病例，血管背侧的脂肪还是相对分布较少，容易找到血管

### (6) 确认生殖血管以及输尿管

离断 IMA、IMV、LCA 之后，内侧游离的视野更加宽阔。助手抓提 IMA 断端附近，使结肠系膜向腹侧绷紧，形成一个屋顶状。从内侧继续加大力度向外侧游离，看到输尿管、生殖血管向背侧安全游离之后，一直游离到左结肠旁沟。一般来说，内侧游离与外侧游离之间的层次是隔开一层膜的，外侧游离走行在生理融合间隙里，内侧游离则相对较深，走行于肾前筋膜腹侧（图 10-28）。

如果途中发现肾脏完全显露或者看见左髂总血管，则分离过深，需要立即修正。内侧游离到观察到白色有光泽的结实组织，这是壁侧腹膜或左结肠旁沟，此时尽量别急着打开该层膜。一般建议从外侧游离时才打开。当然，在内侧充分游离、确认输尿管安全之后，再离断 IMV、LCA 也是可以的。

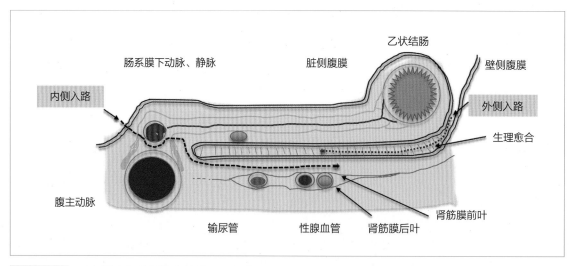

图 10-28　内侧游离与外侧游离的层面示意图

### (7) 外侧游离

内侧游离结束后放置一块纱布于乙状结肠背侧外侧游离时，助手左上腹钳子把降结肠系膜向内侧牵拉，左下腹钳子牵拉乙状结肠脂肪垂向患者右头侧，术者直接向左下腹压乙状结肠外侧，与术者左手形

成对抗张力。在乙状结肠与腹膜愈合线靠近肠系膜一侧 2mm 处切开腹膜，如果不小心偏入到腹膜背侧，适当地修复游离层面，以内侧放置的纱布为参照向降结肠方向游离（图 10-29）。之前内侧游离结束时放置的纱布，可作为外侧游离时的参照点。术者左手钳子牵拉纱布块，可以有更好的张力，且防止钳子直接牵拉造成的脂肪组织撕裂。

　　游离降结肠时助手左手牵拉外侧腹膜向 4 点方向，助手右手牵拉降结肠肠脂垂向 11 点方向，术者左手牵拉肠管向 7 点方向，构成三角张力。超声刀迅速向脾下极方向游离降结肠外侧（图 10-30）。已经游离出来的部位因为缺少腹膜保护，过度牵拉可能造成脂肪组织破碎引起淋巴细胞播撒，务必牵拉有腹膜覆盖的组织（动画⑲）。

　　肾脏水平外侧的降结肠游离时，助手右手钳子牵拉脾曲肠脂垂向 11 点方向，使降结肠直线化。术者左手牵拉降结肠远离背侧肾前筋膜。助手左手牵拉外侧腹膜向超声刀靠近（图 10-31），常规游离到脾脏下极为宜。

　　游离直肠时助手从患者双腿间移动到左侧。显示器移动到患者左脚。尾侧切开沿着左结肠旁沟，以游离出来的直肠后侧壁光滑的直肠固有系膜为参照进行游离，注意别切入到肠系膜内侧。此时助手左下腹钳子可以抓提直肠系膜向患者右下腹牵拉，助手另一只钳子压左侧骨盆入口处向外侧，使背侧的输尿管等重要脏器远离游离切面（图 10-32）。以游离出来的光滑的直肠固有系膜为参照进行直肠左背侧游

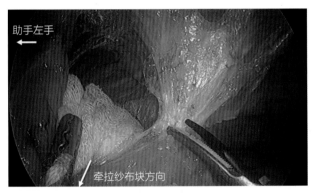

**图 10-29**　内侧游离结束时放置一块纱布，作为外侧游离时的参照点。术者左手钳子牵拉纱布块，可以有更好的张力，且防止钳子直接牵拉造成的脂肪组织撕裂

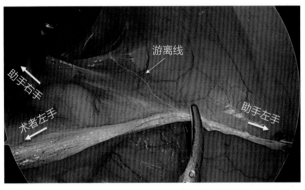

**图 10-30**　助手左手牵拉外侧腹膜向 4 点方向，助手右手牵拉降结肠肠脂垂向 11 点方向，术者左手牵拉降结肠肠管向 7 点方向，构成三角张力。超声刀迅速向脾下极方向游离降结肠外侧

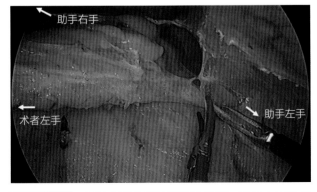

**图 10-31**　肾脏水平外侧的降结肠游离。助手右手钳子牵拉脾曲肠脂垂向 11 点方向，使降结肠直线化。术者左手牵拉降结肠远离背侧肾前筋膜。助手左手牵拉外侧腹膜向超声刀靠近

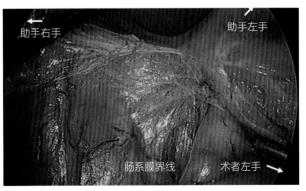

**图 10-32**　直肠左外侧游离。助手左手牵拉直肠系膜向 1 点方向，助手右手钳子收紧，向 9 点方向往外侧压，使输尿管向外侧远离直肠固有系膜

离 （图 10-33）（动画⑳）。

直肠右背侧游离时，助手左手牵拉直肠右侧系膜向 12 点方向，助手右手牵拉 IMA 血管蒂向 10 点方向。以头侧游离出来的直肠系膜为参照进行直肠右背侧游离。可见右侧下腹下神经主干 （图 10-34）。延长直肠背侧游离面。术者左手轻轻抓提神经周围组织向 5 点方向，保护好神经 （图 10-35）。

### （8）肛侧直肠系膜处理

助手在患者左侧，助手左手抓提肛侧预定切除线头侧的肠系膜向 11 点方向。助手右手牵拉血管蒂向 8 点方向，术者左手牵拉预定切除线系膜侧，构成三角张力 （图 10-36）。超声刀首先切开肠系膜表层一直到肠壁附近，降低肠系膜张力 （图 10-37）。游离直肠上动脉以及静脉，钛夹夹闭后超声刀离断 （图 10-38）。离断血管之后，整体肠系膜张力减低。

游离直肠背侧时，助手左手牵拉直肠右侧系膜向 3 点方向移动，助手右手可放入血管蒂背侧，挑起直肠左外侧壁向腹侧。使得直肠呈绷直状态。在显露直肠浆膜层之后，用肠钳或者分离钳沿着直肠壁的弧度钝性游离出间隙，作为游离终点线的指引。以直肠壁为参照，超声刀在肠管近旁的血管间大口离断

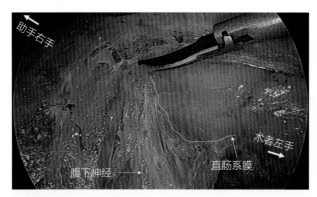

**图 10-33** 以游离出来的光滑的直肠固有系膜为参照进行直肠左背侧游离

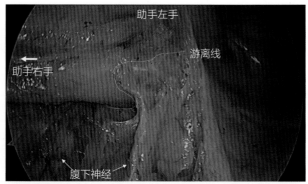

**图 10-34** 直肠右背侧游离。助手左手牵拉直肠右侧系膜向 12 点方向，助手右手牵拉 IMA 血管蒂向 10 点方向

以头侧游离出来的直肠系膜为参照进行直肠右背侧游离。可见右侧下腹下神经主干。

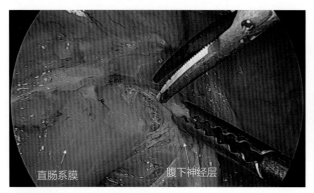

**图 10-35** 延长直肠背侧游离面

术者左手轻轻抓提神经周围组织向 5 点方向，保护好神经。

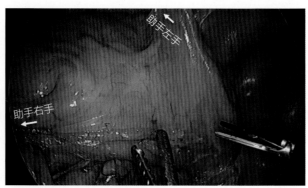

**图 10-36** 确定肛侧离断线

助手左手抓提肛侧预定切除线头侧的肠系膜向 11 点方向。助手右手牵拉血管蒂向 8 点方向，术者左手牵拉预定切除线系膜侧，构成三角张力。

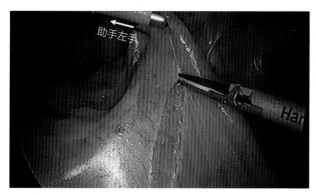

**图 10-37**　切开表层肠系膜

首先切开肠系膜表层一直到肠壁附近，降低肠系膜张力。

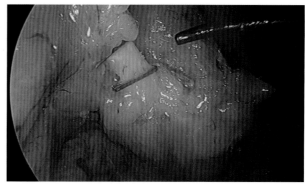

**图 10-38**　离断直肠上动脉

游离直肠上动脉以及静脉，钛夹夹闭后超声刀离断。离断血管之后，整体肠系膜张力减低。

脂肪组织，这些血管一根都不要离断这是最理想的。右侧稍微游离 20%，背侧游离 60%，最后从左前方游离参照右侧的游离线离断剩下的20%，这样不容易偏（图 10-39）（动画㉑）。

## （9）肠管离断

离断肠管前模拟离断角度（图 10-40），肠管夹夹闭直肠系膜离断的口侧缘，肠管夹的目的是使直肠壁平坦化且阻挡肠内容物，方便切割闭合器离断直肠。尽量靠近头侧用肠管阻断夹闭合肠管。肛侧肠管进行常规冲洗（500mL），如果残留物较多，酌情增加冲洗量（图 10-41）。但是

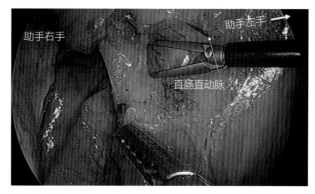

**图 10-39**　显露肠管壁

分离钳沿着肠管外形弧度，在直肠直动脉之间游离直肠系膜，确保肠壁安全之后，超声刀大口离断肠系膜。不要损伤直肠直动脉。

肠管清洗不是必需项目，器械护士装填好切割闭合器，术者检查直肠后间隙有无纱布、小肠滑入，在良好的术野与模拟之后，用切割闭合器沿着肠管夹垂直夹闭肠管（图 10-42）。此时一定要从背侧观察切割闭合器是否刺入肠管浆膜内，确认左侧输尿管安全后离断肠管。冲洗肠管断端观察有无活动性渗血，以及清洗可能散落的肿瘤细胞（图 10-43）。

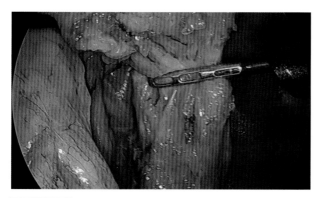

**图 10-40**　离断肠管前模拟离断角度

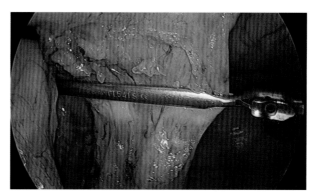

**图 10-41**　尽量靠近头侧用肠管阻断夹闭合肠管。肛侧肠管进行常规冲洗（500mL），如果残留物较多，酌情增加冲洗量

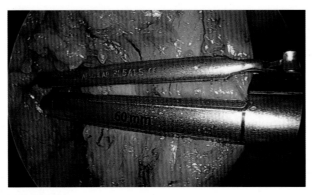

图 10-42  紧贴着肠管阻断夹放入直线切割闭合器。高位直肠一般均可一次离断

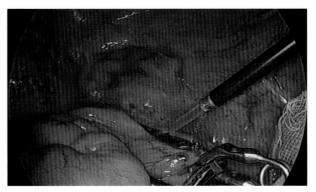

图 10-43  冲洗肠管断端

冲洗肠管断端观察有无活动性渗血，以及清洗断端切面。

## （10）肠管吻合

确认结肠断端到直肠断端有足够距离之后才进行体外操作离断肠管。吻合器缓慢沿着骶骨弧度伸入直肠，中心杆在直肠切割钉中心附近穿刺出肠管壁，当最后一层膜被挡在中心杆的底段时，可用分离钳背侧压肠管壁或者直接用电刀切开。观察肠系膜有无扭转，缓慢闭合吻合器。常规用环形吻合器 25mm（ILS）进行侧端吻合。完全闭合前再次确认周围脂肪组织或者肠脂垂没有被卷入吻合口之后，完成吻合（图 10-44）。

酌情进行吻合口漏试验，重新调整左下腹戳卡，使引流管朝向盆腔内。放置 19Fr 引流管于直肠背侧（图 10-45）。按顺序把小肠、横结肠回位，大网膜也铺平防止正中小切口粘连。直视下拔除各个戳卡，观察有无出血。停止气腹，在直视下缓慢退出镜子，整个腔镜下手术操作结束（动画㉒）。

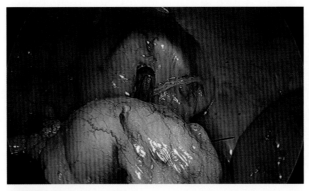

图 10-44  DST 吻合

常规用环形吻合器 25mm（ILS）进行侧端吻合。完全闭合前观察有无肠系膜扭转以及周围脂肪是否嵌入吻合口。

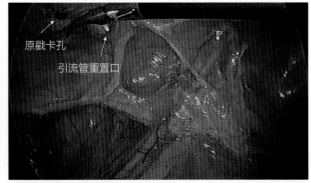

图 10-45  放置引流管

重新调整左下腹戳卡，使引流管朝向盆腔内。放置 19Fr 引流管于直肠背侧。

原戳卡孔
引流管重置口

## 4 结语

本章结合了笔者自身的考试原始录像进行细化讲解。手术强调团队整体协作，平时每次手术之后都要善于总结，经过裁剪手术录像发现自己不足之处或者比以前有改进的地方，更进一步利用手术录像在团队内一起学习。腹腔镜乙状结肠或者高位直肠的手术每个技术要点都贯穿了腹腔镜精细操作的手术理念，这些习惯都是靠日常手术时的经验积累，因此从平时就开始养成一个良好习惯，把每台手术都当作是内视镜外科认定医师资格考试，用这些技术细节要点来严格要求，久而久之整个团队的协作能力就会大大提升。

**参考文献**

[1] 竹政伊知朗 . 超音波凝固切開装置 :LCS を用いた S 状結腸切除手術手技について［J］. 日本内視鏡外科学会教育セミナー，2017.
　　* 此文献为日本内镜外科学会内部教育培训资料，并非发表的文章 .
[2] 日本内視鏡外科学会臓器別評価項目 . 大腸（2016 年更新）.
　　* 此文献为日本内镜外科学会网页公开资料，并非发表的文章，所以均可如实使用 .

## 附录视频

- 动画 ⑯　10.1　排列肠管
- 动画 ⑰　10.2　内侧游离、离断 IMA
- 动画 ⑱　10.3　离断 IMV、LCA 扩大内侧游离
- 动画 ⑲　10.4　外侧游离
- 动画 ⑳　10.5　游离直肠
- 动画 ㉑　10.6　离断直肠
- 动画 ㉒　10.7　DST 吻合

# 第 11 章　直肠癌手术必要的解剖基础

Surgery anatomy for rectal cancer

> **要点**
>
> 介绍直肠及肛门周围的主要神经、血管走行以及直肠周围疏松结缔组织层。

## 1　前言

直肠位于狭窄的骨盆深处，周围有自主神经以及泌尿生殖系脏器包绕，直肠癌根治术难度大。随着近年有画面扩大效果的腹腔镜手术技术的迅猛发展，直肠周围及盆腔内脏器解剖有很多地方都被外科医生重新认识。

目前直肠癌手术方式包括传统的开腹手术、腹腔镜手术、机器人手术以及经肛门直肠切除术。不管哪种术式，都遵循着 Held 教授提出的直肠全系膜切除（Total mesorectal excision，TME）的理念，即直肠系膜无损伤的 en-block 切除为最根本原则。TME 与术后局部复发相关。其次，如何确保肿瘤浸润最深处与手术游离面之间的距离即环周切缘（Circumferential resection margin，CRM）也是防止术后局部复发的重要因素。

日本内镜外科学会调查显示，直肠癌手术的腹腔镜下手术在日本逐年上升。根据肿瘤位置以及肿瘤浸润深度而异，术前放化疗、新辅助化疗以及近年来兴起的经会阴入路 taTME 的登场，直肠癌手术已经进入了一个崭新的时期。本章节主要对常见的直肠癌手术所必须掌握的外科解剖进行讲解。

## 2　直肠癌手术的必要解剖

直肠手术的根本原则为：沿着直肠周围正确的疏松结缔组织间隙进行游离、切开且保留好直肠周围的腹下神经、骨盆内脏神经、骨盆内脏神经丛以及神经血管束（Neurovascular bundle，NVB）。正确理解这些神经走行层次及方向，确保安全地保留泌尿生殖功能，是整个手术的关键。此外，术者与助手之间紧密配合，找到直肠系膜周围的其他血管、肌肉、神经等脏器间存在的生理性疏松间隙，进一步展开该间隙进行游离，是决定整个 TME 手术的质量关键环节。在整个手术的过程中，反复地进行确认、保留神经、疏松层的展开及游离这些操作，既要确保彻底地根治，又要最大限度地保留周边脏器的基本功能，这是 TME 手术的技术重点。

## 3 直肠癌手术相关的神经

### (1) 腹下神经（L2~S4）

左、右第 2~4 腰内脏神经汇合，从肠系膜下动脉到腹主动脉分叉部，为上腹下神经，在骶岬前面下行分成左、右腹下神经。腹下神经与射精以及尿道内口关闭相关。

### (2) 骨盆内脏神经（S2~S4）

由第 2~4 骶神经构成，主要是 S3~S4。在梨状肌内侧垂直分出，汇入到骨盆神经丛。参与勃起、排尿、排便功能。

### (3) 骨盆神经丛

由腹下神经以及骨盆内脏神经构成的网状神经丛。从骨盆神经丛分出膀胱、前列腺、精囊腺以及子宫的神经分支。支配前列腺的神经分支与动静脉及周围脂肪组织形成神经血管束（NVB），走行于前列腺的后外侧（图 11-1）。

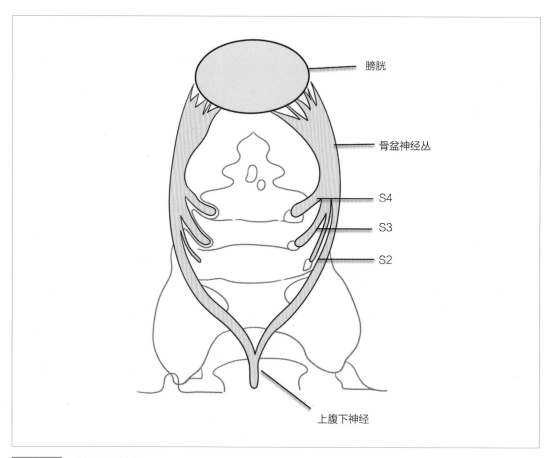

图 11-1　直肠周围神经

## 4 直肠周边的筋膜

直肠周围有腹下神经前筋膜（Pre-hypogastric nerve fascia）、邓氏筋膜（Denonvilliers' fascia）等存在。所谓的筋膜一般指片状构造物，即膜样结构。广义的解剖学定义为：脏器、肌肉、神经周围的胶原纤维致密性纤维性结缔组织。实际 TME 时，直肠系膜与神经周围之间存在疏松的纤维性结缔组织，即所谓的 Holy plane（Held，1998）。

### (1) 直肠前方的筋膜

1836 年，Denonvilliers 首先报道了直肠与前列腺、精囊之间存在强硬的膜样组织（Denonvilliers，1836），之后，被命名为邓氏筋膜（Denonvilliers' fascia）。但是至今为止，人们对该筋膜是否存在还颇有争议。解剖书里描述的是直肠膀胱凹到精囊、前列腺与直肠之间的膜样构造称为邓氏筋膜，主要由纤维性结缔组织构成，其厚度以及起始重点部位均存在个性差异。精囊背侧有骨盆神经丛细小分支走行，如精囊腺完全显露出来，可能造成性功能低下，对于前壁没有浸润的早期肿瘤来说，适当保留该层筋膜为宜。

### (2) 直肠背侧以及侧方的筋膜

直肠背侧以及侧方主要是腹下神经—骨盆内脏神经—骨盆神经丛的内侧以及外侧疏松层。直肠背侧有一层比较宽广的筋膜层，靠近筋膜切除称为 A 层，稍微偏离筋膜切除则称为 B 层。沿着 B 层向侧方游离时，很容易游离到神经外侧。

## 5 直肠的动脉

直肠由 3 条大动脉供应：直肠上动脉（Superior rectal artery，SRA）、直肠中动脉（Middle rectal artery，MRA）和直肠下动脉（Inferior rectal artery，IRA）。SRA 和 IRA 是非常稳定的解剖结构，几乎在所有个体中都能发现。直肠上动脉是直肠的主要供血动脉，最终在直肠顶部附近分叉为 3 条大的终末支（图 11-1），包围直肠的大部分。末端分支主要在距齿状线口侧约 4cm 处进入直肠壁；它们主要沿着黏膜下层到达肛管。直肠下动脉是阴部内动脉的分支，几乎均起源于髂内动脉，主要为肛管供血。直肠上动脉与直肠下动脉的交通支主要是在直肠黏膜下层，而不是在直肠外侧壁层。

### 直肠上动脉（SRA）

直肠上动脉的解剖类型及直动脉分支走行直接关系到直肠癌手术的吻合口血流情况。一般的教科书上写着直肠上动脉是在 6 点方向有一个分支，但实际在直肠后面的直乙交界处 SRA 的主干总是分为两个大分支，一个是 4 点方向的左分支，一个是 8 点方向的右分支。右分支产生了前、后分支，走到直肠壁的后外侧位置，而左分支基本保持单一（图 11-2），分布在直肠壁的外侧。在直肠癌手术时，为了避免术中出血，需要理解该血管的走行角度。

其次，在直肠近端和中段之间，每侧有 3~5 个壁外末端分支到达直肠壁。每个分支部分绕着直肠中轴旋转，随后分成 5~7 个分支穿透肠壁的直动脉。虽说是直动脉，其实并不是直角分出的动脉，而是指直接营养直肠的动脉。直动脉在一般无牵引力的状态下以 60° 角从头侧向尾侧进入直肠壁，实际上

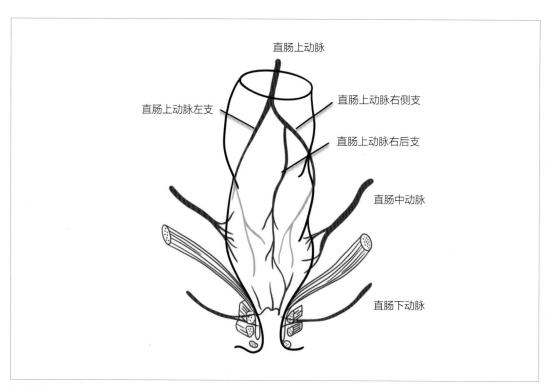

**图 11-2** 直肠的动脉（背侧图）

手术牵拉使得该角度进一步变小，基本上是 30°～45°（**图 11-3**）。在这种情况下用垂直于直肠壁的方式离断肠系膜，则很容易把需要保留下来的直肠直动脉全都切断，造成血运不良。所以在离断肠系膜时，要谨记在直动脉与直动脉之间平行着该血管进行操作。

肠系膜处理时，如何保证在一个水平段离断系膜，也直接关系到吻合口血运。在低位直肠切除离断肠系膜时，超声刀与直肠走行方向成很小的锐角，很容易使右侧肠系膜游离偏高、左侧偏低，造成一个

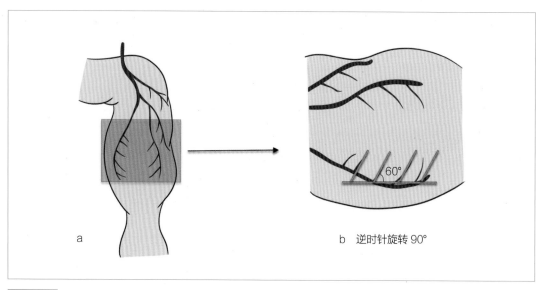

**图 11-3** 直肠直动脉走行

冰激凌样的旋转游离线，使肠管血运左、右两侧壁供血不平衡。因此先从直肠左侧壁游离大约 40% 之后，形成一个靶线，之后再以左侧的切离线高度为参照，从右侧游离 40%，最后再游离背侧 20%（图 11-4a），这样相对来说不容易走偏。在处理直肠上动脉主要血管时，骶岬以下的直肠上动脉一般可用超声刀直接离断。

在高位直肠以及乙状结肠切除时，超声刀与肠管的角度几乎垂直，此时从右侧处理肠系膜更加方便，因此先从右侧游离 20%，之后从背侧游离 60%，最后从左侧前方游离 20%（图 11-4b）。在靠近肠管壁时，如何确保不损伤肠管壁，一般打开肠系膜表层膜之后，用肠钳紧贴肠壁进行钝性分离（图 11-5a），或者是用分离钳的弧形沿肠管壁的弧形游离出一间隙（图 11-5b），确保肠壁与肠系膜间有一定安全距离，再从肠系膜根部向肠管大口离断。安全起见，直乙交界处的直肠上动脉一般用钛夹夹闭之后离断。

直肠中动脉（MRA）是直肠癌手术中非常重要的解剖结构。一般认为，在腹膜返折水平以下所有从外侧穿过骨盆神经丛，进入到直肠固有筋膜的动脉，都被认为是直肠中动脉（MRA），该动脉直接关系到全直肠系膜切除术的完整性。MRA 一般由阴部内动脉分出，其存在比例为 20%~30%（图 11-6a）。然而，也有一部分报道是从前外侧方向穿透神经血管束的。这种类型倾向于小血管，经常与前列腺动脉形成共干（图 11-6b）。

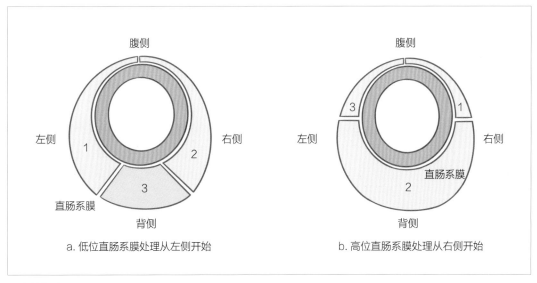

a. 低位直肠系膜处理从左侧开始　　　　　　　b. 高位直肠系膜处理从右侧开始

**图 11-4**　直肠系膜处理方法

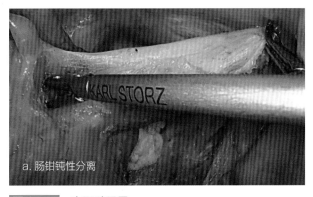

a. 肠钳钝性分离

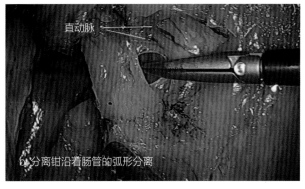

b. 分离钳沿着肠管的弧形分离

**图 11-5**　直肠壁显露

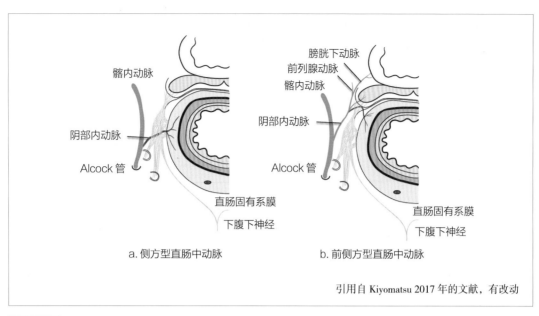

引用自 Kiyomatsu 2017 年的文献，有改动

**图 11-6** 直肠中动脉分型

# 6 肛管解剖

《规约》对肛管的定义是：耻骨直肠肌附着点上缘到肛缘之间的肠管称为外科肛管。肛缘是指有毛皮肤与无毛皮肤之间的分界线。肛管主要由横纹肌与平滑肌构成。横纹肌一般红褐色，通电刺激可以收缩，平滑肌为灰白色，即使电刀刺激也不收缩。实际手术中根据色泽以及收缩方式可以鉴别。整个手术过程最关键的是，要识别出横纹肌收缩一瞬间横纹肌与平滑肌的间隙，进而找到疏松的组织间隙。肛管周围存在的横纹肌主要有肛门外括约肌，包括其皮下环、浅环、深环、会阴横肌、肛提肌（耻骨直肠肌、耻尾肌、髂尾肌）以及球状海绵体肌。平滑肌则有肛门内括约肌、直肠纵肌、Hiatal 韧带、直肠尿道肌等。

## (1) 肛管及其周围肌肉

### 肛管黏膜

肛缘上方有 8 ~ 11 根纵行走向的肛柱，上端连接起来的横线称为肛门直肠线（Hermann 线），与肛管上缘高度一致。肛柱的尾侧端全周性地连在一起的波纹状线样结构称为齿状线，是肠黏膜上皮与皮肤之间的交界线。齿状线与肛缘之间有括约肌间沟，是肛门内括约肌与肛门外括约肌之间的间隙，在实际的手术中可以触摸到，又称为 Hilton 线。肛管长度大约为：肛缘到括约肌间沟 1cm，括约肌间沟到齿状线之间 1cm，齿状线到 Hermann 线 1.5 ~ 2cm，总共为 3.5 ~ 4cm。括约肌肌间直肠切除术（ISR）按照切除的水平分为：a. 在齿状线水平切除的部分括约肌间切除术；b. 括约肌间次全切除术；c. 在括约肌间沟水平的括约肌肌间全切术（**图 11-7**）。

## (2) 肛门内括约肌

肛门内括约肌是与直肠内环肌相延续的肛管上附近逐渐变厚的平滑肌层。属于不随意肌，由交感神经支配。一般情况下处于收缩状态，根据直肠内的大便蓄积反射性地松弛。不排便时，肛门外括约肌

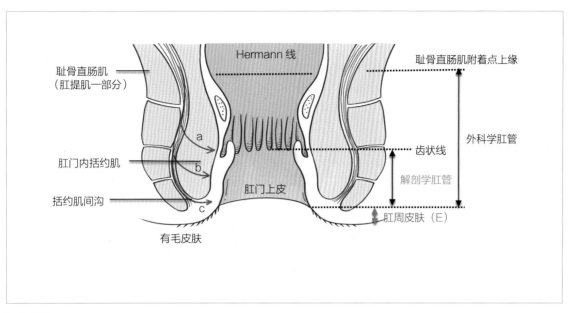

**图 11-7**　肛管解剖

（横纹肌）收缩，阻止直肠内的内容物漏出肛门外。一般认为肛门内括约肌与纵行肌之间是没有交叉纤维的。

## （3）纵行肌

　　直肠外纵肌相延续的平滑肌纤维，在内、外括约肌间向尾侧走行。在肛管上缘正中，纵肌相延续的平滑肌纤维向前后方延伸，在前方形成直肠尿道肌，后方形成 Hiatal 韧带，即直肠尾骨肌（Rectococcygeal muscle）。此外，纵肌继续向尾侧穿入肛门外括约肌，在肛门外括约肌皮下分出小肌束。在后方，穿入肛门外括约肌的纵行肌纤维与胶原纤维相延续，在尾骨背侧附着，形成肛尾韧带（anococcygeal ligament）（**图 11-8**），参与调节肛门收缩力、肛门长度以及肛管角度等，与肛门外括约肌协调紧密。

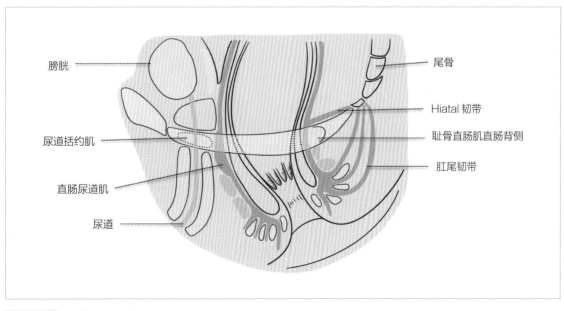

**图 11-8**　肛管周围解剖

### (4) 肛门外括约肌

肛门外括约肌是肛管最外周的横纹肌，是随意肌，可以有意识地抑制肛门排便，分成皮下环、浅环、深环。皮下环是有纵行肌贯穿，使肛门固定在皮肤上。浅环是比较强有力的括约肌，包绕肛管向后方牵拉。深环与肛提肌的耻骨直肠肌相愈合，且界线很难区分。

### (5) 肛提肌

肛提肌分成耻骨直肠肌、耻尾肌、髂尾肌，三者具体的界线很难区分。与排便最相关的是耻骨直肠肌，该肌起始于耻骨后面，经过肛管头侧在后方形成环状，向前方悬吊直肠，形成肛门直肠角，抑制直肠排便功能。ISR 时，须游离耻骨直肠肌与直肠纵肌的附着点。该附着点处耻骨直肠肌的横纹肌纤维中间穿入直肠纵肌的纤维，但是在前方正中，耻骨直肠肌的横纹肌阙如，取而代之的是直肠纵肌相延续的直肠尿道肌（平滑肌纤维）（图 11-9）。

### (6) 直肠尿道肌

肛管前正中有会阴小体，该区域由直肠纵肌相延续的平滑肌组织，向前方延伸到尿道括约肌（女性则为阴道壁），把该间隙组织充填，形成直肠尿道肌。该构造物内部没有明显可以区分的层面，术中需要游离背侧的直肠及侧方的骨盆神经丛分支，以自主神经与直肠壁的层面为参照，确定直肠尿道肌的切离层面，防止损伤尿道。

### (7) Hiatal 韧带

在直肠后方，与纵行肌相延续的平滑肌纤维在肛提肌上拓宽延伸，使直肠与尾骨之间形成韧带一样的结构称为 Hiatal 韧带。有时也被称为直肠尾骨韧带（Anococcygeal raphe），术中从腹腔侧观看，可见该韧带呈 V 字形。其幅度以及长度都有个体差异。在离断 Hiatal 韧带时，需要锐性切断，离断该韧带后，可显露出耻骨直肠肌，沿着该肌钝性游离可进入到肛管。

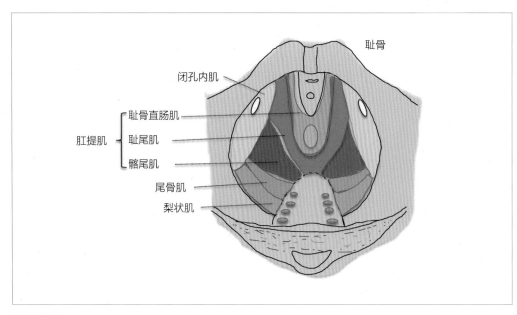

**图 11-9** 盆底肌肉构造

## 7 括约肌肌间切除与腹会阴联合切除的不同层次解剖

腹会阴直肠切断术（Abdominal perineorectal resection，APR）与括约肌肌间直肠切除术（Intersphincteric resection，ISR）所切断的层面以及肌肉组织是有差异的，接下来在 4 个不同层面进行阐述。

### （1）内、外括约肌肌间沟水平

外层是环形的肛门外括约肌（External anal sphincter muscle，EAS），该肌是横纹肌，由下直肠神经以及会阴神经支配，是属于体神经支配的随意肌。Milligan 曾经提出把肛门外括约肌分成深环、浅环和皮下环。皮下环在肛管下端把肛门环状包围，在这个层面可以触及与肛门内括约肌（Internal anal sphincter，IAS）之间的界线，即括约肌间沟。

肛门内括约肌是由 Th2 ~ L2 发出的腹下神经，经骨盆神经丛合流之后发出的交感神经与 S2 ~ S4 分出的阴部神经共同支配的不随意肌构成，属于平滑肌。肛门内括约肌从肛缘口侧 0.5 ~ 1.0cm 处起始，厚度为 2 ~ 6mm，与直肠内环肌相延续（图 11-10）。

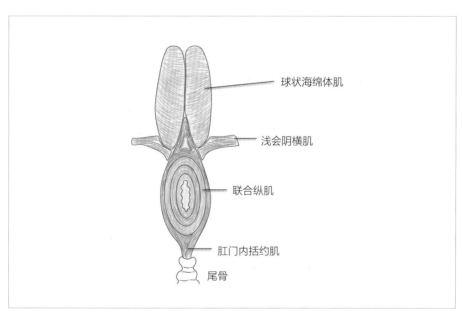

球状海绵体肌

浅会阴横肌

联合纵肌

肛门内括约肌

尾骨

**图 11-10**　内括约肌水平

**直肠周围游离的解剖标志——腹下神经前筋膜与邓氏筋膜**

做 APR 手术时腹腔内游离是根据 TME 理念进行操作的，不能破坏直肠固有系膜，且要保护自主神经群，因此需要有正确的游离层意识。直肠固有系膜与骨盆自主神经群之间分界膜，在直肠后方侧方是腹下神经前筋膜，在直肠的侧前方以及前方是邓氏筋膜（Denonvilliers fascia），女性病例中也称之为直肠阴道隔（Recto vaginal septum）。直肠后方的腹下神经前筋膜与前方的邓氏筋膜是相互连续的。

游离直肠固有系膜时，保留腹下神经前筋膜与邓氏筋膜，自主神经就会被该筋膜包裹保护起来。紧贴着腹下神经前筋膜以及邓氏筋膜的直肠一侧游离，一般都可以避免切入直肠固有系膜。

另一方面，如果把腹下神经前筋膜、邓氏筋膜均游离下来，与直肠一并切除，那么可以避免切入直肠系膜内的风险，但是附着在直肠系膜上的这些筋膜会牵拉着自主神经向直肠一侧，一旦接近自主神经丛时，需要适当地修正游离线，偏向直肠一侧，避免神经损伤。当然，这些都是需要根据肿瘤所在的位置以及浸润深度而调整的（图 11-11，图 11-12）。

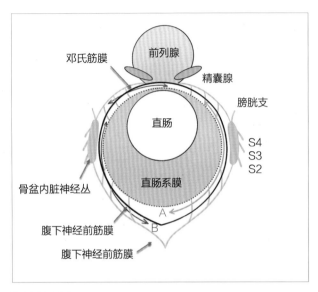

图 11-11　男性骨盆自主神经群断面图

A 线：在腹下神经前筋膜、邓氏筋膜的内侧面游离。可确切保护神经，但注意别偏入直肠系膜。

B 线：在腹下神经前筋膜、邓氏筋膜的外侧进行游离，切入直肠系膜内的风险可以避免，但是附着在直肠系膜上的这些筋膜会牵拉着自主神经贴向直肠一侧，一旦接近自主神经丛，需要适当地修正游离线。

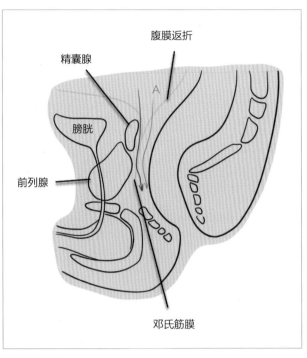

图 11-12　男性盆底矢状面图

### 会阴小体（perineal body）（图 11-13）

在做括约肌肌间直肠切除术（ISR）或者腹会阴直肠切断术（APR）时，齿状线水平游离时必须认识该解剖。会阴小体是指直肠尿道肌周围支持会阴部的会阴浅横肌、肛门外括约肌深环、耻骨直肠肌集合而成的腱性组织，中心部是与直肠纵肌相连的平滑肌纤维以及弹性纤维，周围有横纹肌。前列腺背侧与直肠前壁之间像贝柱一样存在，与直肠之间没有可游离间隙，电刀切除之后呈焦黄色。

女性患者虽然没有直肠尿道肌，但是存在相类似的组织，是作为防止脏器脱垂的盆底支持结构。

### （2）浅会阴横肌水平

直肠两侧壁与后壁有肛门内括约肌，紧邻其外侧是肛门外括约肌包绕。起始于坐骨结节的浅会阴横肌（Superficial transverse perineal muscle，STPM）向直肠前方移行。此外，腹侧有球状海绵体肌（Bulbospongiosus muscle，BSM），肛门外括约肌与浅会阴横肌、球状海绵体肌相交错，其界线不明很难分开。这些肌群交错形成一个横纹肌复合体，且直肠纵行肌的一部分也与该复合体相结合，致使游离层次更加难以鉴别（图 11-14）。

腹会阴直肠切断术（APR）时，沿着浅会阴横肌与肛门外括约肌的走行轮廓，绷紧直肠向背侧，寻找切离面进行离断（图 11-15）。

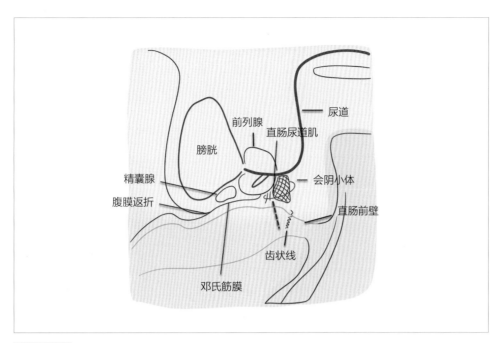

**图 11-13**　会阴小体

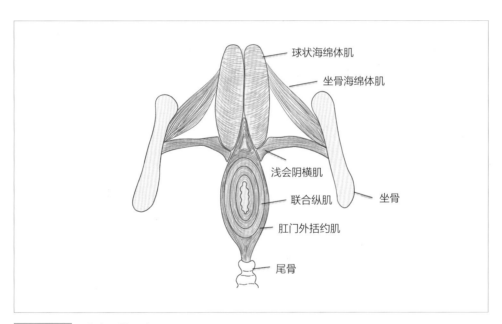

**图 11-14**　浅会阴横肌水平

## （3）耻骨直肠肌—直肠尿道肌水平

　　耻骨直肠肌相当于 Hermann 线，即肛管上缘的位置。肛门外括约肌移行而来的横纹肌与耻骨直肠肌（Puborectalis muscle，PRM）相移行，但是其界线很难鉴别。耻骨直肠肌在该水平由直肠后方向侧方形成一个 U 字形，包绕着直肠，最后附着在耻骨联合背侧。直肠纵肌从前方向侧方与耻骨直肠肌相互交错，形成咬合。

　　直肠尿道肌（rectourethralis muscle，RUM）是联合纵肌与尿道、尿道外括约肌以及左、右耻骨联合肌之间的平滑肌纤维组织，平均厚度为 5 ～ 10mm。直肠前侧壁的平滑肌纤维向腹侧延伸，与直肠尿道

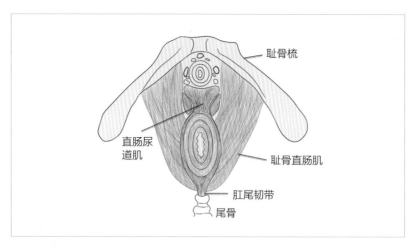

**图 11-15** 耻骨直肠肌—直肠尿道肌水平

肌相延续，这个部位很难鉴别游离层（**图 11-12**）。

行 APR 与 ISR 在前壁游离时，其层次是不一样的。APR 时，先从直肠后壁与侧壁游离，在只保留10 点至 2 点方向的腹侧组织之后，参照前列腺或者阴道后壁决定离断层面。此时，从联合纵肌延伸过来的平滑肌纤维与耻骨直肠肌以及直肠尿道肌的交汇部位是可以看得清的，这样可以防止损伤男性患者的尿道。

ISR 时是要离断联合纵肌的，游离层的最外侧要确认肛门外括约肌（EAS）的轮廓。电刀通电后可见横纹肌收缩，可用以鉴别肛门外括约肌与联合纵肌。此时，可以鉴别出向前方延伸的平滑肌纤维与肛门外括约肌间相互交错结合。

## （4）前列腺—肛提肌水平

在该区域已经没有肛管。直肠背侧存在着肛管与尾骨连接的平滑肌：肛尾韧带（Anococcygeal ligament）。切断肛尾韧带之后就进入到盆底内筋膜层面，切穿该层面，即可进入到腹腔内。

直肠前外侧壁与前列腺、耻骨直肠肌包绕的三角部分区域里有直肠系膜包含着血管、神经及脂肪组织构成的神经血管束（Neurovascular bundle，NVB）（**图 11-16**）。

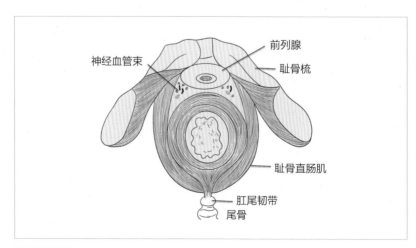

**图 11-16** 前列腺—肛提肌水平

# 8 结语

　　本章主要介绍了直肠及肛周解剖。直肠癌根治术需要掌握不同层面的直肠周围解剖标志以及游离层次，根据肿瘤浸润深度以及距离肛门的高度决定手术方式。在根治肿瘤的前提下又要考虑术后机体的功能。希望本章能够给结直肠外科医生们提供些许参考。

**参考文献**

[1] Heald, R. J., et al. The mesorectum in rectal cancer surgery--the clue to pelvic recurrence[J]. Br J Surg，1982，69(10): 613–616.

[2] Adam, I. J., et al. Role of circumferential margin involvement in the local recurrence of rectal cancer[J]. Lancet，1994，344(8924): 707–711.

[3] 長野秀紀. 肛門管の解剖 [J]. 消化器外科，2021，44：1425–1434.

[4] Schuurman, J. P., et al. Anatomical branches of the superior rectal artery in the distal rectum[J]. Colorectal Dis，2009，11(9): 967–971.

[5] Kiyomatsu, T., et al. Anatomy of the middle rectal artery: a review of the historical literature[J]. Surg Today，2017，47(1): 14–19.

# 第12章

# 腹腔镜下直肠低前切除术

Laparoscopic low anterior rectal resection

要点

（1）低位直肠癌根治时，肠管旁淋巴结清扫范围为肿瘤肛侧 2cm。

（2）中枢侧 D3 淋巴结清扫、IMA 根部处理时须防止损伤上腹下神经。

（3）骨盆游离时须兼顾肿瘤的根治性，但又必须保护输尿管及骨盆神经。

（4）肛管上缘到肿瘤下缘的长度，决定术中是 TME 还是 TSME。

## 1 前言

低位直肠癌 D3 根治术淋巴结清扫分为：① IMA 根部的 D3 淋巴结清扫。② 直肠 Ra、Rb 肠系膜淋巴结清扫。③ 低位直肠时的侧方淋巴结清扫。

直肠癌手术时其吻合口在腹膜折返之下，称为低位直肠切除。虽然 Rs、Ra 直肠癌根治时，游离界线可能越过腹膜折返，但其吻合口在腹膜折返之上，只能称高位直肠切除。

低位直肠癌根治时，是全系膜切除（Total Mesorectal Excision，TME）还是选择肿瘤特异性系膜切除（Tumor Specific Mesorectal Excision，TSME）不是根据术前的肛门皮肤缘到肿瘤下缘的距离决定的，而是根据术中直肠固有系膜游离之后，肠管直线化时，肛管上缘到肿瘤下缘的距离而定。如果保证肿瘤肛侧有 2cm，则 TSME 即可。当肿瘤是 T4、N2、M1 或者低分化的组织型直肠癌病例中，肛侧肠管进展的频率较高，且系膜的进展距离较长，可以适当地延长切除范围。

本章主要介绍对低位直肠癌手术时，如何在狭窄的骨盆内仔细辨别其微细解剖，使手术兼顾根治性又要考虑保护重要术后排尿功能以及性功能。

## 2 肠系膜下动脉周围神经解剖

D3 淋巴结清扫时，特别要注意保护 IMA 周围的神经，腰内脏神经沿着肠系膜下动脉走行形成肠系膜下动脉神经丛，分出大肠支。左、右第 2～4 腰内脏神经在腹主动脉分叉处距 IMA 根部平均 4～5cm 处汇合成上腹下神经。分出细分支沿着直肠上动脉进入直肠。上腹下神经平均下行 4cm 左右，分出左、右腹下神经，参与肛门内括约肌收缩、尿道内口闭合、射精等功能（图 12-1）。IMA 根部处理时，避免损伤左侧腰内脏神经。

143

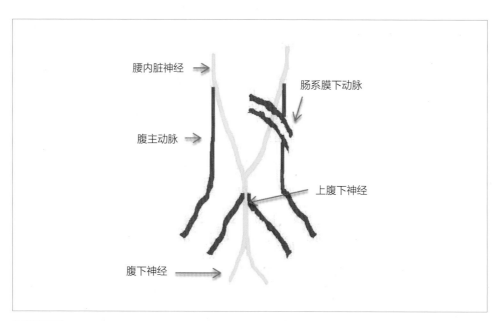

**图 12-1** 腰内脏神经以及上腹下神经丛

## 3 肠系膜下动脉解剖变异

术前造影增强 CT 重建有利于了解肠系膜下动脉（IMA）的血管解剖走行。肠系膜下动脉（IMA）是肯定存在的血管，由 IMA 根部向左分出的第一支血管是左结肠动脉（LCA）。一般有 3 种分型（**图 12-2**）：a. LCA 与乙状结肠动脉都直接从 IMA 分出；b. 从 LCA 分出乙状结肠动脉第一支（SA：sigmoid artery）；c. IMA 的同一个部位分出 LCA 以及乙状结肠动脉。三者所占比例大约为 58%、27%、15%。术前了解这些分型有利于术中决定血管离断部位。

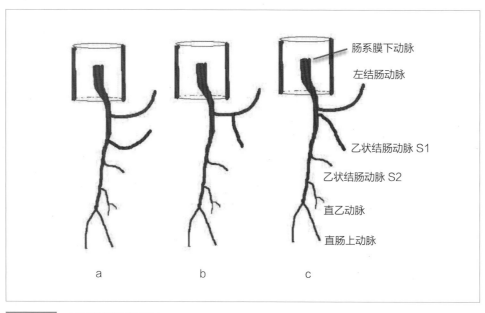

**图 12-2** 乙状结肠动脉变异

# 4 手术操作

## （1）体位与神经保护

体位为截石位（**图 12-3**），根据术野展开需取头低、右侧低位。因此用头架从左侧悬吊患者右手。用挡板支撑右侧髂骨以及右侧肋弓，挡板与身体接触部位垫缓冲海绵。左手内收，防止拉伸臂丛神经。从右肩高度固定头盔，保护颈椎。防止头低位时拉伤颈椎，头盔与头顶之间放置缓冲纱布，防止术中受压过久，引起患者术后秃顶。

截石位时：下肢用充气按摩泵，防止下肢静脉血栓。导尿管从大腿背侧固定，低位引流膀胱。下肢固定时，对侧肩关节—肚脐—同侧膝关节在一条直线上，膝关节以下小腿稍内翻，防止压迫外小腿后外侧的腓神经，引起术后行走障碍。

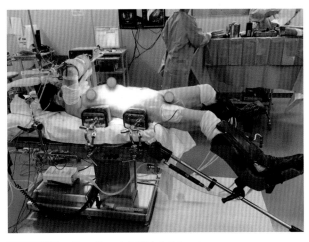

**图 12-3**　截石位，右侧挡板固定

## （2）戳卡放置顺序

常规 5 个戳卡（**图 12-4**）。直视下肚脐第 1 戳卡留置后首先腹腔内探查，按照肚脐下（有无肠管损伤或者腹壁出血）→右侧肝脏→左侧肝脏→胃（比较充盈时提示麻醉师调整胃管）→左下腹→右下腹的顺序依次查看。

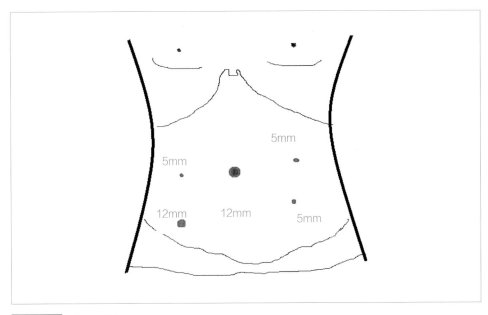

**图 12-4**　戳卡放置

患者取头稍低位，使右下腹小肠稍离开下腹部。关闭手术室灯借助腹腔镜光线观察右侧腹壁下动脉走行，考虑到低位直肠切割器使用方便，尽量在该动脉内侧放置 12mm 戳卡（高位直肠时可在该动脉外侧），用丝线固定戳卡于皮肤，防止术中戳卡滑脱。距离该戳卡头侧 1 拳距离（8~10cm）处放置术者左手用 5mm 戳卡。患者取稍微右侧低位，使左侧小肠移向右侧。助手同样方法在左侧放置 2 个 5mm 戳卡。为了方便助手的操作，戳卡尽量靠近肚脐尾侧为宜。

### （3）排列小肠

头稍低位，左侧大网膜移向左侧肝脏背侧，带动着横结肠向头侧翻。右侧稍低位，左上腹的小肠向右侧腹移，使肠系膜根部向右侧翻转，显露出十二指肠 Treitz 韧带（图 12-5）。扶镜手移动到术者左手边，助手移动到患者两腿之间，回盲部小肠向头侧翻转，使回肠末端系膜越过右髂总动脉，肥胖患者手术中可以在腹主动脉与右髂总动脉构成的三角凹之内放置一块纱布，阻止小肠滑向骨盆内。加大头低右低位，使右上腹小肠整体移向右侧肝脏下缘。使右下腹小肠整体移动到腹主动脉—右侧髂总动脉右侧（图 12-6）（动画㉓）。

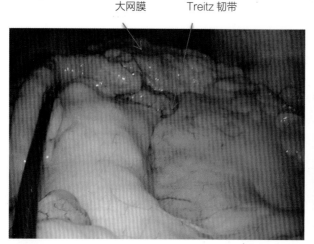

图 12-5　排除空肠干扰

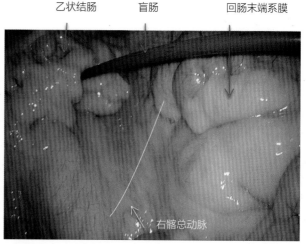

图 12-6　排除回肠末端干扰

### （4）显露肠系膜下动脉（IMA）轮廓

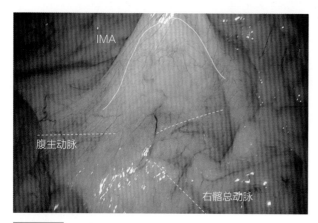

图 12-7　显露 IMA 轮廓

从骨盆提出乙状结肠，观察盆内有无腹水或转移。结肠手术时一般在肿瘤肛侧用点墨标记，但是直肠一般不适宜，因为点墨标记可能使得直肠固有系膜整体变黑，妨碍手术。

在左、右髂动脉分叉水平提起肠系膜下动脉（IMA）血管蒂，与腹主动脉成大于 30° 角，向腹侧及稍左外侧牵拉，保证血管蒂与上腹下神经有足够空间，避免游离背侧时损伤该神经（图 12-7）。

### （5）游离肠系膜下动脉（IMA）

助手右手提起乙状结肠脂肪垂直向左外侧，右手牵拉 IMA 根部向腹侧外侧，使直肠乙状部系膜平面状展开。术者左手提起直肠上段系膜垂直向腹侧牵拉，稍微松弛即可看到右侧直肠旁沟，此处是最佳腹膜切开位置（图 12-8）。

超声刀功能面点状切开腹膜表层，二氧化碳气体立刻进入疏松的泡沫状结缔组织层内。但此时可看到两层疏松泡沫层面（图 12-9）。一般可以看到疏松泡沫层之间的沿着长轴方向的毛细血管，该血管及其周围的脂肪组织内则包裹着腹下神经。因此，尽量在腹侧泡沫层紧贴着直肠系膜侧，切离被悬吊起来的毛细血管周围的脂肪组织以远离神经。如果不小心进入到背侧疏松层，应及时修正。一般来说在直肠手术时，会根据直肠水平改变游离层次，但在没有完全确保双侧腹下神经安全时，一般都在直肠固有筋膜与腹下神经前筋膜之间的层面，即常说的在 A 层游离。

找到正确的层面后，不急着在一个点深入。向头侧延长腹膜切口，一直到十二指肠水平段尾侧 1cm 处。

沿着刚被找到的 A 层面，向头侧稍延续，即可见光滑的直肠固有系膜。紧贴该系膜轮廓分离，在腹主动脉右侧可见右侧腰内脏神经，尽量在该神经腹侧游离，适当地切断其结直肠神经分支。并且继续向左侧深部游离，找到左侧腰内脏神经。

双侧腰内脏神经确认后，逐层切开 IMA 右侧脂肪组织，使 IMA 右侧充分显露（图 12-10）。

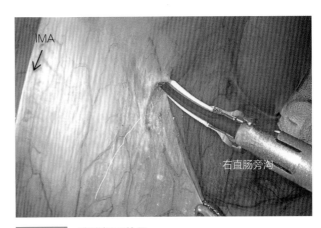

**图 12-8**　腹膜切开位置

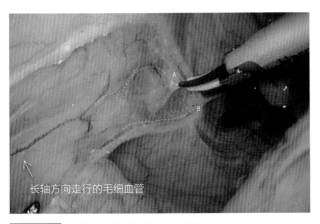

**图 12-9**　鉴别右腹下神经前、后层

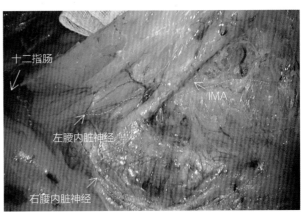

**图 12-10**　显露 IMA 及周围神经

### （6）离断肠系膜下动脉（IMA），保护左腰内脏神经

IMA 中枢侧游离到与腹主动脉交汇点即可，不宜过多剥离腹主动脉周围的组织，这样既保证淋巴结 D3 清扫，又不会损伤右腰内脏神经。IMA 根部 1cm 处，超声刀切开血管鞘，用超声刀金属刀头挑起血管鞘膜，稍向腹侧旋转使金属刀头远离血管壁，切断鞘膜。逐渐向 IMA 腹侧切开鞘膜半周后即可用钛

夹夹闭离断血管（**图 12-11**）。一般来说，打开 IMA 血管鞘，使左腰内脏神经确切地远离 IMA，减少神经损伤。术中保证 IMA 根部有 1cm 长度，即便钛夹术中脱落，也可及时补救（动画㉔）。

### （7）显露肠系膜下静脉（IMV）

IMA 离断之后，助手右手提起十二指肠左侧的降结肠系膜，与助手左手的爱丽斯钳构成面状张开。术者向头侧延长腹膜切口，在 IMA 头侧找到降结肠系膜背侧光滑面。此时助手左手爱丽斯钳重新提取 IMA 远断端，向腹侧左侧牵开。切断 IMA 左侧血管鞘，视野顿时开阔许多。此时，以头侧及尾侧的降结肠系膜光滑层为参照，钝性向背侧剥离被悬吊起来的左腰内脏神经及腹膜下筋膜脂肪组织（**图 12-12**）。此时，可见毛细血管丰富的腹膜下筋膜与脂肪较多的肠系膜内走行的 IMV。沿着 IMV 背侧即可进入内侧游离的正确层面。

十二指肠降段 - 水平段

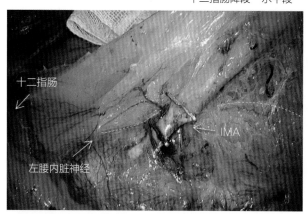

**图 12-11** 离断左 IMA

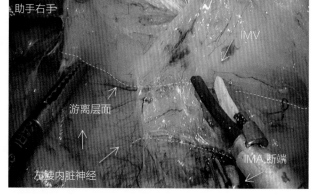

**图 12-12** 内侧游离显露 IMV

### （8）内侧游离并保护输尿管、生殖血管

沿着 IMV 背侧向尾侧外侧游离，即可见左侧输尿管和生殖血管（**图 12-13**）。游离缘可见折叠的腹膜下筋膜白线，沿着该白线游离，即可到达降结肠背侧，这是内侧游离的结束标志。

### （9）离断肠系膜下静脉、左结肠动脉

内侧游离到肾前筋膜肾上极处，因肠系膜向腹侧抬举受限，使得游离困难。尾侧接近左髂外动脉时，因输尿管比较近，且该处愈合比较紧密，很难继续向尾侧游离，此时结束内侧游离。

接着处理肠系膜下静脉（IMV）以及左结肠动脉（LCA）。在肠系膜动脉根部（IMA）同一离断水平钛夹夹闭离断 IMV 以及 LCA（**图 12-14**）。注意不宜太靠近十二指肠离断 IMV，可能引起静脉回流障碍。左结肠动脉离断时，不用打开血管鞘（动画㉕）。

### （10）外侧入路游离

LCA 以及 IMV 切断之后，此时放置一条纱布在左输尿管腹侧，作为外侧游离时的参照标志，转为外侧游离。左髂外动脉与尿管交汇处腹膜愈合处为外侧入路突破点。黄色的肠系膜脂肪与白色腹膜下筋膜愈合处为游离界面。稍微游离即可见内侧游离时放置的纱布。小心切开纱布腹侧腹膜，注意不要切碎

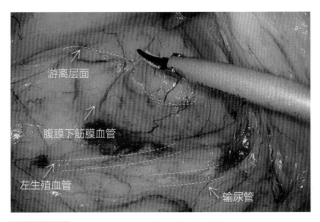

图 12-13　显露左侧输尿管及生殖血管

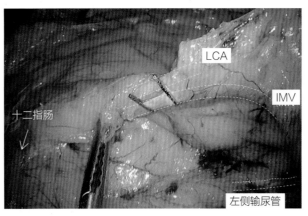

图 12-14　离断 IMV 和 LCA

纱布以防止异物留存体内（图 12-15），延长切口后取出纱布。

　　助手右手向内侧牵拉降结肠系膜，与术者左手构成面状展开。助手左手向尾侧背侧牵引腹壁侧腹膜，构成三角张力。超声刀切开腹膜前层后，超声刀在腹膜前层—腹膜下筋膜—腹壁三者所构成的疏松三角间隙里，紧贴腹膜下筋膜剥离肠系膜脂肪（图 12-16）。如有交通细血管，适当凝固后切断。腹膜深层一般有毛细血管横向走行，且相对脂肪较多的肠系膜来说，颜色稍微光滑发白，由此可以一直游离到胰腺尾部外侧，到达结肠脾曲。外侧游离时常规松解脾脏被膜附着的粘连，防止直肠吻合时牵拉撕裂脾脏被膜引起出血（动画㉖）。

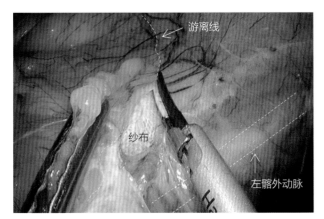

图 12-15　外侧游离突破点

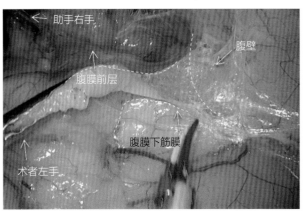

图 12-16　外侧游离解剖层面

## （11）Rs、Ra 游离

　　尾侧游离时，助手移动到患者左侧，左、右水平头稍低位。助手左手钳牵拉直肠 Ra 处的系膜向右侧展开，助手右手向左外侧按压提拉，使左腹下神经不被牵向肠系膜。术者左手提 Rs 处的肠系膜展开术野。超声刀紧贴光滑的直肠系膜向尾侧游离（图 12-17）（动画㉗）。

　　Ra 右侧游离前放入一条 15cm 长的绷带，环绕直肠打单结，助手右手持针器向头侧左侧牵引绷带，使 Ra 右侧足够张力。助手左手持波纹钳，从 Ra 背侧向腹侧挑起直肠，根据直肠后间隙的游离深度，向尾侧腹侧逐渐移动波纹钳，可获取良好视野。女性患者时，用 2-0 直针从耻骨联合头侧悬吊子宫底部（图 12-19）。

　　继续向尾侧游离即可见疏松的海绵状结缔组织 A 层，紧贴肠系膜侧离断，使海绵状组织尽量留在外侧，左手钳子稍向腹侧推，可见后侧另一疏松层面 B 层（图 12-18），在这两层之间即可见纵行走行的毛细血管伴行的左腹下神经。待分离间隙逐渐变小，转为 Ra 右侧游离。

　　Ra 右侧游离时，助手用左手钳子使右腹下神经的远侧端向游离线外侧推。术者左手向右侧头侧牵开腹膜切开线使右腹下神经近侧—远侧—绷带方向构成三角张力，超声刀切开被绷紧的直肠系膜弧线，直到腹膜返折处（图 12-20a）。

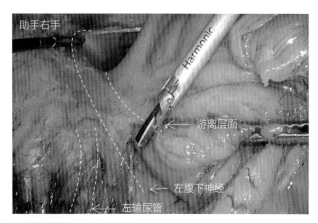

图 12-17　Rs 左侧游离

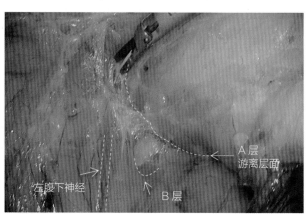

图 12-18　Ra 左侧游离

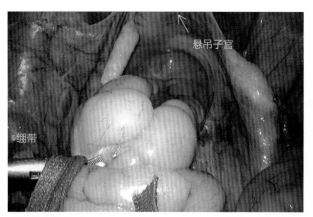

图 12-19　暴露小骨盆术野

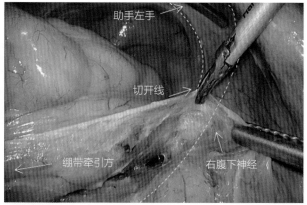

图 12-20a　Ra 右侧游离

## （12）Ra 背侧游离

　　Ra 外侧是腹下神经向外侧尾侧延伸，且左、右骶 2～4 神经融合成的左、右骨盆内脏神经丛也在直肠系膜外侧。神经与直肠固有系膜界线很难鉴别，此时转为 Ra 背侧游离。助手右手棉带向头侧推，左手钳子向尾侧腹侧滑动波纹钳，构成一个滑车关节，使直肠背侧绷直。术者以光滑的直肠系膜为参照，底部以肛提肌上腔（*）为目标，左右拓宽游离面（图 12-20b）。

　　Ra 左背侧可见 A 层与 B 层的疏松层，其间为网状的左骨盆内脏神经丛（图 12-21）。

## （13）Rb 侧前方、背侧游离

　　在腹膜返折处紧贴腹侧 1cm 切开直肠前壁腹膜，作为 Rb 侧方游离时的目标切开线。以固有直肠系膜与右侧骨盆内脏神经丛间内侧的泡沫层为游离层，向直肠侧前方游离。背侧以肛提肌上腔为解剖标志，遇见神经丛分出的直肠分支，需前后钝性分离、确认是进入直肠后，靠近肠系膜侧切断之（图 12-22）。一般在腹膜返折处为 S2 或者 S3 分支。沿着右后侧分离，可见 S4 分支，脂肪较少时，S4 尾侧可见肛提肌。这是从尾侧寻找骶神经的标志。正中可见骶外侧动静脉，游离时避免引起致命性出血（图 12-23）。

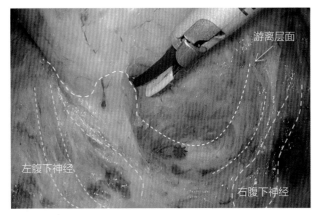

图 12-20b　Ra 背侧游离

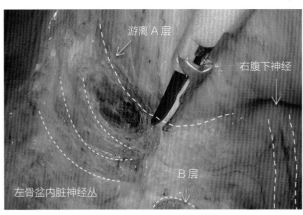

图 12-21　Ra 左背侧游离

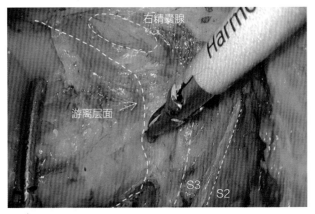

图 12-22　Rb 侧前方游离

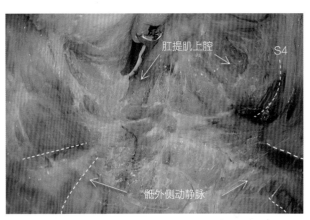

图 12-23　Rb 侧方游离

## （14）Rb 前方游离

　　腹膜返折点（原点）腹侧 1cm 处切开腹膜后，对于男性患者用直针悬吊腹膜（图 12-24），不宜太紧，否则也会使得骨盆视野狭小。因为直肠侧方韧带以及神经血管束（Neurovascular bundle，NVB）比较致密，最好从直肠前后夹击，这样可找到相对正确的层面。

　　助手右手绷带向左上腹绷直，左手钳子向外侧推右侧精囊腺头侧，术者左手钳子张开成"八"字向左外侧推提直肠右侧壁。男性患者中可以见到右侧精囊腺与直肠系膜之间的疏松层面（图 12-25）。以背侧的肛提肌上腔为目的逐层向尾侧游离，即可见一层比较致密的邓氏筋膜（动画㉘）。

　　游离直肠系膜与前列腺（女性为阴道壁）之间疏松组织，向左右拓宽，使前壁充分显露（图 12-26）。肿瘤位置在腹膜折返水平的直肠前壁时，游离层面应该在邓氏筋膜腹侧。但是太靠近精囊腺层面游离，精囊腺可能下垂遮挡术野，且精囊腺表面细小血管丰富，会引起出血。在保证环周切缘（Circumferential resection margin，CRM）不受影响时，可在邓氏筋膜背侧游离。

如果一直在邓氏筋膜腹侧游离，继续向尾侧游离时，邓氏筋膜与前列腺接合紧密，此时可以有意识地切换到筋膜背侧（图12-27），骨盆深处时，右侧盆壁干扰术者右手，一般先游离左侧前壁，以精囊腺—直肠固有系膜—肛提肌上腔三点连线为界面，像剥开洋葱皮一样从前往后紧贴直肠系膜侧切断NVB分出的直肠支。TME时则NVB全部切除，从侧方到达肛提肌上腔。骨盆内脏神经S4尾侧可见走向直肠的血管，即直肠中动脉，如果比较粗，可用超声刀凝固后切断。使用电刀时也可面状凝固后点状切断，但左手张力须适当。

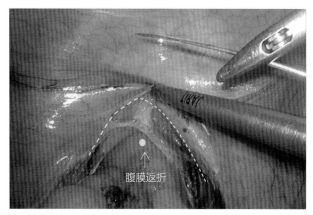

图12-24　腹膜悬吊

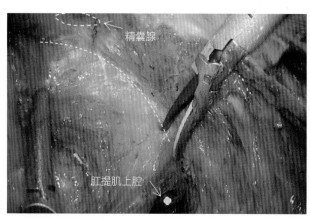

图12-25　Rb 右前壁

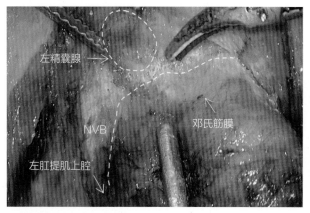

图12-26　Rb 左前壁

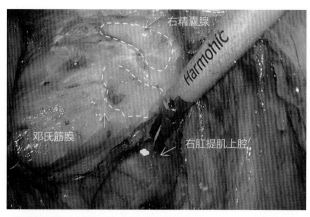

图12-27　精囊腺－前列腺移行部

## （15）肛管周边操作（TME 时）

右侧完全游离 NVB 之后（图12-27），转为直肠肛管周围游离。TSME 时，仅需要游离到肛管上缘即可。Rb 肿瘤肛侧 2cm 边距须完全切除直肠系膜时（TME）或者 ISR（直肠括约肌间切除）时，需要游离到肛管。

沿着右侧邓氏筋膜背侧间隙向外侧游离，以右侧耻尾肌为解剖标志，逐层切开右侧直肠系膜脂肪（图12-28）。直肠前壁正中组织比较少，

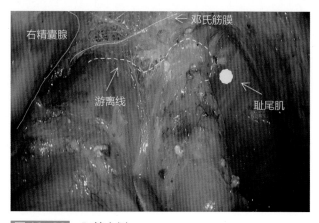

图12-28　肛管右侧

游离时需小心避免损伤直肠壁（动画㉘）。

助手左手钳子向左上外侧推左侧精囊腺，术者左手向右上外侧提拉直肠，同样的方法游离左侧直肠系膜（图 12-29）到达肛管左缘。

接着游离肛管后壁上缘，腹腔镜沿着骶正中静脉平行进入盆底，可见表面附着的肛提肌筋膜层，该筋膜背侧有潜行的支配肛提肌的神经支，以及汇入到骶正中静脉的细分支静脉，游离时需注意不要损伤该层筋膜（图 12-30）。

肛管左右侧游离后，背侧游离可以逐渐看清从 9 点以及 3 点向 6 点方向走行的左、右髂尾肌纤维。从 11 点以及 1 点向 6 点走行的左、右耻尾肌，紧贴直肠周围的是耻骨直肠肌外侧缘。一般情况下三者很难鉴别分界线（图 12-31）。

耻骨直肠肌是背侧直肠系膜游离的终点。该肌正中央头侧是 Hiatal 韧带，切断该韧带就完全进入肛管背侧上缘。因为 Hiatal 韧带，游离肛管上缘时很难从后侧入路找到正确突破点，因此从肛管的左、右两侧游离之后，通过左、右两个游离界面预测 Hiatal 韧带的离断水平，这样不会轻易损伤到直肠壁。背侧游离后用切割器分 2 次切断直肠（图 12-32）。

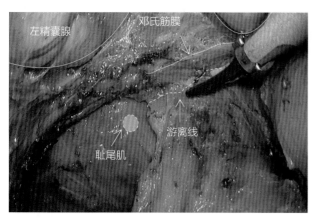

图 12-29　肛管左侧

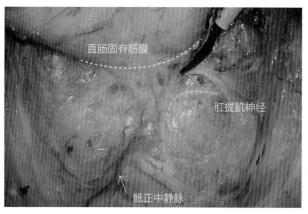

图 12-30　肛管后方

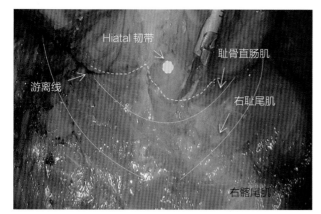

图 12-31　肛提肌

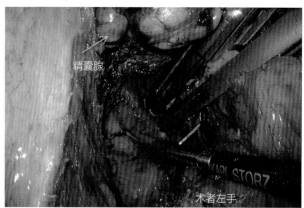

图 12-32　离断直肠

## （16）TSME 时直肠系膜处理

直肠系膜处理要求在同一高度的水平，才保证血供良好。肿瘤尾侧 2cm 处用钛夹标记，钳子钝性游离直肠外侧壁与左侧肠系膜的间隙，超声刀非功能面紧贴肠壁向外侧推，然后切断肠系膜，保证肠壁不被热损伤（图12-33）。

参照左侧离断线，从直肠前壁在同一高度向右侧切开直肠系膜表层，垂直肠管壁夹住脂肪组织稍提超声刀尖，远离直肠壁，切断系膜。垂直直肠表面被平行牵拉的血管可避免系膜处理线弯曲（图12-34）。随后，助手左手从直肠背侧向腹侧尾侧推举直肠，使直肠直线化后术者超声刀从右向左参照两侧离断线切断直肠后侧脂肪，完成全周游离（图12-35）。保证有1cm左右的无血管区利于切割吻合器离断直肠。腹腔镜用肠钳夹闭口侧肠管，经肛用橡胶管温水清洗肠道（图12-36），防止残留粪便影响吻合以及防止肿瘤细胞种植在吻合口。60mm切割器直视下从直肠背侧放入，使吻合钉左右水平，防止钉断端刺破精囊。向腹侧稍提起直肠，确认左侧输尿管安全之后切割器切断直肠。冲洗断端，防止肿瘤细胞种植。

经脐小切口3～5cm，取出标本，距肿瘤10cm口侧离断肠管。断端2-0 PDS包埋，在距断端2cm的肠系膜对侧切开肠管全层1cm，2-0尼龙线荷包缝合后放入吻合器ILS 25mm砧座，经肛侧端吻合（图12-37）（动画㉙）。如果吻合器本体很难进入肛门，可以向外尽量抬高两下肢拉开肛周肌肉，这样可以防止撕裂肛门。气漏试验后，在左、右吻合钉交会点加强缝合1针（图12-38），男性或有心血管基本、糖尿病等高风险患者低位直肠切除时常规回肠造瘘（动画㉚）。

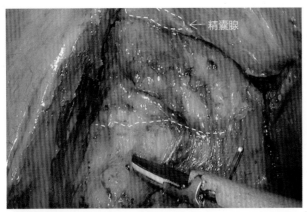

图12-33　左侧直肠系膜切离

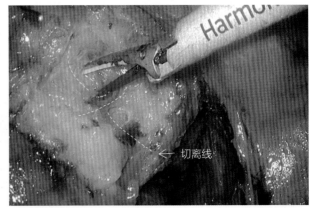

图12-34　右侧直肠系膜切离

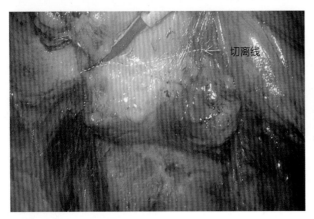

图12-35　背侧直肠系膜切离

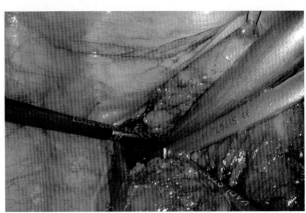

图12-36　切断直肠

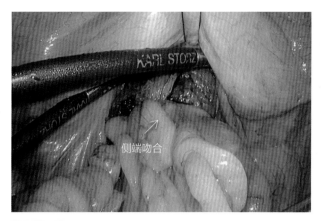

图 12-37　侧端吻合

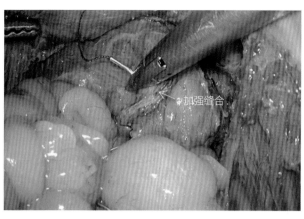

图 12-38　加强缝合

## （17）放置引流管，小肠复位

为了减少吻合口压力，经肛门放置 10 号硅胶引流管，尖端越过吻合口，但是不要顶到骶骨岬防止溃疡，肛门引流管连接引流袋，防止粪便污染患者衣物，术后第 3 天进食，第 4 天拔除肛门引流管（图 12-39）。

左下腹戳卡一般垂直刺入腹壁，放入引流管时容易移位，重新向尾侧背侧调整戳卡刺孔方向，放入 24Fr JVCA 在直肠背侧。调整好体内引流管长度后丝线固定，助手左手一直压迫引流管尾侧皮肤直到气腹结束，防止气腹状态下留置的引流管，在气腹结束后因体内过长刺破骶骨前静脉引起出血。引流管尾端不用负压吸引袋，只用开放式引流袋，防止拔除引流管时，管尖吸住静脉壁引起撕裂出血。低位直肠切除时腹腔引流管一般术后第 5 天拔除。

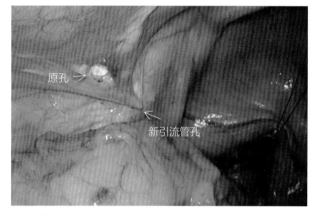

图 12-39　引流管放置

体位复位，从回盲部开始，小肠呈扇形展开，使近端小肠在腹侧，小肠系膜在内侧，肠管在外侧的扇形展开（图 12-40），保证小肠的自然状态。

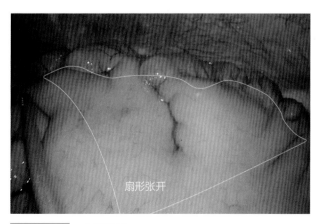

图 12-40　小肠复位

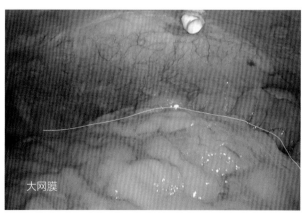

图 12-41　大网膜复位

牵拉大网膜到达骨盆处（图12-41），覆盖住各个戳卡处，以及正中切口，防止术后粘连，直视下拔除戳卡，关腹。

# 5 结语

低位直肠切除既要保证手术根治度，又要保护好术后排尿功能以及性功能，需要外科医生熟练掌握骨盆深部以及肛管周围的解剖。对于骨盆狭小、高度肥胖、肿瘤径较大、位置较低的患者，更要求整个手术团队都要熟悉各层次的解剖标志。

**参考文献**

[1] 大腸癌研究会（編）. 大腸癌取扱い規約 [M]. 9 版 . 東京：金原出版，2018.

[2] James D. Brierley, Mary K. Gospodarowicz, Christian Wittekind. TNM Classification of Malignant Tumors[M]. 8 版 . London: Wiley Blackwell，2017.

[3] 大腸癌研究会（編）. 大腸癌治療ガイドライン医 師用 2019 版 [M]. 東京：金原出版，2019，89.

## 附录视频

- ▶ 动画 ㉓　12.1　低位直肠排列肠管
- ▶ 动画 ㉔　12.2　低位直肠离断 IMA
- ▶ 动画 ㉕　12.3　内侧游离及离断 LCA、IMV
- ▶ 动画 ㉖　12.4　外侧游离
- ▶ 动画 ㉗　12.5　LAR 直肠中段游离
- ▶ 动画 ㉘　12.6　低位直肠游离
- ▶ 动画 ㉙　12.7　DST 吻合及引流管放置
- ▶ 动画 ㉚　12.8　气腹法回肠造瘘

第13章 **腹腔镜下腹会阴直肠切断术**

Laparoscopic abdominoperineal resection

要点

（1）腹会阴直肠切断术的适应证以及手术技巧。

（2）肛管周围解剖。

## 1 前言

低位直肠癌的术式中，腹会阴直肠切断术（APR）主要适用于局部进展期的病例。此外，解剖学上也没有明确的可游离层，因此对骨盆底以及肛管周围的局部解剖要充分理解。本章主要讲解腹腔镜下腹会阴直肠切断术必需的骨盆深部解剖以及肛管周围的外科解剖示意图，以及确切的游离层和适当的切离解剖学标志。最后，讲解经腹膜外结肠人工肛门造瘘术的手术技巧。

## 2 手术适应证及禁忌证

**手术适应证**：对于单独经腹腔不能完整根治切除的直肠癌，采用腹会阴直肠切断术（APR），一般肿瘤下缘在肛缘 3cm 之内的直肠癌或者肿瘤浸润到肛提肌的局部进展期癌适用该术式。在 SM massive-MP 癌肛缘到肿瘤下缘的距离 2cm 之内的，以及直肠外壁浸润（A）的癌肛缘到肿瘤下缘的距离 3～4cm 的，则是 APR 的绝对适应证。

如果可以在肛管内离断，且肛提肌未见浸润、预期术后肛门功能比较良好的情况下，可以采用括约肌肌间直肠切除术（ISR）。但是如果保留肛门之后造成术后排便失禁，生活质量降低，则可以考虑腹会阴直肠切断术（APR）。

**手术禁忌证**：可以从腹腔侧操作进行低位直肠切除的，且根治性、安全性以及功能保留都可以确保的病例，不宜采用 APR。或者即便比较低，也可以做 ISR 时，也不宜做 APR。此外，肿瘤浸润到肛提肌且浸润到其他周围脏器的，则需要合并骨盆内脏切除。

## 3 腹腔镜操作

截石位、15°～18°头低位，右侧旋转 5°～10° 进行手术。具体手术流程参见第 12 章。与低位直肠手术相比，因为肠管不需要吻合，所以一般不做结肠脾曲游离。

随着低位直肠周围游离，逐渐可见肛提肌的髂尾肌、耻尾肌以及耻骨直肠肌，一般三者间没有明显

157

的分界线。最内侧的耻骨直肠肌，附着在肛门外括约肌上沿着肛管一周，固定直肠。左、右侧方的解剖标志为肛提肌肌腱弓以及闭孔内肌。

　　直肠按照全系膜切除（TME）手术技巧进行游离，对于周围组织有浸润的病例要合并神经切除。游离到下段直肠时，先游离直肠背侧，再向侧方游离肛提肌表面。在保证切缘干净的前提下，尽量保留肛提肌。但是，对于肛管附近有肛提肌浸润的局部进展期病例，则要优先保证环周切缘干净，尽量减少直肠系膜与肛提肌之间的游离，减少肿瘤暴露到盆腔的危险。肿瘤一侧则垂直切断肛提肌，优先确保切缘干净（图13-1）。

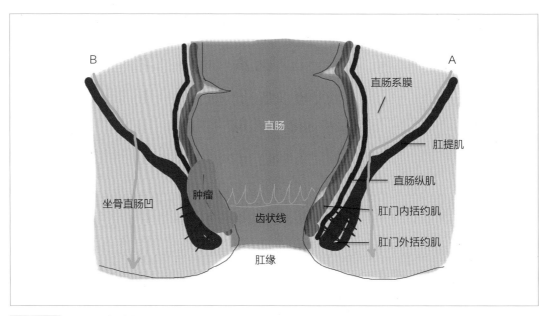

**图 13-1　肛提肌切除线**

A. 为了避免进入到肛管，术者有意识地切开肛提肌进入到坐骨直肠凹脂肪层。
B. 肿瘤侧则最小限度地游离直肠系膜与肛提肌之间的组织，防止肿瘤暴露。

## 4　直肠后方游离

　　直肠后方游离时，助手右手用棉带捆绑乙状结肠直乙交界部向腹侧提升。助手左手从背侧向腹侧挑起直肠（图13-2）。可见直肠固有系膜与腹下神经前筋膜之间形成的海绵状疏松结缔组织层，紧贴着固有系膜侧切开结缔组织，呈弧形沿着系膜外形向外侧切开，保留腹下神经前筋膜（图13-3）。

　　直肠后方正中向尾侧游离，即可见骶正中血管走行，一直到达肛提肌上缘。术者用圆头的波纹钳在肛提肌表面钝性分离（图13-4），可见骶骨前面分出的骨盆内脏神经穿透的腹下神经前筋

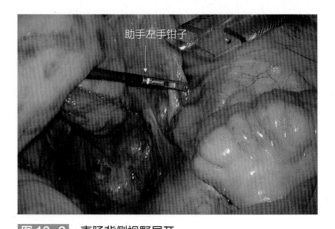

**图 13-2　直肠背侧视野展开**

助手左手钳子从直肠背侧挑起直肠后壁，绷直。

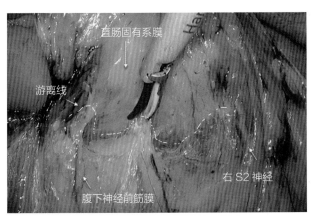

**图 13-3　直肠背侧游离界面**

紧贴着直肠固有系膜切开疏松的结缔组织层。越靠近两侧，离神经也越近。

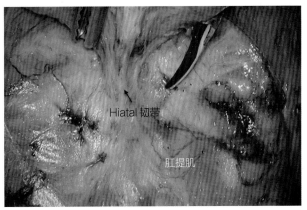

**图 13-4　显露肛提肌**

直肠背侧显露出肛提肌。正中可见 Hiatal 韧带。

膜、壁侧骨盆筋膜。

沿着骨盆神经丛的尾侧，向左右延伸游离。这样之后游离直肠侧方以及前方时比较容易找到参照层面。直肠后方正中的腹下神经前筋膜的背侧也有游离层，但是在腹下神经—骨盆神经丛附近时，要修正游离线，回归到腹下神经前筋膜的腹侧，这样可以避免神经损伤。

# 5 直肠侧方游离

游离左侧直肠壁时，助手右手牵拉棉带使直肠向右头侧摆，助手左手向 11 点方向推直肠左前侧壁腹膜，使腹下神经前筋膜包绕的骨盆内脏神经、骨盆神经丛与直肠固有系膜之间的设想的线绷紧（图13-5）。直肠两侧的腹膜切开一直延长到腹膜返折部，沿着骨盆神经丛内侧面游离推进，就可见骨盆神经丛与直肠固有系膜之间存在的"白色纤维组织"，这其实是被牵向直肠固有系膜侧的腹下神经前筋膜—邓氏筋膜—骨盆神经丛的直肠分支。沿着该白色纤维组织的直肠侧切除，则自然而然地进入到邓氏筋膜的背侧面，不会把精囊腺显露出来（图13-6）。另一方面，沿着该白色纤维组织的骨盆神经丛一侧

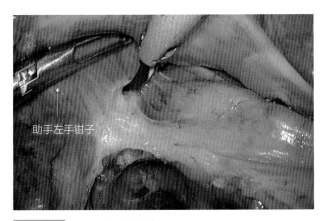

**图 13-5　直肠左侧壁游离**

助手左手向 11 点方向推直肠左前侧壁腹膜。使腹下神经前筋膜包绕的骨盆内脏神经、骨盆神经丛与直肠固有系膜之间的设想的线绷紧。

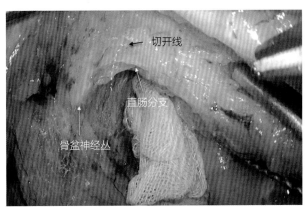

**图 13-6　神经丛直肠分支**

沿着骨盆神经丛内侧面游离推进，就可见骨盆神经丛与直肠固有系膜之间存在的"白色纤维组织"，这其实是被牵向直肠固有系膜侧的腹下神经前筋膜—邓氏筋膜—骨盆神经丛的直肠分支。

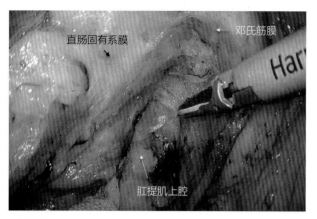

图 13-7　直肠右侧壁游离

以肛提肌上腔—邓氏筋膜为参照线，前后环形游离直肠侧壁。

切开，则容易显露出精囊腺或者女性的阴道壁，直接进入到邓氏筋膜的腹侧。

超声刀锐性切开直肠固有系膜侧被牵拉的骨盆神经丛直肠分支，反复锐性分离就可以把骨盆神经丛从直肠系膜游离下来，侧前方也可看到背侧游离出来的肛提肌，以肛提肌上腔—邓氏筋膜为参照线，前后环形游离直肠侧壁（图 13-7）。

## 6　直肠前壁（腹侧）游离

直肠前壁在腹膜返折处切开腹膜，稍微牵开，就可见泡沫状疏松结缔组织间隙，这就是最适游离层（图 13-8）。男性患者中可见精囊腺以及前列腺一直到会阴小体，女性患者中游离到阴道后壁与直肠前壁之间（图 13-9），向尾侧游离可见阴道后壁静脉丛（图 13-10），此时游离层次消失，这就是前壁游离的最终标志。

前列腺两侧有神经血管束（NVB），仔细处理 NVB 发出的直肠分支，继续沿着前壁与后壁游离出来的参照线，设定前侧壁的切线。注意不要损伤 NVB 周围的细小血管，造成不必要的出血。

助手左手钳子挑起腹膜返折处腹侧，右手钳子将棉带向头侧牵拉，暴露出直肠前方间隙（图 13-11）。从前侧方逐渐向腹侧在邓氏筋膜背侧游离，左、右腹膜切开线相连接，使邓氏筋膜背侧逐渐游离开来。继续向尾侧推进。注意不要切入到直肠固有系膜内，紧贴着邓氏筋膜背侧进行游离，这样不会损伤神经血管束。

一旦侧前方显露出了精囊腺或者阴道后壁，则说明是沿着邓氏筋膜腹侧进入游离层面。逐渐沿着该层游离，将邓氏筋膜全部向直肠侧游离下来，形成以精囊腺为底边的等腰三角形，且直肠前壁侧呈现出白色光泽的邓氏筋膜（图 13-12）。继续沿着该层面游离，很可能损伤到前外侧的神经血管束（NVB），

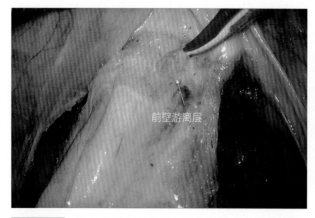

图 13-8　直肠前壁在腹膜返折处切开腹膜，稍微牵开，就可见泡沫状疏松结缔组织间隙，这就是前壁最适游离层

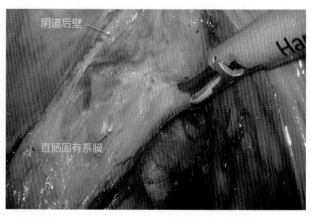

图 13-9　女性患者中游离到阴道后壁与直肠前壁之间

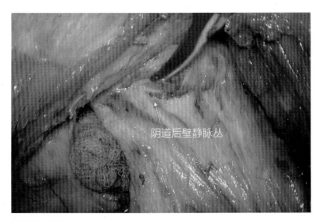

**图 13-10**　阴道后壁静脉丛是女性病例前壁游离最终标志

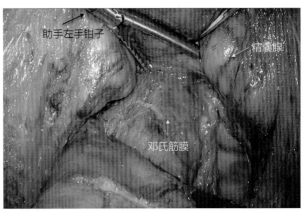

**图 13-11**　切除邓氏筋膜病例

邓氏筋膜被贴附在直肠前壁一并切除，精囊腺裸露出来。

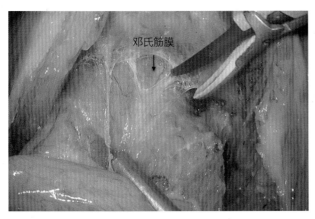

**图 13-12**　保留邓氏筋膜病例

不要切入到直肠固有系膜内，紧贴着邓氏筋膜背侧进行游离。

一旦显露出了精囊腺或者阴道后壁，则是沿着邓氏筋膜腹侧进入游离层面。逐渐沿着该层游离，则邓氏筋膜全部向直肠侧游离下来，形成以精囊腺为底边的等腰三角形，且直肠前壁侧呈现出白色光泽的邓氏筋膜。继续沿着该层面游离，很可能损伤到前外侧的神经血管束（NVB）。

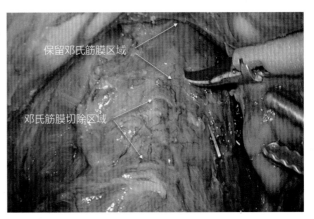

**图 13-13**　修正邓氏筋膜游离层

向直肠一侧修正游离层面，沿着邓氏筋膜背侧游离。女性病例，邓氏筋膜不是太明确，但是沿着直肠阴道间隔可以一直游离到尾侧的阴道后壁静脉丛。

因此，建议向直肠一侧修正游离层面，沿着邓氏筋膜背侧游离（**图 13-13**）。女性病例，邓氏筋膜不是太明确，但是沿着直肠阴道间隔可以一直游离到尾侧的阴道后壁静脉丛。

## 7　直肠前方游离（男性）

　　一般来说，前列腺头侧可以在邓氏筋膜腹侧或者背侧游离，都很轻松找到游离层面。但是，越接近前列腺底部，则应当立即切换到邓氏筋膜背侧游离（**图 13-13**）。该部位神经血管束与直肠固有系膜逐渐接近。被牵拉起来的直肠侧的神经血管束直肠支——离断之后，可以很好地保留神经血管束。如果游离过程中层次不清楚，则适当地以侧后方以及侧方游离面为参照，进行修正。

　　如果是骨盆狭窄且肿瘤体积大、前列腺巨大、直肠前方视野很难暴露、直肠前方或者阴道可能浸润的病例，则建议采用 Jack-knife 体位经肛门操作比较好。

## 8 离断肛提肌

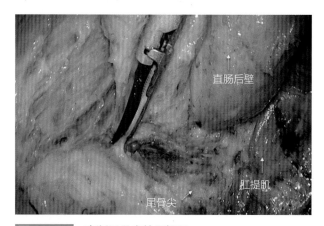

**图 13-14** 离断尾骨尖处肛提肌

直肠背侧正中越过尾骨尖之后，即可离断肛提肌，显露出坐骨直肠凹脂肪。

直肠背侧正中越过尾骨尖之后，即可离断肛提肌，显露出坐骨直肠凹脂肪（**图 13-14**）。接着继续向左右延伸切开线（**图 13-15**），在直肠背侧半周性游离出来之后（**图 13-16**），放置一块纱布球于背侧的肛提肌间隙里，这样会阴操作时，可以从皮肤确认到纱布的位置，游离起来会变得很轻松（动画㉛）。

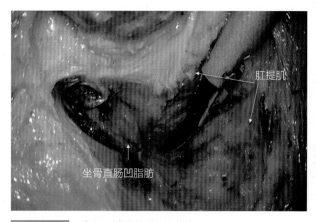

**图 13-15** 直肠后背侧肛提肌游离

接着继续向左右延伸切开线，使得直肠背侧半周性游离出来。

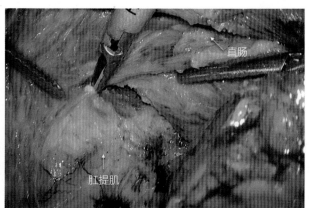

**图 13-16** 直肠左侧后壁肛提肌离断

## 9 会阴操作

肛提肌背侧游离半周之后，在降乙交界水平离断结肠（**图 13-17**），转为会阴操作。截石位，两脚尽量抬高，外展。对于有股骨头关节置换手术史的患者，注意术后观察有无关节脱落。0 号丝线荷包缝合肛门，标记好两侧坐骨结节以及背侧的尾骨。纺锤形切开肛周皮肤以及肛门外括约肌外侧的皮下脂肪（**图 13-18**），用 0 号丝线在皮肤缘缝合 4~6 针，牵开术野（**图 13-18**）（动画㉜）。

会阴皮肤切开的大小，要根据肿瘤浸润深度以及大小而定。肿瘤侧紧贴着质地较硬的外侧部分切开皮肤，进入到肛门外括约肌的皮下环。随着皮肤以及皮下脂肪游离的推进，切口会逐渐变大。因此，一开始的皮肤切开不必过大。

一般先选择没有肿瘤侧游离，会阴侧向坐骨直肠凹脂肪组织游离，坐骨直肠凹的支持组织由一些比较弱的脂肪组织构成。从直肠侧方可以观察到阴部内动脉分出的直肠下动脉，该脂肪组织与皮下脂肪还是有明显差别的。在直肠背侧显露出耻尾肌，以尾骨尖为指引，离断后背侧的肛尾韧带后，与腹腔内相交通（图 13-19）。

直肠后侧以及侧方的耻尾肌厚度一般均一，比较好游离。但是在前侧方时有耻骨直肠肌与括约肌深层肌肉相互重叠，游离起来比较吃力（图 13-20）。因此，后壁首先与腹腔内打通，这样逐渐从直肠背侧向腹侧游离。之后经肛门翻转直肠，10 点至 2 点方向的组织最后进行游离，其余的直肠环周组织都逐渐游离，直到可以从肛侧观察到腹腔侧游离结束的前列腺（图 13-21，图 13-22）。

神经血管束（NVB）是比较容易引起出血的部位，需要用能量装置仔细止血。一旦出血，即便用热凝固止血，术中操作的摩擦还是有可能再次引起出血的，盲目地止血可能导致自主神经损伤，因此等标本移除之后，充分进行盆内清洗，经会阴或者腹腔镜下重点观察该处有无渗血。

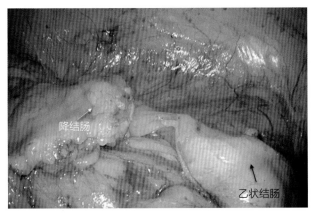

图 13-17　降乙交界水平离断结肠，转为会阴操作

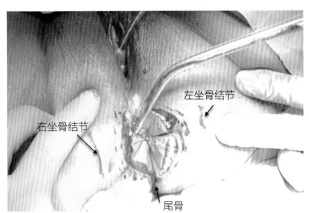

图 13-18　荷包缝合肛门，两侧坐骨结节、尾骨为标记。纺锤形切开肛周皮肤以及肛门外括约肌外侧的皮下脂肪

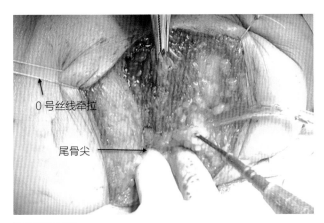

图 13-19　用 0 号丝线在皮肤缘缝合 4~6 针，牵开术野。在直肠背侧显露出耻尾肌，以尾骨尖为指引，离断后背侧的肛尾韧带后，与腹腔内相交通

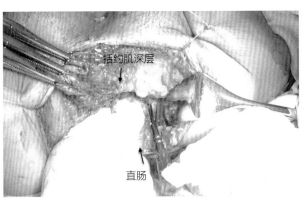

图 13-20　在前侧方有耻骨直肠肌与括约肌深层肌肉相互重叠，游离起来比较吃力

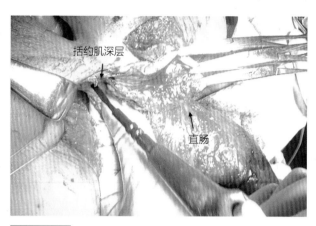

图 13-21　后壁首先与腹腔内打通，这样逐渐从直肠背侧向腹侧游离。之后经肛门翻转直肠，10 点至 2 点方向的组织最后进行游离

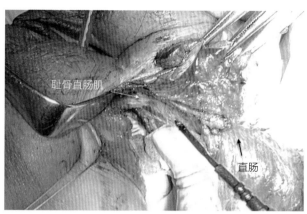

图 13-22　直肠环周组织都逐渐切开，直到可以从肛侧观察到腹腔侧游离结束的前列腺或阴道后壁

## 10 闭合会阴部

前侧方组织逐渐变厚，女性病例中可以结合阴道内诊确认游离平面（图 13-23，图 13-24）。男性病例中可以触摸导尿管走向，确认水平面。左、右耻骨直肠肌离断之后，此时从侧面后面观察前列腺，用手指伸入到前列腺背侧，向腹侧牵拉，这样可以观察到前列腺背侧区域有无出血。会阴小体是平滑肌组织，电刀切开时不会收缩，断端带点焦黄色（图 13-25）。

经会阴部取出标本，会阴冲洗 3000mL 生理盐水，更换手套。切断皮肤牵引线，尽量降低两脚高度，缓解肛周皮肤的张力。1-0 可吸收线进行肛提肌缝合。再次清洗会阴部皮肤，3-0 可吸收线进行皮内缝合。皮肤消毒之后，用外科胶纸

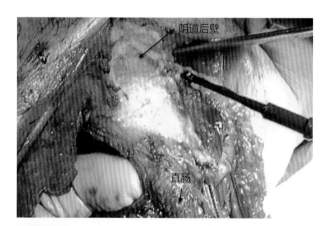

图 13-23　女性病例中可以结合阴道内诊确认游离平面

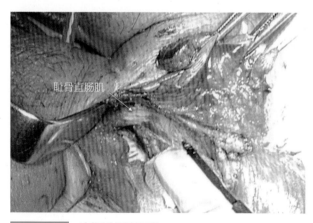

图 13-24　离断耻骨直肠肌

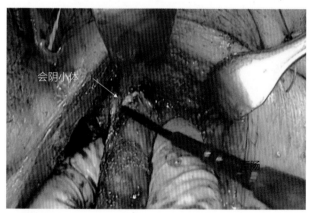

图 13-25　会阴小体是平滑肌组织，电刀切离时不会收缩，断端带点焦黄色

粘贴固定。

## 11 腹膜外结肠人造肛门

　　重新刷手，换手术服。再次回到腹腔内操作，盆腔内再次进行冲洗观察盆底特别是 NVB 周围有无出血。

　　术前标记好的人工造口处皮肤圆形切开 2cm，电刀全周性游离皮下脂肪，切开腹直肌前鞘。左手用 Kocher 钳提拉前鞘，右手用 Pean 钳钝性分离腹直肌，锐性切开腹直肌后鞘，进入到腹膜前腔。向降结肠中段方向用肠钳钝性分离腹膜前间隙（图 13-26）。之后用食指扩大游离间隙（图 13-27），之后切换成 3cm 宽的压肠板钝性压迫腹膜，继续分离（图 13-28）（动画㉝）。

　　助手左手钳子提拉腹膜向腹侧张开，术者超声刀游离降结肠外侧的腹膜前间隙。与腹侧的隧道相交通（图 13-29）。入口处相对来说要宽敞，比皮肤侧的出口要偏向头侧。

　　爱丽丝钳伸入腹膜前通道（图 13-30），夹住结肠断端的切割钉牵向体外，注意观察肠系膜有无扭转（图 13-31）。腹直肌前鞘与结肠浆肌层固定 3 针，肠系膜侧不需固定，以便于还纳多余的肠系膜脂肪组织。盆腔内放置 19Fr 负压式引流管，可吸收生物膜放置在盆底预防术后小肠粘连。小肠归位，直视

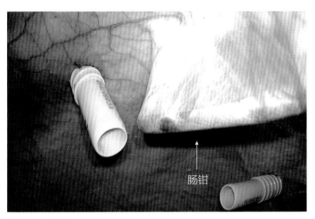

图 13-26　锐性切开腹直肌后鞘，进入到腹膜前腔。向降结肠中段方向用肠钳钝性分离腹膜前间隙

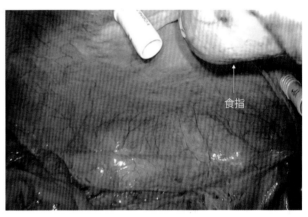

图 13-27　用食指扩大游离间隙

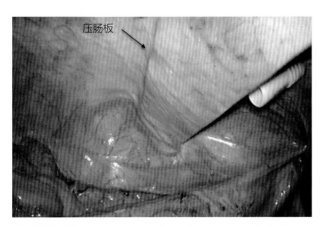

图 13-28　游离到不够距离时，切换成 3cm 左右的压肠板继续钝性分离

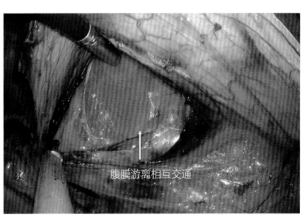

图 13-29　超声刀游离腹膜与之前的游离相通

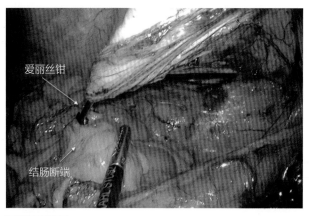

图 13-30 爱丽丝钳伸入腹膜前通道，夹住结肠断端的切割钉牵向体外

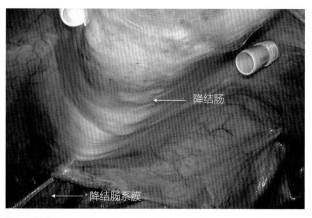

图 13-31 注意观察肠系膜有无扭转

下拔除各戳卡。

皮肤水平 3cm 处离断结肠边缘血管，切除多余的结肠，开放肠管断端。按真皮层—结肠断端浆肌黏膜下层—皮肤等高处的浆肌层缝合 3 针，进行肠管黏膜翻转。之后酌情追加 8～10 针真皮层—结肠断端全层缝合，单孔式结肠人造肛门造口完毕。量好人工肛门的长、宽、高之后，用合适的结肠造口袋保护好。

# 12 结语

自 1908 年 Miles 发表腹会阴直肠切断术以来，已经过了 1 个多世纪。目前直肠癌手术是为了兼顾治愈性和患者生活质量，已经全面进入微创时代。本章主要对直肠周围、骨盆深部解剖以及腹腔镜操作技巧、腹膜外径路结肠人造肛门术进行了阐述。

**参考文献**

[1] 野村明成；腹腔鏡下手術：直腸切断術；日本　臨外 65 卷 11 号　2010 增刊号　347-358.

[2] Ono C, Yoshinaga K, Enomoto M, et al:Discontinu- ous rectal cancer spread in the mesorectum and the optimal distal clearance margin in situ. Dis Colon Rectum 45:742-743, 2002.

## 附录视频

▶️ 动画 ㉛　13.1　APR 腹部离断肠管

▶️ 动画 ㉜　13.2　APR 经肛操作

▶️ 动画 ㉝　13.3　腹膜外通路结肠造口

# 第 14 章

# 腹腔镜下侧方淋巴结清扫

Laparoscopic lateral lymph node dissection

要点

（1）低位直肠癌肿瘤下缘在腹膜返折之下，浸润深度达 cT3 以上，术前影像诊断为侧方淋巴结转移阳性，则强烈推荐侧方淋巴结清扫。

（2）侧方淋巴结区域中，髂内淋巴结区域的清扫尤为重要，其脉管、神经解剖较复杂，为了进行安全手术，有必要详细掌握骨盆解剖。

（3）本章主要以 No.263、No.283 淋巴结为重点，阐述侧方淋巴结清扫手术要点。

## 1 前言

直肠癌的侧方淋巴引流是主要的转移途径之一。2022 年发布的《指南》（医师用版）中对腹膜折返以下的直肠癌，浸润深度达 cT3，术前诊断为侧方淋巴转移阳性的低位直肠癌，强烈推荐侧方淋巴结清扫【推荐度 1，证据等级 C】。术前诊断为侧方淋巴转移为阴性时，侧方淋巴结清扫不能改善远期生存效果，但是可以改善局部复发【弱推荐，进行该治疗 Evidence B】，为目前争议较大的侧方淋巴清扫提供了明确的循证医学支持。

该《指南》基于日本 JCOG0212 临床试验，cStage II/ III 低位直肠癌的无复发生存率结果表明，侧方淋巴结清扫 + 直肠全系膜切除的试验组与单纯的直肠全系膜切除组相比，非劣性研究未能证明，但是淋巴结在 10mm 以上的病例里，有 20% 的转移率，侧方淋巴结清扫术后局部复发率明显改善。随着腹腔镜技术逐渐成熟以及 2018 年达芬奇机器人直肠癌手术被纳入日本的保险适应范围，侧方淋巴结清扫在直肠癌治疗中有逐渐增多的趋势。

本章主要对侧方淋巴结定义、术中髂内淋巴节（No.263）、闭孔淋巴结（No.283）的底面、侧面、末梢解剖进行详细阐述，为开展侧方淋巴结清扫提供必要的骨盆解剖学参考。

## 2 侧方淋巴结清扫必要的解剖

根据《规约》定义，侧方淋巴结指的是髂内动脉以及闭孔神经、闭孔动静脉周围的淋巴结。主要包括：髂内淋巴结末梢组（No.263D）、中枢组（No.263P），髂总淋巴结（No.273），闭孔淋巴结（No.283）以及髂外淋巴结（No.293）。髂动脉系淋巴结分左、右标记（左侧 =lt，右侧 =rt），例如：右髂内淋巴结末梢组标记为：rt263D。其中以 No.263P/D 以及 No.283 淋巴结转移率较高，且清扫后治疗效果最好（图14-1）。

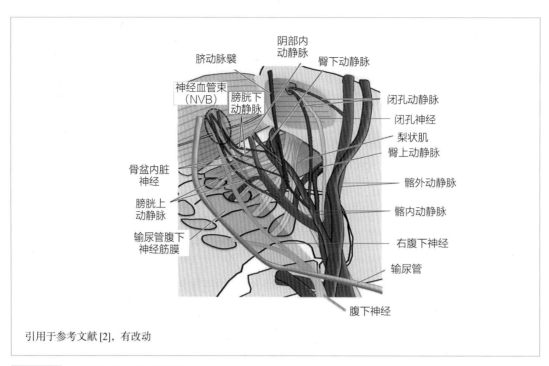

引用于参考文献 [2]，有改动

**图 14-1**　右侧方淋巴结周围解剖

图 14-2 所示的侧方淋巴结区域可分为 4 个面：①内侧面（输尿管腹下神经筋膜）。②髂内血管系面（膀胱腹下筋膜）。③外侧面（髂外动脉、闭孔内肌）。④底面（肛提肌腱弓）。

## （1）侧方淋巴结区域的外侧面

外侧面主要以比较刚性的解剖构成，由头向尾侧依次为腰大肌、耻骨梳、闭孔内肌、肛提肌、尾骨

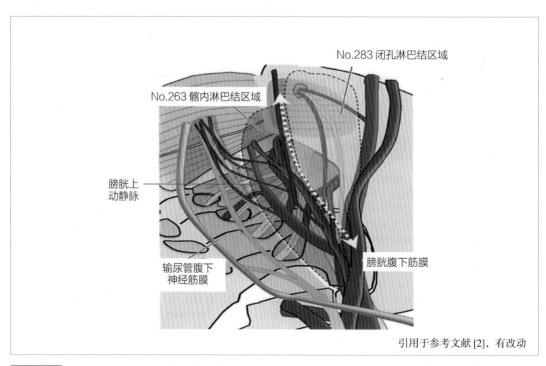

引用于参考文献 [2]，有改动

**图 14-2**　No.263 以及 No. 283 淋巴结

肌。沿着腹主动脉向髂总动脉方向游离，切开髂外动脉腹侧腹膜，向内侧游离包含淋巴结的脂肪组织。就可看见头侧的腰大肌以及耻骨梳，其背侧可见闭孔内肌。沿着闭孔内肌继续向背侧游离即可见闭孔，有闭孔动静脉以及闭孔神经穿行。No.283 淋巴结的前方清扫边界为闭孔，此时可以看到汇入髂外静脉的闭孔静脉，这是寻找闭孔的解剖标志。闭孔动静脉末梢侧离断后，继续沿闭孔内肌向尾侧背侧游离，即可看到白色的肛提肌腱弓，内侧是延续的肛提肌，这是侧方清扫的最深处。

### (2) 侧方淋巴结区域的内侧面

侧方淋巴结区域的内侧面也是直肠 TME 时的最外侧壁，主要由输尿管、腹下神经、骨盆神经丛构成。输尿管与骨盆内脏神经（S3、S4）及骨盆神经丛所构成的筋膜称为输尿管腹下神经筋膜，构成侧方淋巴结的内侧面。沿着骨盆神经丛的外侧面向尾侧游离即可到达肛提肌，向内侧游离即可与 TME 游离层面相交通。盆腔内的自主神经由骨盆神经丛分出后与髂内血管分出的泌尿生殖分支（膀胱上、下动静脉）汇合形成神经血管束（Neurovascular bundle，NVB），如果有肿瘤浸润该神经，需合并切除。S3、S4 骨盆内脏神经主要参与膀胱功能以及性功能，该神经损伤可以引起排尿障碍以及勃起功能障碍，手术时须保护好该神经丛。

### (3) 髂内血管系层面

髂内动静脉以及泌尿生殖血管（膀胱上下动静脉）方向的分支所包被的淋巴结区域为 No.263 淋巴结。髂内动脉分支的血管鞘称为膀胱下腹筋膜。膀胱下腹筋膜与脐动脉襞构成顶边，下垂至膀胱上下动静脉与膀胱外侧壁相连接形成一个被压缩的脂肪包。沿着膀胱下腹筋膜的疏松层面向尾侧背侧游离可见膀胱上、下动脉与骨盆神经丛分出的自主神经构成的神经血管束（NVB），膀胱下腹筋膜外侧为 No.283 淋巴结，内侧与 No.263 淋巴结相邻。继续游离，则可到达肛提肌腱弓。牵拉脐动脉襞向外侧，向尾侧膀胱游离，可见膀胱上动脉，是作为 No.263P 与 No.263D 淋巴结的分界线。如果该处淋巴结没有明显的转移，一般保留膀胱上动脉。继续沿着髂内动脉游离可见膀胱下动脉，是 No.263D 尾侧清扫界线标志，该处由多支血管构成，如果该处怀疑转移，则建议切除一侧膀胱下动静脉。

### (4) 侧方淋巴结区域的底面

底面由髂内血管、腰骶神经 – 骶神经丛、梨状肌构成。髂内血管末梢分出阴部内动静脉与阴部神经汇入 Alcock 管。为了防止侧方清扫后的外侧腔液体残留，可以 Alcock 管为解剖标记，在其背侧切开盆底筋膜与盆底相交通。

## 3 No.263 以及 No.283 淋巴结解剖

No.263 以膀胱上动脉为分界线，分为 No.263D 以及 No.263P 淋巴结。具体边界如下：

### (1) No.283　闭孔淋巴结

外侧：髂外动脉 – 闭孔内肌。
内侧：（膀胱下腹筋膜）髂内动脉、膀胱上动脉 – 脐动脉襞、阴部内动脉 – 膀胱下动脉。
头侧：髂内动脉分支部。
尾侧：肛提肌腱弓。

## （2）No.263P　髂内淋巴结中枢组

外侧：髂内动脉。

内侧：（输尿管腹下神经筋膜）腹下神经 – 骨盆神经丛。

头侧：髂内动脉分支部。

尾侧：膀胱上动脉分支部。

## （3）No.263D　髂内淋巴结末梢组

外侧：（膀胱下腹筋膜）膀胱上动脉 – 脐动脉襞，阴部内动脉 – 膀胱下动脉。

内侧：（输尿管腹下神经筋膜）腹下神经 – 骨盆神经丛 – 神经血管束。

头侧：膀胱上动脉分支部。

尾侧：膀胱下动脉分支部（或阴部神经管）。

# 4 手术适应证

术前 CT 或 MRI 检查显示直径 5mm 以上的侧方淋巴结肿大且内部信号或者密度不均匀者考虑为淋巴结转移，予以治疗性侧方清扫。术前没有明显淋巴结转移的，不做预防性清扫。如果不是很明显的 No.273、No.293 淋巴结肿大，在做侧方清扫时也仅清扫 No.263 以及 No.283 淋巴结。

全直肠系膜切除（TME）不能确保断端完全根治的病例，或术前放化疗能够使肿瘤缩小而使得术中保留其他器官功能的病例（如保留输尿管），均可行术前放化疗。

# 5 腹腔镜下低位直肠切除

参考"腹腔镜下直肠低前切除术"一章。

# 6 侧方淋巴清扫

本章以左侧 No.263P/D 以及 No.283 淋巴结清扫为例，讲述侧方淋巴结清扫手术技巧。

## （1）游离输尿管

直肠低位切除后，如果盆腔视野良好，可以先吻合肠管，女性患者左侧卵巢用直针悬吊。对于男性患者或者骨盆狭窄的患者，一般先不吻合肠管。助手右手抓提腹主动脉分叉外侧腹膜，助手左手提起左侧输精管（女性子宫圆韧带）处腹膜向外侧腹侧，使腹膜绷直与输尿管平行（图 14-3）。术者左手抓持输尿管内侧腹膜形成对抗张力，从腰大肌表面开始游离输尿管，充分游离输尿管直到输精管（子宫圆韧带）交叉部。再继续沿着输精管（子宫圆韧带）游离到髂外动脉水平切开腹膜，为之后的 No.283 淋巴结清扫获得良好的视野。游离输尿管外侧时，如果营养血管支不能很好分开，可以凝固止血后切断该血管，使输尿管与腹下神经前筋膜成一体，用一棉带向骨盆内侧牵开确保视野。此处可以看到髂内动脉与髂外动脉分叉部，该处为 No.263P 以及 No.283 淋巴结的头侧清扫标志（图 14-4）。在腹主动脉分叉处找到下腹神经，棉带牵拉输尿管向外侧，就可见下腹神经走行（图 14-5），继续向尾侧游离即可从

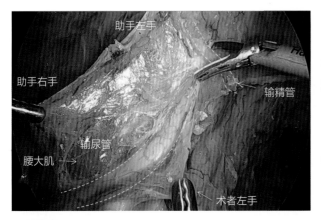

图 14-3 游离输尿管标志

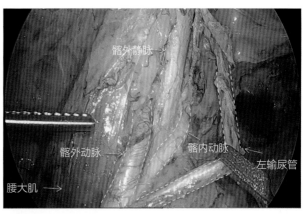

图 14-4 输尿管腹下神经膜

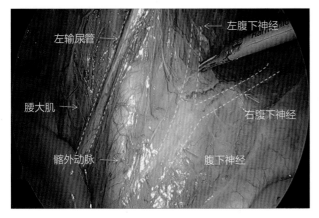

图 14-5 腹下神经走行（盆腔视野）

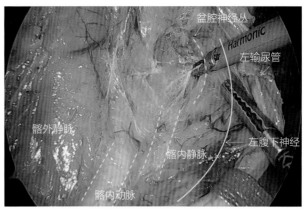

图 14-6 腹下神经以及骨盆神经丛走行（263P 视野）

No.263P 看到盆神经丛（图 14-6）。

## （2）清扫 No.273（髂总淋巴结）、No.293（髂外淋巴结）

助手右手牵拉输尿管向内侧，腹下神经为 No.273 淋巴结内侧缘，外侧缘为髂总动静脉的腹侧 – 内侧面，尾侧为髂内髂外动脉分支处，该处淋巴结相对来说淋巴管较为粗大，需要凝固后细心离断，防止术后淋巴漏（图 14-7）。继续沿着髂外动脉腹侧向尾侧游离，即可一直游离到输精管（子宫圆韧带）与髂外动脉交界处，此为 No.293 淋巴结的尾侧，背侧继续游离可见髂外静脉背侧的白色耻骨梳韧带，进入 No.283 淋巴结游离（图 14-8）。

## （3）游离 No.283 淋巴结外侧面

助手右手用棉棒向外侧轻压髂外静脉，左手钳子牵拉输尿管腹下筋膜向内侧，确保远侧视野。此时可见耻骨梳以及后背侧的髂腰肌。大多数情况下可见髂外静脉向闭孔方向分出的闭孔静脉（图 14-9），钛夹夹闭、离断该血管后，继续沿闭孔内肌向背侧以及前侧游离。此时逐渐发现 No.283 淋巴结内侧面的膀胱上动脉 – 脐动脉襞阻挡视野，可以改为游离 No.283 内侧面。

## （4）游离闭孔神经、血管

助手左手用棉棒向内侧轻推膀胱上动脉 – 脐动脉襞，右手钳子牵拉输尿管腹下神经筋膜的棉带向内侧确保术野。换做左手牵拉 No.283 向外侧远离膀胱上动脉 – 脐动脉襞。逐渐向尾侧背侧游离，可见闭孔神经以及伴行的闭孔动静脉。

此时，No.283 淋巴结术野稍微变宽。助手左手钳子向内侧推开膀胱上动脉 – 脐动脉襞，右手棉棒轻轻向外推压髂外静脉。术者沿着闭孔神经清扫周围脂肪组织，直至闭孔。使闭孔动静脉、闭孔神经完全裸化（图 14-10）。

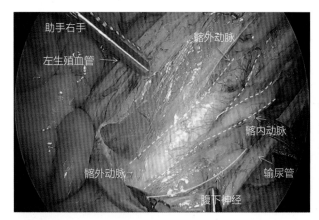

图 14-7　No.273 淋巴结清扫范围

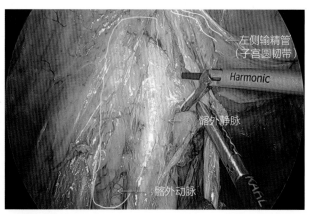

图 14-8　No.293 淋巴结清扫范围

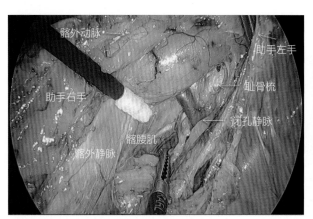

图 14-9　游离 No.283 淋巴结外侧面

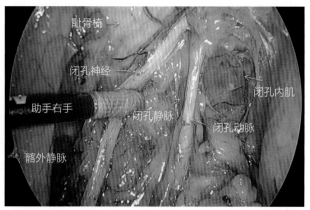

图 14-10　显露闭孔神经、血管

## （5）离断闭孔动脉、静脉

助手右手棉棒轻轻向外推闭孔神经，术者沿着闭孔神经清扫周围脂肪组织，直至闭孔。使闭孔动静脉、闭孔神经完全裸化。钛夹夹闭离断末梢侧闭孔动静脉，术野顿时变大，继续沿着外侧的闭孔内肌游离脂肪组织（图 14-11）。此时回到髂内外静脉交叉点处继续游离，可见从髂内动脉分出的闭孔内动脉中枢侧，再次钛夹夹闭离断（图 14-12）。

## （6）游离 No.283 尾侧、内侧尾侧

以内侧的膀胱下腹筋膜为参照，沿着髂内动脉向尾侧背侧游离即可看到臀下动脉以及阴部内动脉 – 膀胱下动脉分支，此为 No.283 淋巴结内侧面的最尾侧标志。继续向尾侧外侧游离就可以看到闭孔内肌与肛提肌交界的白色腱弓部分，肛提肌腱弓是尾侧游离结束标志（图 14-13）。

## (7) No.283 腔与 TME 层面交通

接着，向侧方腔的底面，沿着髂内动脉游离，可见脂肪组织覆盖的骶神经，其尾侧有尾骨肌，以及走向阴部内动静脉的 Alcock 管，这些都是形成侧方腔的底面。沿着此剥离层面向尾侧游离，就可以与肛提肌侧的 TME 游离层面相连，完成 No.283 淋巴结清扫（图 14-14，另一病例）。

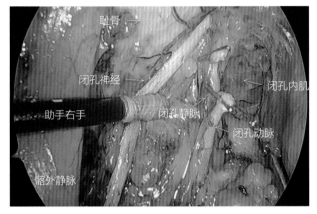

**图 14-11**　离断闭孔血管末梢侧

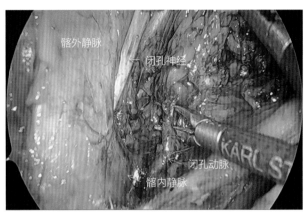

**图 14-12**　离断闭孔血管中枢侧

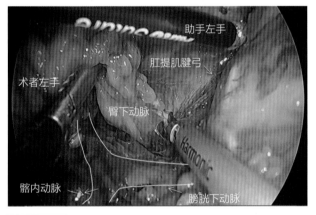

**图 14-13**　No.283 淋巴结尾侧标志、内侧末端标志

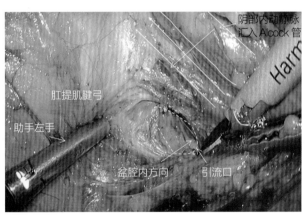

**图 14-14**　No.283 淋巴结侧方腔的底面

## (8) 清扫 No.263 淋巴结

助手右手钳子牵拉输尿管腹下神经筋膜的棉带向内侧，助手左手牵拉另一棉带使膀胱上动脉向外侧，以充分展开 No.263 淋巴结清扫时的术野。之前的 No.263 内侧壁（输尿管腹下神经筋膜）已经游离完毕，只须沿着髂内动脉起始处开始游离，直到膀胱上动脉分支起始处则为 No.263P 尾端，继续向背侧尾侧游离，即可看到髂内动脉分出的膀胱下动脉，这就是 No.263D 淋巴结尾侧结束的标志。尽量清除髂内动静脉系之

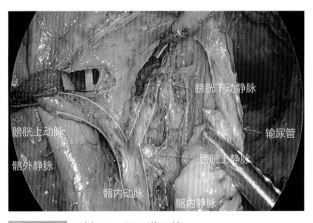

**图 14-15**　清扫 No.263 淋巴结

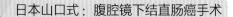

间的脂肪组织（**图14-15**）（动画㉞）。

# 7 结语

  侧方淋巴结清扫是直肠癌手术中的难点，本章主要介绍了侧方淋巴结区域的外科解剖，熟知以上解剖再结合腹腔镜的良好视野，有助于术者更加安全、熟练地掌握该技术。

**参考文献**

[1] 大腸癌治療ガイドライン 医師用 2019 年版　大腸癌研究会（編集）.

[2] 河田健二、直腸癌手術に必要な外科解剖；消化器外科 2017 年 12 月号 究極のこだわり；直腸癌に対する腹腔鏡下手術 p.1753-1761.

## 附录视频

  ▶️ 动画 ㉞　14　左侧方淋巴结清扫

# 第 15 章

# 实时超声引导下锁骨下中心静脉输液港植入术

Real-time ultrasound guided subclavian central venous port implantation

要点

（1）实时超声引导下静脉穿刺的技术要点。

（2）静脉输液港植入的技术细节与注意事项。

## 1 前言

中心静脉化疗用输液港植入术也是日本的外科医生所必须掌握的基本技能之一。传统的以体表解剖标志为导向的盲穿刺法其并发症概率达到 10% 左右，而超声引导下的静脉穿刺可以很大程度避免了这种不确定的因素，现已在日本被大力推广。此章主要介绍实时超声引导下锁骨下静脉输液港植入术的技术要点以及注意事项。

## 2 中心静脉输液港

中心静脉输液港（Central venous port，CV port）是埋在皮下的输液用的器具，其尖端与留在血管内的导管相连，可以用于反复注入药液。中心静脉输液港的结构大致分为导管部分和端口部分。其导管尖端的构造分为两种：一种带有开放式尖端（开口端）（图 15-1a），另一种带有阀门的封闭式断端。封闭式的导管侧面有狭缝，可以在压力增高时（注入时）或压力降低时（吸引时）狭缝打开，其尖端有导丝通过的细孔（图 15-1b、c）。

输液港的皮下端口部分由经皮插入硅胶隔膜、与导管内腔连续的腔室以及用于连接到导管的连接器组成。硅胶隔膜被压缩，以便在拔出针头后防止液体渗出到皮下。另外，穿刺时，必须使用尖端有特殊结构的针（Huber 针），尖端稍弯曲一定角度，这样即便是硅胶隔膜表层反复穿刺，硅胶隔膜深层的刺出口每次都不一样，以避免针反复切割同一部位造成漏液（图 15-1d）。

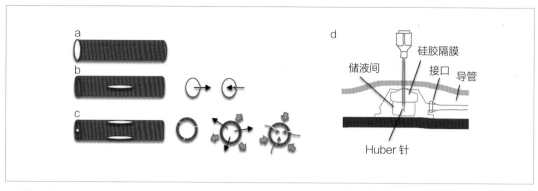

**图 15-1** 输液港的基本构造

a.开放型。b.封闭 – 侧孔型封闭式。导管侧面有狭缝，可以在压力增高时（注入时）或压力降低时（吸引时）狭缝打开。c.封闭 – 侧孔型。导管侧面有 3 处狭缝，有压力阀，压力增高时（注入时）狭缝打开，压力降低时（吸引时）旋风阀错位打开，末梢有导丝小孔。d.输液港的构造。

## 3 器械准备

穿刺使用的超声一般使用 3.5 ~ 5.0MHz 的高频 micro linear 探头。根据术者习惯，可以使用固定穿刺套筒的也可以左手自由活动，但实时超声引导下的静脉穿刺其灵活度以及精确度更加优越，当然对术者的技术要求也比较高。

消毒前用超声初步确认锁骨下动静脉的走行关系，根据患者皮下脂肪厚度以及到静脉的距离调整超声深度与灰度。如果有静脉血栓或者穿刺周围有肿大淋巴结，则应当切换到对侧。

术前常规术侧末梢静脉留置输液，以便观察血液流动以鉴别锁骨下动静脉。本文以右侧锁骨下实际操作为例进行解说。右手稍微外展外延，使得肩胛骨与锁骨之间的间距增大便于穿刺。根据患者的呼吸节律观察血管的充盈变化速度，一般来说锁骨下静脉随着呼吸变动明显：吸气位静脉充盈，呼气位静脉扁平。如果术前脱水比较明显，静脉显示不明确，则采取脚高头低位，促进末梢血液回流。

### 器械准备

10mL 的局麻用药利多卡因 2 支：1 支用于血管周围肌肉层的麻醉，1 支用于输液港植入部位的皮下麻醉。23Gy 蓝色卡特兰（Cateran）针 2 支，用于局麻以及试行穿刺。1000U/10mL 肝素钠生理盐水 2 支（注射器成品），小缝合包一套，4-0 可吸收单丝皮内缝合线 1 根。

## 4 穿刺前准备

中心静脉输液港植入术在手术室或者血管造影室进行。输液港腔室内有一定的无效腔，需要用生理盐水排空空气，用 Huber 针穿刺硅胶膜，输液港接口朝上，依据液体的重力排空气体（图 15-2a）。

术前无须常规应用抗生素，进入手术室之后，确认患者个人信息，标记好穿刺侧体表解剖标志：锁骨、肩胛骨（图 15-2b）。一般埋置点在锁骨中线外侧乳腺外上象限。超声探头先垂直锁骨下血管走行，观察有无血栓或者变异。以右侧锁骨下静脉为例，可见被压缩的右锁骨下静脉以及 9 点方向的伴行的右锁骨下动脉。背侧的无回声区域为肺组织（图 15-2c），中间走行的高回声区域是胸膜。超声探头逆时针旋转与血管走行平行，可见静脉随着呼吸变动明显，且周围有一高回声区域的外膜。3 点方向静

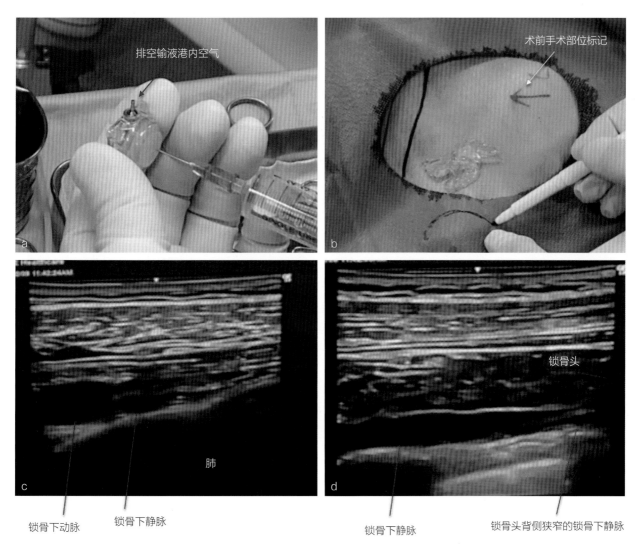

排空输液港内空气

术前手术部位标记

锁骨头

c

锁骨下动脉　　　锁骨下静脉

肺

d

锁骨下静脉

锁骨头背侧狭窄的锁骨下静脉

**图 15-2**　确认锁骨下静脉走行

脉潜入锁骨头，造成自然的狭窄（**图 15-2d**）。

## 5 局部麻醉

　　术者左手显示出锁骨下静脉的长轴视野，超声探头骑在锁骨头下部内侧，稍微放松，使静脉足够充盈。卡特兰针局部麻醉皮肤穿刺点稍离探头约 1cm 处进针（**图 15-3a**），一直到静脉附近的肌肉组织内，但是不必刺破静脉（**图 15-3b**），因为刺破静脉可能导致局部血肿而加大后续的穿刺困难。一般穿刺预想通路附近 2 处局麻，第 2 次进针可以稍微加大角度对穿刺点直下肌肉组织进行麻醉，这样两次麻醉呈扇形范围（**图 15-3c、d**）。

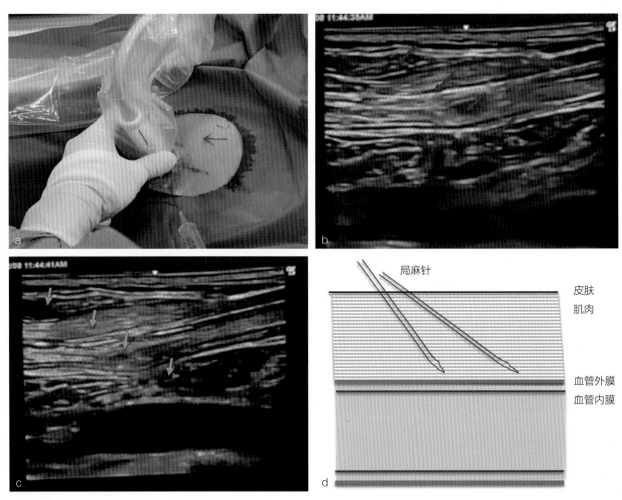

**图 15-3** 局部麻醉穿刺

a.局部麻醉皮肤穿刺点稍离探头约1cm处进针。b.小角度进针，麻醉血管外膜附近肌肉组织，不穿透血管壁。c.大角度进针麻醉穿刺点底下肌肉组织形成一个扇形麻醉区。d.局麻示意图。

# 6 血管穿刺

左手一直保持固定的术野，全身放松，过于紧张时，左手压超声探头的力度可能较大，可能导致右锁骨下静脉完全扁平，加大穿刺难度。

穿刺针沿着麻醉针的方向快速刺入锁骨下静脉前壁，确认尖端进入到内腔之后（**图15-4a、b**），穿刺针头稍微向腹侧抬，继续向静脉中枢侧推进2～3mm（**图15-4c**），负压吸引注射器观察有无持续回血，确认回血没有抵抗，则穿刺成功。此时左手固定在肩关节头等硬性部位（**图15-4d**），防止针尖端错位，立即放入导丝。

刚开始穿刺到血管壁时，可能迷入血管外膜与内膜之间，造成内膜与外膜之间出现血肿。特别是在有反复进行静脉穿刺史的患者手术中容易发生。因此穿刺针要与血管成较大的角度，才有利于迅速进入血管前壁。一旦迷入内、外膜间，穿刺针内还是会有少许的血液回流，但是用力一抽时，往往没有持续回血，此时左右稍微晃动超声探头，观察针尖位置，评估是穿刺不足仍在前壁，还是用力过度已经刺破血管后壁。

确认在前壁时，穿刺针看似进到血管内腔，此时内膜可能被撑起，覆盖在针头上（**图15-5a**），继

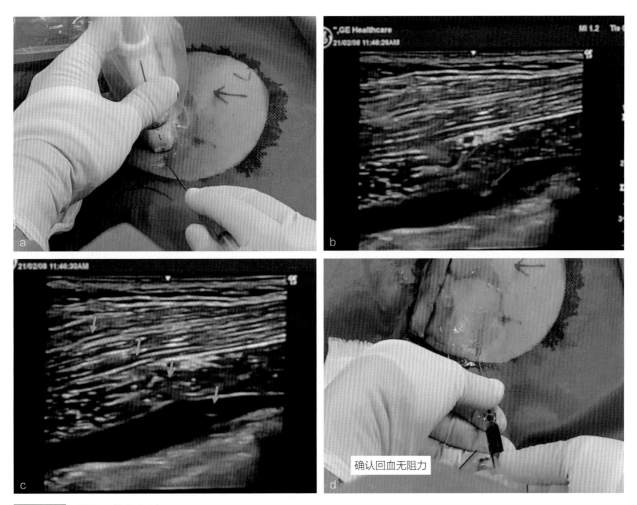

**图 15-4**　锁骨下静脉穿刺

a. 锁骨下静脉点离开超声探头约 1cm 进针。b. 确认穿刺针进入到锁骨下静脉内。c. 压低针尾，小角度向中枢侧推进针尖。d. 确认回血通畅，固定好左手防止针尖移位。

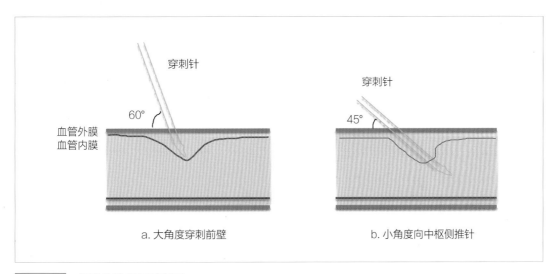

**图 15-5**　静脉前壁穿刺示意图

续沿着原角度穿刺，很可能把血管后壁穿透。适当地使针尖角度变小（60°到45°），针尖向静脉中枢侧推进 2 ~ 3mm，这样回血更加通畅（图 15-5b），可以避免穿破后壁、刺破胸膜而造成气胸。

如果连续 3 次都没能正确刺入血管内，则应该考虑更换到对侧或者颈内静脉穿刺。

## 7 放入导丝

导丝放入时左手一定要固定好，导丝推进顺畅、没有抵抗说明在血管腔内（图 15-6a，图 15-7a）。此时，透视下观察导丝走向。如果是向头侧方向，则适当旋转导丝，使弯向尾侧（图 15-6b）。尝试 1 ~ 2 次还是不行，则此时加大右手臂外延，向头侧伸直，使得锁骨下静脉与上腔静脉成角度钝性化，这样比较容易向心脏侧走行。一般来说气管分叉在上腔静脉心脏入口处 3.5 ~ 5cm 处，该解剖标志比较固定，因此，导丝尖端放置在气管分叉处尾侧 3cm 处即可。一般来说椎体厚度为 3cm 左右，即气管分叉处尾侧 1 个椎体即可。过深，容易迷入心脏内造成心脏内壁血肿，这是值得注意的。

穿刺针过于接近血管后壁，导丝进入时可能顶住后壁很难推进（图 15-7b），此时应当适当松左手，使穿刺针稍微远离后壁，或者向背侧压穿刺针尾部，使穿刺针头更平行于血管内腔（图 15-7c）。当然，松左手不是提拉穿刺针，因为这样可能导致针尖横跨血管前壁或者脱离血管内到血管外侧。此时导丝推

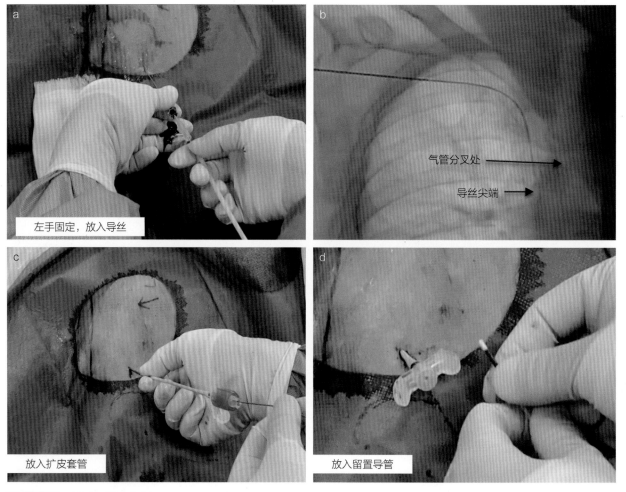

**图 15-6** 锁骨下静脉穿刺

进困难，且在透视下见导丝一直打转（**图 15-7d**）。如果出现这种情况，应该终止此时操作，重新调整穿刺。

一切顺利的话，此时尖手术刀沿着导丝稍微切开皮肤 2～3mm，扩皮套管缓慢推进，透视下观察套管位置。一般套管位置要比导丝位置浅，大概在气管分叉稍上方。扩皮套管推进时用力过猛可能导致连同导丝推到锁骨下静脉壁外侧，甚至进入到胸腔，这是该手术最大的并发症，术者务必谨慎。发觉有阻力，且导丝穿入血管处变弯曲，则立即调整力度与方向。把弯曲的导丝稍向心脏侧推进，再次扩大皮肤切口，防止皮肤狭窄导致的阻力，这样一般能修正。

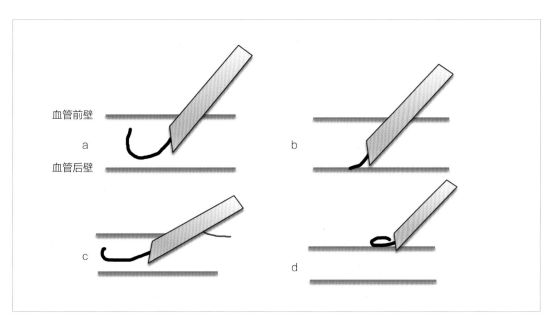

**图 15-7**　静脉前壁穿刺示意图

## 8 皮下 Pocket

待扩皮套管完全放好后，迅速放入输液港的静脉导管。导管放入时，把外套管牵出皮肤之外撕开外套管壁，不要一直撕到皮肤，防止外套管壁断裂造成血管内异物残留（**图 15-8a**）。牵拉套管时，静脉导管也随之变浅，因此每次都注意适当地插入静脉导管，保持在 15～18cm。用生理盐水或者肝素钠生理盐水确认回血顺畅，封管待用。用蚊式钳固定好导管，防止接下来操作时不小心拔除。

局部麻醉采用一点麻醉法。卡特兰针稍微折弯，从预定切开皮肤线 3cm 处向着静脉导管处麻醉，此时防止针头以及后续的手术尖刀损伤导管（**图 15-8b**），适当地把导管推进一些。麻醉时边退针边注射利多卡因，退到刺入点之后不拔出皮肤，在皮下继续调整方向向尾侧麻醉，3～4 次调整方向后，逐渐形成以胸壁外侧壁为外界的钝型扇形局麻圈。电刀以及组织剪锐性及钝性游离皮下组织，适当止血（**图 15-8c**）。以伸入食指关节到近指关节为宜（**图 15-8d**）。靠近导管侧尽量不要用尖刀，改用电刀游离，防止损伤导管造成漏液（动画㉟）。

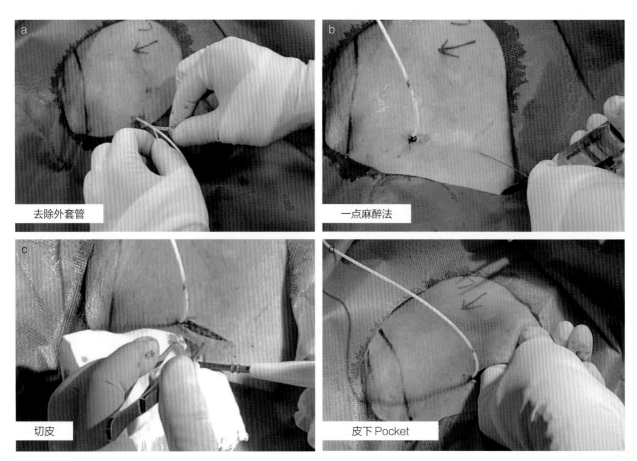

图 15-8　输液港位置

# 9 输液港接合

女性患者乳腺皮下可能进入到乳腺组织层，需要仔细止血。且对乳腺比较大的病例，导管要特意埋深一些。如果过浅，一旦立位时乳房下垂可能导致导管脱出血管，化疗药物弥散在皮下，造成大面积皮下组织坏死。

确认好导管长度后，装好接口外套（图 15-9a），输液港输出杆接好后，用外套固定（图 15-9b）。肝素钠生理盐水接好 Huber 针先确认回血，然后再次缓慢注射 3mL，休息 3s，反复 3 次，完成 10mL 的管内测漏试验。观察背侧的干净纱布是否被染红或者液体湿润（图 15-9c）。如无液体外漏，则硅胶膜朝上，放入皮下 Pocket 里，透视下观察导管尖端位置、输液港接合部角度是否扭转、有无气胸等（图15-9d）。

最后观察导管穿刺部周围有无渗血，如果有沿着管壁的渗血，则用 4-0 的圆针可吸收线缝合固定一针。皮下浅筋膜缝合几针，使皮下组织平整。接下来真皮缝合，起始针从导管侧开始，注意针尖勿损伤导管壁。皮肤缝合后，消毒液再次消毒，干净纱布擦拭之后，灭菌外科胶纸外贴固定，纱布团加压包扎 1h，止血。术后立即去放射线科拍吸气、呼气胸片，观察有无气胸。如无异常则输液港当天可以使用。术后次日可适当淋浴。

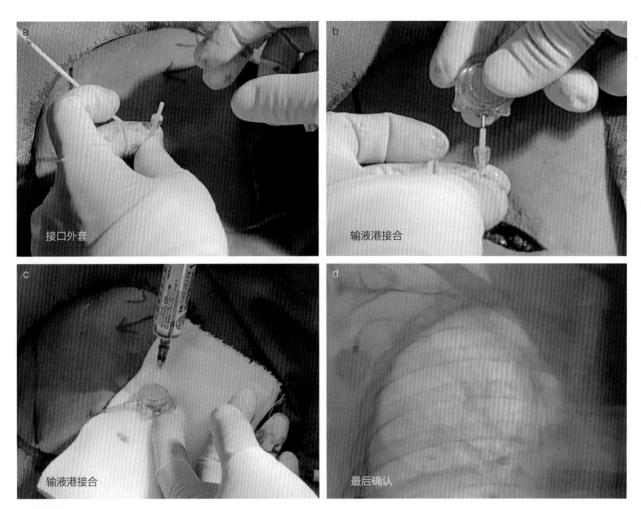

图 15-9　输液港接口、测试

# 10 结语

　　本章着重讲解了超声引导下右侧锁骨下静脉穿刺的技术要点及注意事项。在日本，中心静脉输液港植入术是外科住院医师阶段所必须掌握的技能之一。穿刺成功最大的秘诀是稳定的超声画面，以及熟练的穿刺技能。当然在患者身上实践之前，务必要对超声引导下穿刺熟练掌握。

　　笔者在学习使用超声时，是购买质地较硬的魔芋豆腐，放入橡胶管，管内充满碘伏消毒液模仿锁骨下静脉进行反复穿刺，成功率达到 90% 以上之后再转到实际临床中，如此这般才能克服穿刺的心理障碍。

**参考文献**

[1]中心静脈ポート留置術と管理に関するガイドライン 2019　日本 IVR 学会 編 .
[2]鎖骨下静脈経由ポート留置の入室から退室まで　竹内義人 第 38 回日本 IVR 学会総会「技術教育セミナー」.
　*此文献为日本学会网页公开资料，并非发表的文章，所以均可如实使用 .

## 附录视频

　🎬 动画 ㉟　15　右侧锁骨下静脉输液港植入术

<table>
<tr><td>第 16 章</td><td>

# 克罗恩病的外科治疗：Kono-S 吻合法
</td></tr>
</table>

Kono-S anastomosis in Crohn's Disease

---

**要点**

（1）详细讲解 Kono-S 吻合的技术细节及要点。

（2）示意简图以及具体手术实例进行步骤分解。

---

## 1 前言

2003 年日本旭川医科大学河野透（Kono Toru）准教授开发了手工端端吻合，并命名为（Kono-S 吻合），该吻合方式具备防止吻合口变形、处理肠系膜时注重保留吻合口血流以及神经、吻合之后的口径较大等优点。之后在日本国内及海外进行了大量的临床试验，其结果证明极大程度地降低了吻合口再狭窄率。2020 年 *Ann Surg* 杂志发表了 Kono-S 手工吻合与传统的器械功能性端端吻合（FEEA）进行对比的多中心临床研究结果显示，采用 Kono-S 吻合的患者术后临床复发率明显降低，且无安全问题（Luglio，2020）。

克罗恩病（Crohn's disease）1932 年由纽约的内科医生 Crohn 首次报道，第 34 任美国总统艾森豪威尔也因克罗恩病而接受了手术。逐渐这种病被广泛认识，根据美国的数据表明，在美国有 70 万以上的克罗恩病患者。从最初诊断起 10 年内，有 70% 的患者接受过肠管切除手术。而肠管切除术后吻合口复发以及狭窄的比例较高，是再次手术的根本原因。术后随访内镜检查发现复发的比例：术后第 1 年占 70% ~ 90%，在术后 5 年内需要再次手术的达到 20% ~ 30%。

笔者 2012 年 6 月至 2021 年 7 月绝大多数时间在河野透教授手下工作，本章对 Kono-S 吻合的技术要点进行详细讲解。

## 2 Kono-S 吻合的适应范围

Kono-S 命名方式：Kono 是取河野（Kono）的日语发音，为了防止吻合口复发所致的挛缩，进而导致吻合口变形、狭窄，特定做了后壁底座的支撑（support）后壁；S 是根据该吻合口支撑（support）后壁的首字母命名的。因为该术式是全手工吻合，因此理论上腹腔镜下进行全部吻合是不大可能的。吻合口两端肠管必须保留在 10cm 以上，如果有连续病变的病例，则需要术前的小肠造影以及术中的肠镜检查进行综合评估，确定肠管的预定吻合位置（图 16-2）。

此外，支撑（support）后壁可以很好地减低吻合口张力，因此回肠直肠吻合也适用。肠系膜对侧切开进行吻合，消除了肠管间的口径差影响。对肠管狭窄导致的肠管扩张病例，也可以考虑该吻合方式。

## 3 Kono-S 吻合技术细节

克罗恩病多发狭窄较为多见，所有患者必须术中肠镜检查，下面就实际的小肠狭窄病变外科切除方法如图 16-2 所示，依次进行讲解。

### (1) 病变部位的确认

全部游离完小肠粘连之后，从十二指肠韧带向回盲部将顺肠管，为了防止小肠干燥，用薄膜袋保护好肠管，用 40cm 长的棉带量取小肠实际长度，用灭菌标记笔绘制实际的肠管狭窄图，确定手术方针（图 16-1）。

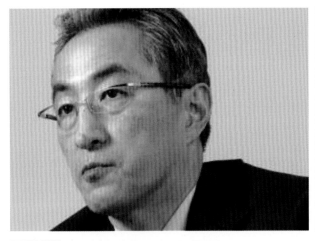
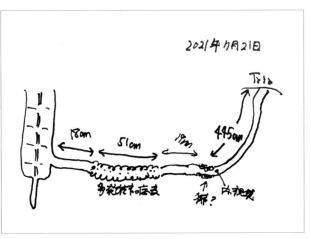

图 16-1　河野透先生及先生的手术笔迹

### (2) 外科切除及吻合原则

决定手术时，根据病变部位术中肠镜再次观察预留肠管的黏膜面。观察孔周围需要严格无菌操作，荷包缝合 2 针防止内容物流出。肠镜检查结束之后把肠管腔内气体排净。

肠镜观察孔用缝线确切闭合（图 16-2）。如果肠管预定吻合处有活动性溃疡病变，则应该切除。如果仅存在非活动性病变，还是可以吻合的，当然最好是选择没有病变的肠管。对于狭窄的病例，如果存在活动性病变，则必须切除，不能姑息去做狭窄成形术。对于虽然有狭窄但是 10mm 的内视镜可以自由通过且为非活动性病变的肠管，可以先暂时观察，不急于外科切除。

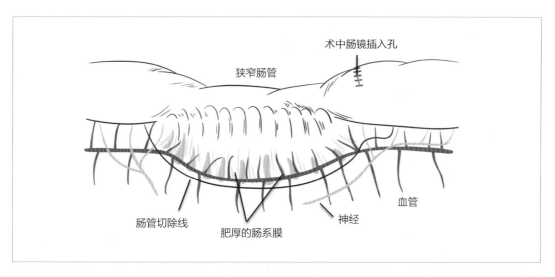

| 切除判定基准 | 狭窄且为活动性病变 | | 切除 |
|---|---|---|---|
| | 狭窄但 10mm 肠镜可通过的非活动性病变 | | 暂时观察 |
| 肠管吻合条件 | 无病变肠管 | | 最好 |
| | 非活动性病变肠管 | | 尚可 |
| | 活动性溃疡病变肠管 | | 禁止 |

图 16-2　术中肠镜确定切除范围

## （3）肠系膜处理诀窍

克罗恩病肠管反复受到炎症刺激，与黏膜再生相比，神经再生的速度明显要慢很多。与毛细血液循环相关的神经肽 CGRP 也相应减少，血供维持较为困难。如果是按照普通的淋巴结清扫方法切除肠系膜，神经在靠近中枢一侧就被离断了，其神经再生就更困难。因此，尽量靠近肠管附近离断神经较为理想（图 16-2）。此外，克罗恩病术后复发的重要原因之一是吻合口周围的血运不良，因此如何维持吻合口周围的血流，成为重中之重的事情。

为了最大限度地保护肠管壁的神经，建议尽量靠近肠管侧离断肠系膜。且因为肠系膜水肿，炎症周围的血管也扩张，很容易造成肠系膜出血，因此建议用血管凝固装置确切地进行止血。实际手术中，应用 LigaSure 更有优势。

## （4）切割闭合器离断肠管

用标记笔在肠系膜对侧标记好肠管中央线。三排钉的直线切割闭合器垂直肠系膜以及标记线方向离断肠管（图 16-3），这样以标记线为参照方便后续的肠管缝合，且离断肠管有明确的参照线。切割闭合器夹闭肠管时等待 2min，使得肠管组织充分展平。切割闭合之后等待 1min 使钉子充分成形之后再回拉切割闭合器刀头，继续等待 1min 才打开切割闭合器。这样钉子有充足的成形时间，肠管断端出血的概率也就降低许多（动画㊱）。

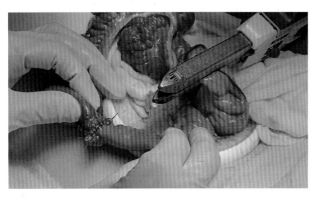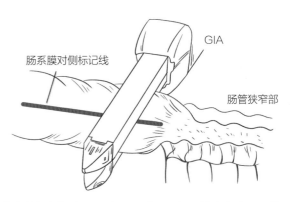

**图 16-3** 用标记笔在肠系膜对侧标记好肠管中央线。三排钉的直线切割闭合器垂直肠系膜以及标记线方向离断肠管

## （5）支撑后壁的形成方法

切割闭合器离断肠管时，肠管角边有效的切割钉会减少，因此小肠断端两角可用强生公司的 3-0 可吸收薇乔线加强缝合（**图 16-4**）。首先垂直于切割钉方向打 1 个结，然后再把切割钉角尖环绕一次打第 2 个结，常规打 4 个结之后，缝线不剪断。口侧肛侧肠管断端都加强缝合之后，两侧肠管缝线交叉打结固定（**图 16-5**）。

继续在肠管中央标记线处缝合 1 针，之后等间距地缝合 4～6 针。这样金属排钉做成的支撑后壁就在吻合口的背侧，可以防止吻合口变形、预防狭窄（**图 16-6**）（动画㊲）。

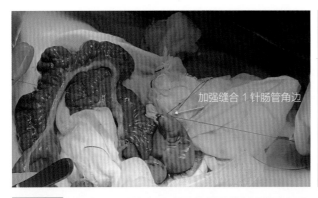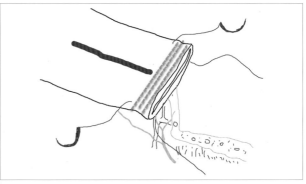

**图 16-4** 用强生公司的 3-0 可吸收薇乔线加强缝合小肠断端两角

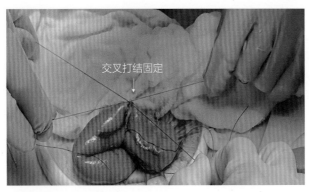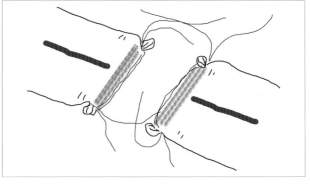

**图 16-5** 垂直于切割钉方向打 1 个结，然后再把切割钉角尖环绕一次打第 2 个结，常规打 4 个结之后，缝线不剪断。口侧肛侧肠管断端都加强缝合之后，两侧肠管缝线交叉打结固定

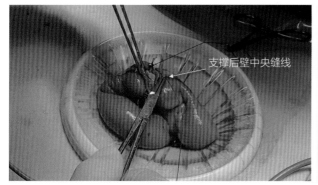
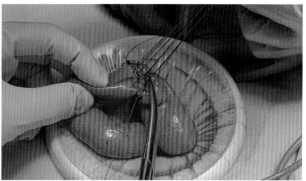

支撑后壁中央缝线

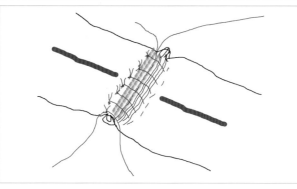

**图 16-6**　继续在肠管中央标记线处缝合 1 针，之后等间距地缝合 4~6 针。这样金属排钉做成的支撑后壁就在吻合口的背侧，可以防止吻合口变形、预防狭窄

## （6）肠管纵向切开

沿着肠系膜对侧标记好的肠管切开线，纵行切开肠管。切开边距离开支撑后壁为 0.5 ~ 1cm 为宜。太短可能造成血运不良，太长又起不到支撑作用。术者与第一助手横向牵开肠管壁，用直尺量好肠管切开长度为 7 ~ 8cm（**图 16-7**）。

## （7）后壁缝合

肠管横向牵开，两端用 3-0 的薇乔（非拔脱型）连续缝合线从肠管内侧壁起针，由一侧肠管的内外—外内，再从对侧肠管的内外—外内进行 Gambee 缝合，针不剪断，备用（**图 16-8**，**图 16-12**）。肠管后壁中央标记线处用 3-0 薇乔（拔脱型）进行 Gambee 缝合（**图 16-9**，**图 16-12**），用蚊式钳牵拉作为固定线。然后再次从远离术者一侧的肠管后壁侧用 3-0 连续缝合线进行 Gambee 缝合。助手侧的两根连续缝合线尾相互打结固定（**图 16-10**），背侧一根连续缝线缝到中央时与支持线打结固定（**图 16-11**），继续向术者近端缝合，与近侧连续缝合线尾再次打结固定后剪断（**图 16-13**）（动画㊳）。

术者近端连续缝线从术者左侧肠管由内向外穿刺出管壁。术者远端的连续缝线从右侧肠管由内向外穿刺出管壁，用作前壁连续缝合用（**图 16-14**）。

后壁缝合结束之后，支撑壁就在后壁缝合口的背侧。后壁缝合时线与线之间的间隔保持在 5mm 以上，使用的缝线如果是 4-0 的单丝线，则收得太紧可能造成管壁血运不良，因此一般建议用 3-0 的多丝线为宜。

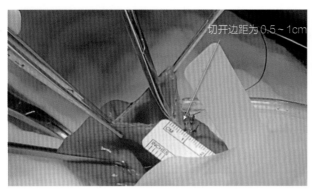
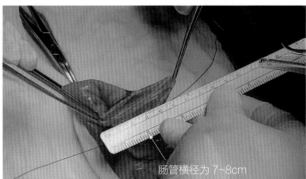

切开边距为 0.5~1cm

肠管横径为 7~8cm

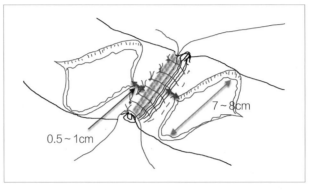

7～8cm

0.5～1cm

图 16-7 纵向切开肠管。切开边距离开支撑后壁为 0.5~1cm 为宜。肠管切开横向长度为 7~8cm 为宜

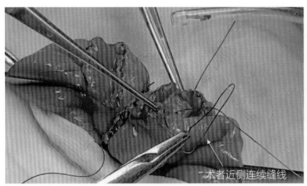
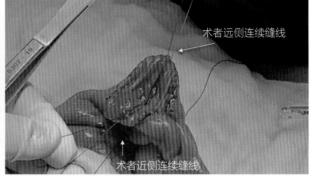

术者近侧连续缝线

术者远侧连续缝线

术者近侧连续缝线

图 16-8 肠管横向牵开，两端用 3-0 的薇乔（非拔脱型）连续缝合线从肠管内侧壁起针，由一侧肠管的内外—外内，再从对侧肠管的内外—外内进行 Gambee 缝合

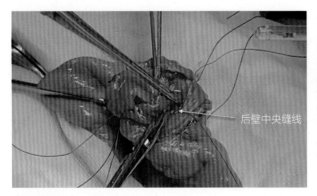
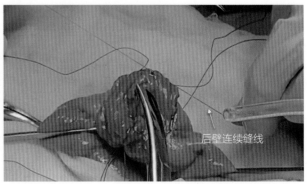

后壁中央缝线

后壁连续缝线

图 16-9 肠管后壁中央标记线处用 3-0 薇乔（拔脱型）进行 Gambee 缝合

图 16-10 再次从远离术者一侧的肠管后壁侧用 3-0 连续缝合线进行 Gambee 缝合。助手侧的两根线尾相互打结固定

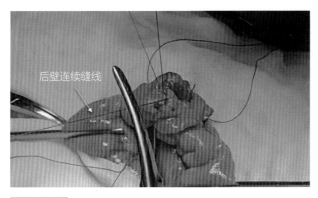

图 16-11　连续缝线与后壁中央支持线打结固定

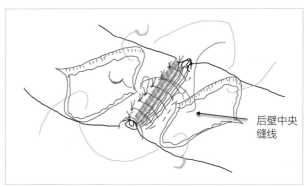

图 16-12　后壁缝合示意图

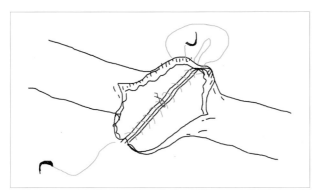

图 16-13　后壁缝合后示意图

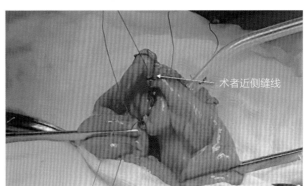

图 16-14　术者近端连续缝线从术者左侧肠管由内向外穿刺出管壁

## （8）前壁缝合

前壁采用连续 Gambee 一层缝合。3-0 的薇乔（非拔脱型）连续缝合线从术者一侧的回肠侧开始缝合（图 16-15），从外—内—浆膜下进针，对侧管壁从浆膜下—内—外出针。前壁中央单独用 3-0 薇乔（拔脱型）进行 Gambee 缝合，两线交会处打结固定（图 16-17，图 16-18），带针的长缝线保留下来，其余短线剪断。

接着从远离术者侧的结肠侧开始缝合前壁另一半（图 16-16），在前壁中央处与残留的长线相打结固

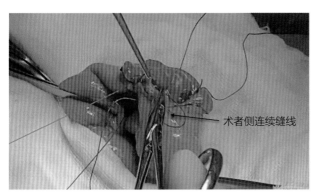

图 16-15　连续缝合线从术者一侧的回肠侧开始 Gambee 缝合

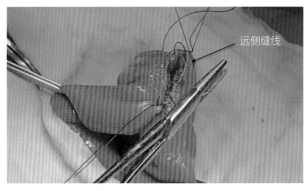

图 16-16　从远离术者侧的结肠侧开始缝合前壁另一半

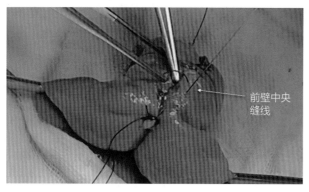

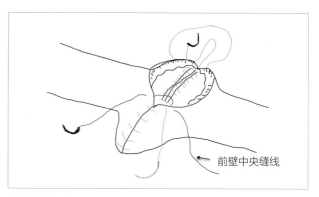

**图16-17** 前壁中央单独用 3-0 薇乔（拔脱型）进行 Gambee 缝合

**图16-18** 前壁两线交会处打结固定

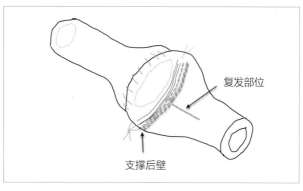

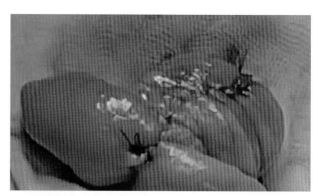

**图16-19** 全部肠管吻合。吻合后的肠管背侧有支撑后壁，其容易复发的部位位于正中央

**图16-20** 全部肠管吻合后实图

定，则完成了全部肠管吻合。吻合后的肠管背侧有支撑后壁，其容易复发的部位位于正中央（动画㊴）（图16-19，图16-20）。

### （9）关闭肠系膜间隙以及大网膜覆盖

为了防止内疝以及肠粘连，肠系膜间隙应该尽量关闭。闭合切割钉也有可能与周围肠管粘连，尽量用大网膜或周边的组织包裹覆盖。把大网膜与吻合口口侧肠管固定 3～4 针，使吻合口周边也与周围肠管相隔离开来。

### （10）手工吻合与器械吻合的不同点

克罗恩病肠管壁厚薄不均较多见。用器械吻合时，同一高度的吻合钉很难矫正不同厚度的肠管壁。吻合口的钉子暴露腹腔内可以造成与周围组织的粘连而导致吻合口变形产生梗阻。克罗恩病术后吻合口复发比较常见，器械吻合更加容易产生各种各样的问题。一旦复发之后需要肠镜下球囊扩张，金属钉所产生的瘢痕非常硬韧，阶段性扩张效果不良。功能性端端吻合（FEEA）有一定的拐角角度，肠镜观察时也比直筒状的手工吻合要难度大些（图16-21）。基于上述理由，对于克罗恩病患者的外科切除吻合强力推荐用 Kono-S 手工吻合。

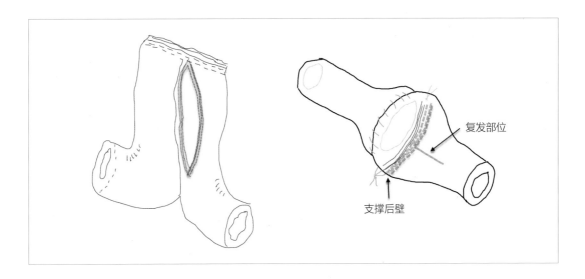

复发部位

支撑后壁

| 器械吻合（FEEA） | 手工吻合（Kono-S 吻合） |
|---|---|
| 肠系膜附着部可能发生变形 | 支撑后壁防止肠系膜变形 |
| 完全腹腔镜下可以操作 | 须手工吻合 |
| 器械吻合处容易粘连 | 较难粘连 |
| 肠镜进入时需要拐弯 | 直筒状，肠镜容易进入 |
| 吻合口复发后狭窄率较高 | 降低了吻合口复发后的狭窄率 |

图 16-21　器械吻合与手工吻合对比

## 4 结语

克罗恩病外科吻合方法中，Kono-S 吻合采用的全手工吻合，防止吻合口变形，预防粘连，充分保证吻合口处的血运状况以及保护神经，降低吻合口复发风险。且术后随访时肠镜观察较为方便，即便发生复发，肠管狭窄需要球囊扩张时，没有很硬的瘢痕组织操作起来也较为方便。经过大规模的临床研究表明，Kono-S 吻合可以作为克罗恩病的重要的吻合方法之一。

为了熟练掌握手工吻合技巧，在日益发达的器械吻合外科时代，河野透教授团队一直沿用着手工吻合方式。对于结肠手术的回肠 – 结肠吻合以及结肠 – 结肠吻合都是沿用 Gambee 吻合法。对于非克罗恩病，小肠与小肠吻合采用浆膜肌层连续缝合。

因河野透教授的贡献，2021 年 Kono-S 吻合法在日本外科学会 100 周年庆典中被列为影响日本外科界的百年事件。希望此章内容能给炎症性肠炎外科医生们带来日本的参考经验，以及给我国广大的克罗恩病患者带来福音。

参考文献

[1] 河野 透：クローン病に対する外科療法の進歩．日 消誌 107:876 — 884，2010．
[2] 河野 透：切除吻合法（手縫い吻合 vs 器械吻合）b）Kono — S 法．日 外科 VOl.76 No.3（2014-3）．

[3] Gaetano Luglio,Surgical Prevention of Anastomotic Recurrence by Excluding Mesentery in Crohn's Disease: The SuPREMe-CD Study – A Randomized Clinical Trial. Ann Surg 2020;272:210‑217.

## 附录视频

动画 ㊱　16.1　肠管切除

动画 ㊲　16.2　后壁支撑壁制作

动画 ㊳　16.3　后壁连续 Gambee 缝合

动画 ㊴　16.4　前壁连续 Gambee 缝合

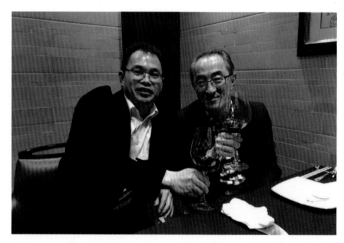

2018 年 3 月北海道札幌，笔者王利明与恩师河野透先生合影

# 第17章 结直肠癌手术腹腔内重建技术

Intraperitoneal reconstruction for colorectal cancer

要点

(1) 腔内吻合：全腔镜下重建 Overlap 法。

(2) 直肠吻合：侧端双吻合（SEA-DST）、端端双吻合（EEA-DST）技术。

## 1 前言

近几年来，结肠癌的腔内重建逐渐兴起。腹腔镜结肠手术与传统开腹手术相比，具有切口小、术后疼痛少且美容效果好等优点，被广泛推广。但是对于肿瘤巨大且高度肥胖的病例，在取出肿瘤以及肠管重建时，需要延长腹部切口。欧美患者因为相对来说肥胖病例较多，因此体腔内重建更加广泛被应用。文献报道体腔内吻合并不会增加患者的腹腔内感染、肿瘤的腹腔内播散等，且有可能减少因取出标本所需的腹壁切口长度以及降低切口疝的发生率。其次，体腔内吻合可以减少游离肠管的长度，对于横结肠以及降结肠脾曲肿瘤，体内吻合显出更大的优势。特别是右半结肠根治时，避免体外重建时拖拽肠管导致撕裂横结肠的静脉，减少出血。

本章主要介绍结肠癌手术全腔镜下重建方式以及直肠癌手术的双吻合技术重建。

## 2 腔内吻合：全腔镜下重建 Overlap 法

体腔内吻合需要在腹腔内首先处理肠管系膜。需要仔细处理肠系膜之间的粘连以及大网膜与肠管之间的粘连。如果肠系膜不能平展，处理血管时可能不小心损伤血管弓，造成不必要的过多切除肠管。

在处理肠系膜与离断肠管时，建议有一定的时间差。按照口侧肠管系膜处理—肛侧肠管系膜处理—口侧小肠离断—肛侧小肠离断的先后顺序，这样等待一段时间后，肠管的缺血区域会变得更加明确，选择血运比较好的肠管区进行吻合为宜。此章节中我们用右半结肠癌术中的 Overlap 法重建的技术要点进行详细介绍。

首先回肠断端与横结肠断端的肠系膜对侧进行吻合，观察有无张力，如果张力过大，可以适当游离回肠系膜根到十二指肠水平断端附近。横结肠的大网膜附着处也向脾曲游离。

回肠断端 6cm 处与横结肠断端固定 1 针，确保吻合口在肠系膜对侧（图 17-1a）。肠管背侧放置一纱布，防止肠内容物外漏。回肠系膜对侧肠壁打开 5mm 小孔（图 17-1b），吸干净回肠内容物。同样方式打开结肠系膜对侧肠管壁，确认进入肠腔后吸引器吸干净结肠内容物（图 17-1c）。打开小孔时建议助手两把钳子与术者左手钳子牵拉肠管成三角形，术者右手可用超声刀或者分离钳尖端带电一次打开肠壁全层，这样可以防止肠壁夹层。

直线切割闭合器 60mm 钉仓侧置入小肠，金属底座侧放入横结肠内进行侧侧吻合。此时助手吸引器靠近吻合口随时吸引外溢的肠内容物（图17-1d）。观察吻合口有无出血，如果有吻合钉渗血，则用奥林巴斯柔凝彻底止血。

关闭共同开口时，从手术流程化的稳定性来讲，建议用器械关闭。根据吻合口最终的形态可以分为三角形 Overlap 法（动画⑩）和直线形 Overlap 法（动画⑪）。直线形 Overlap 法则垂直于回肠断端与横结肠激发直线切割闭合器，在关闭共同开口的同时，离断回肠末端缝合钉。同样需要缝合 3 针支持线（图17-1e），分别是：共同开口边缘的结肠与结肠、前后层吻合钉、回肠与回肠（图17-1f）。此时自动切割闭合器需要调整好角度垂直回肠末端，从结肠系膜对侧朝向回肠末端，注意不宜过多夹闭结肠壁，防止结肠流出道的狭窄。直线形 Overlap 法因没有钉与钉的交会点，所以一般不需要特意加固缝合。

三角形 Overlap 法吻合时则把吻合口钉附着侧向对角拉开，中央处的回肠断端吻合钉与结肠缝合一针作为中央支持线（图17-1g）。共同开口两角各缝合 1 针，共 3 针支持线。直线切割闭合器平行于横结肠关闭共同开口（图17-1h），这样肠管吻合线与共同开口关闭线成等边三角形。回肠断端钉与共同开口

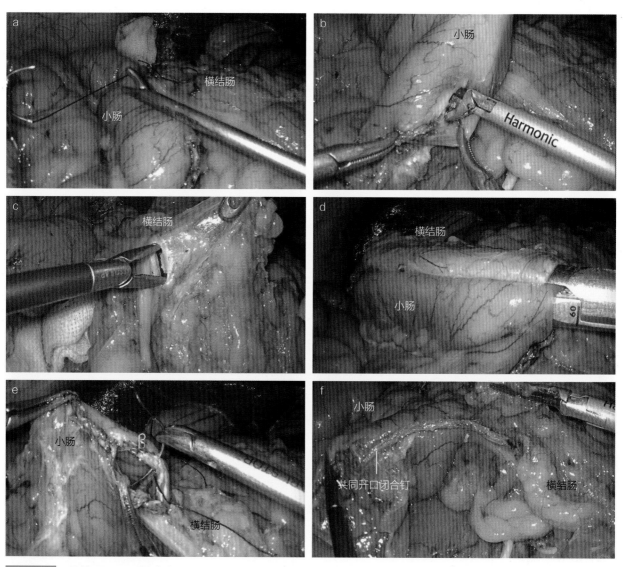

**图17-1** 肠管 Overlap 法吻合

a. 横结肠断端与回肠断端固定 1 针；b. 回肠末端肠系膜对侧打开小孔；c. 结肠系膜对侧打开小孔；d. 肠管侧侧吻合；e. 直线形 Overlap 法缝支持线，吻合钉与钉处缝合 1 针；f. 直线形 Overlap 法关闭共同开口后图像，与吻合口钉垂直，原来的小肠断端钉被一并去除；g. 三角形 Overlap 法缝支持线，结肠与小肠断端钉缝合 1 针；h. 三角形 Ooverlap 法共同开口关闭后图像，与小肠吻合钉垂直。

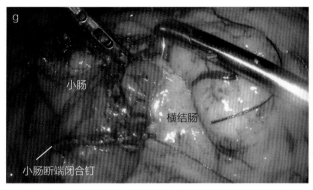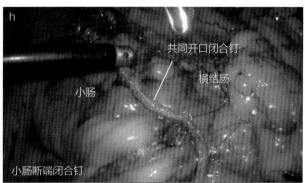

图17-1 （续）

钉交会处加固 1 针。

如果实在因为肠管长度过短，则吻合时可以采用 40mm 处吻合。此时，为了防止吻合口的狭窄，不建议用器械关闭共同开口。可以用倒刺线全层连续缝合之后再做浆肌层加固包埋。

## 3 直肠吻合：双吻合技术（DST）

Knight 与 Griffen 于 1980 年首先报道了双吻合技术（Double stapling technique，DST）。指的是用直线切割闭合器离断乙状结肠或者直肠，再用环形吻合器行直肠与近端结肠吻合，即一个闭合加一个吻合，因此称为双吻合技术。DST 分为端端双吻合（End to end anastomosis double stapling technique，EEA-DST）和侧端双吻合（Side to end anastomosis double stapling technique，SEA-DST）。

直肠前切除由于直肠结构的改变，直肠储物袋功能下降或者括约肌和神经组织损伤等引起的排便反射下降或排便次数增多等各种肠道功能障碍统称为直肠前切除综合征（Anterior resection syndrome，ARS）。有文献报道称侧端双吻合（SEA-DST）技术由于保留了一部分结肠盲端，因此术后直肠储物功能比端端双吻合稍微大些，可以缓解直肠前切除综合征。

端端双吻合（EEA-DST）处理肠系膜是关键操作之一。吻合口血运良好是防止漏发生的重要因素。因此在处理直肠肛侧系膜时，尽量保护好进入到直肠壁的直动脉。在直动脉与动脉之间的等高线上游离系膜，才不会使系膜游离成螺旋状，保证左、右侧直肠壁血运均等（图 17-2a）。

离断肠管时为了避免肿瘤种植在吻合口，应首先用肠管阻断夹夹闭肠管（图 17-2b），经肛充分冲洗远端肠管后，平行阻断夹放入直线切割闭合器垂直肠管进行离断（图 17-2c）。直肠离断位置较高时一般可以一次离断，腹膜返折以下的直肠离断时，可以计划性地用 45mm 直线切割闭合器离断。体外去除标本之后，观察肠管大小，一般选用 29mm 环形吻合器，吻合口位置低时建议选择 25mm 环形吻合器，避免吻合器太大，使肛提肌或肛门皮肤被卷入吻合口（图 17-2d）。

吻合后观察远近断端的肠管圈是否全层完整。常规进行测漏试验，如果有气体漏出，则在张力点进行缝合加固。端端双吻合（EEA-DST）绝大多数在吻合钉与钉的交会处为漏气点，侧端双吻合（SEA-DST）多在左侧壁肠系膜对侧有与直肠吻合的张力点，低位直肠 DST 后常规放置经肛减压管，防止肛门外括约肌闭锁，保持吻合口为常压状态。

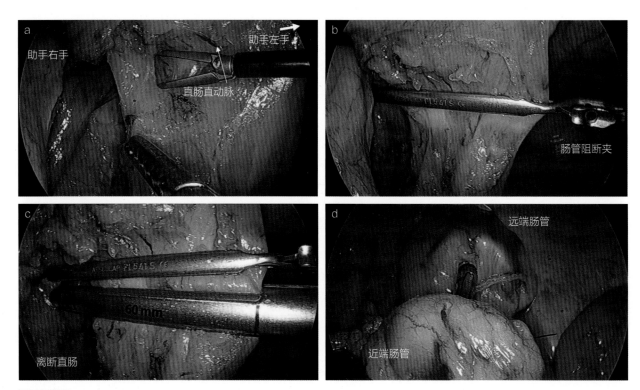

**图 17-2** DST 流程

# 4 直肠端端双吻合与侧端双吻合

　　直肠端端双吻合（EEA-DST）与侧端双吻合（SEA-DST）相比较，各有其优缺点。端端双吻合比较接近肠管生理，一般不会造成肠管盲端。临床上最常见的还是端端双吻合。端端双吻合（EEA-DST）需要的口侧肠管长度相对来说要短（**图 17-3**）。为了防止吻合口血运减少，口侧肠管断端周围的系膜处

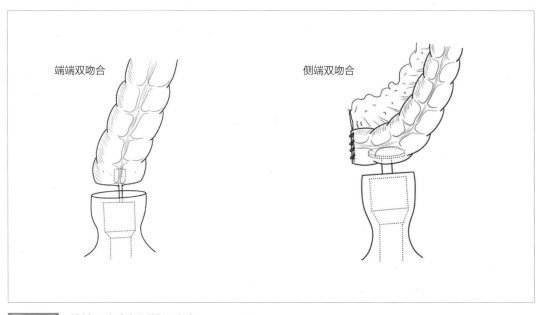

**图 17-3** 端端双吻合与侧端双吻合

理要特别小心，不宜过多离断边缘血管。对于肠系膜较厚的患者，处理口侧系膜是比较棘手的。

侧端双吻合（SEA-DST）则对口侧肠管游离长度相对来说要长。因其在肠系膜对侧肠壁打开一小孔进行吻合，所以根本不需要处理肠管断端系膜，保证了断端肠管的血运充足。结肠憩室的患者进行侧端双吻合时，因为憩室多发生于肠系膜侧，侧端双吻合恰好可以避免吻合线在憩室上减少漏的风险。此外，侧端双吻合时，一般选择离开肠管断端 2 ~ 3cm 处切开肠系膜对侧肠管壁。这样可以预留出一段肠管作为储袋，减少直肠前切除综合证。两者之间的优缺点如**表 17-1** 所示。

表 17-1　端端双吻合与侧端双吻合特点

|  | 端端双吻合（EEA-DST） | 侧端双吻合（SEA-DST） |
|---|---|---|
| 吻合方式 | 端端 | 侧端 |
| 吻合处血运 | 最缺血区 | 避开缺血区 |
| 开放肠管 | 较大，污染可能性大 | 较小，防止污染 |
| 肠管长度要求 | 较短 | 稍长 |
| 肠管口径差影响 | 较大 | 较小 |
| 肠系膜处理 | 需要 | 不需要 |
| 肠系膜张力 | 有 | 无 |
| 肠管张力点 | 钉与钉交会处 | 左侧壁肠系膜对侧与直肠交会处 |
| 系膜侧憩室患者 | 需要避开 | 不用担心 |
| 注意事项 | 肠系膜处理注意保护直动脉 | 盲端不宜过长 |

## 5 结语

本章主要介绍了腹腔镜手术体腔内肠管吻合法与双吻合技术的技术要点。在了解各种重建方式的优缺点之后，外科医生酌情选择合适的病例，可最安全地实施肠管重建。

参考文献

[1] 臨床雑誌外科《月刊》イラストで学ぶ消化器外科再建法のすべて (Vol.78 No.12)2016 年 11 月増刊号 p1371- p1388.
[2] 手術 74 巻 8 号 (2020 年 7 月 ) Ⅲ. 消化管縫合・吻合　5) 体腔内吻合の工夫と定型化への取り組み 大腸外科手術におけるトラブルシューティング . p1211-1217.
 *此文献为日本杂志资料，并非发表的文章，所以均可如实使用 .

### 附录视频

▶️ 动画 ㊵　17.1　三角形 Overlap 法吻合
▶️ 动画 ㊶　17.2　直线形 Overlap 法吻合